1,80/34

Verlag Hans Huber
Programmbereich Pflege

Bücher aus verwandten Sachgebieten

Pflegepraxis

Aguilera
Krisenintervention
2000. ISBN 3-456-83255-9

Blom/Duijnstee
Wie soll ich das nur aushalten?
1999. ISBN 3-456-83139-0

Domenig (Hrsg.)
Professionelle Transkulturelle Pflege
2001. ISBN 3-456-83525-6

Duxbury
**Umgang mit «schwierigen» Klienten –
leicht gemacht**
2002. ISBN 3-456-83595-7

Millar/Burnard
Intensivpflege – High-Touch und High-Tech
2001. ISBN 3-456-83265-6

Miller
Chronisches Kranksein bewältigen
2003. ISBN 3-456-83522-1

Morof Lubkin/Larsen
Chronisch Kranksein
Implikationen und Interventionen
2002. ISBN 3-456-83349-0

Muijsers
Wir verstehen uns... oder?
Systemische Gesprächskultur für Gesundheitsberufe
2002. ISBN 3-456-83653-8

Salter
Körperbild und Körperbildstörungen
1998. ISBN 3-456-83274-5

Familiengesundheitspflege/Frauengesundheit

Friedemann
Familien- und umweltbezogene Pflege
1996. ISBN 3-456-82716-4

Gehring/Kean/Hackmann/Büscher
Familienbezogene Pflege
2002. ISBN 3-456-83590-6

Miers
Sexus und Pflege
Geschlechterfragen und Pflegepraxis
2001. ISBN 3-456-83652-X

Piechotta
Weiblich oder kompetent?
2000. ISBN 3-456-83504-3

Schnepp
**Familiale Sorge in der Gruppe der Russland-
deutschen Spätaussiedler**
2002. ISBN 3-456-83823-9

Schnepp (Hrsg.)
Angehörige pflegen
2002. ISBN 3-456-83677-8

Pflegeberatung

Koch-Straube
Beratung in der Pflege
2002. ISBN 3-456-83626-0

Lamparter-Lang (Hrsg.)
Patientenschulung bei chronischen Erkrankungen
1997. ISBN 3-456-82831-4

Norwood
Pflege-Consulting
Handbuch zur Organisations- und Gruppenberatung
in der Pflege
2001. ISBN 3-456-83452-7

Weakland/Herr
Beratung älterer Menschen und ihrer Familien
2. Auflage
1988. ISBN 3-456-81750-9

Pflegetheorie

Benner/Wrubel
Pflege, Stress und Bewältigung
1997. ISBN 3-456-82772-5

Dennis
Dorothea Orem
Selbstpflege- und Selbstpflegedefizit-Theorie
2001. ISBN 3-456-83300-8

Fawcett
Konzeptuelle Modelle der Pflege im Überblick
2., überarb. Auflage
1998. ISBN 3-456-83109-9

Fawcett
Spezifische Theorien der Pflege im Überblick
1999. ISBN 3-456-82882-9

Meleis
Pflegetheorie
1999. ISBN 3-456-82964-7

Orem
Strukturkonzepte der Pflegepraxis
1997. ISBN 3-456-83275-3

Weitere Informationen über unsere Neuerscheinungen finden Sie im Internet unter:
http://verlag.hanshuber.com oder per E-Mail an: **verlag@hanshuber.com**.

Prof. Dr. Regina Lorenz-Krause / Elisabeth Uhländer-Masiak
(Herausgeber)

Frauengesundheit

Perspektiven für Pflege- und Gesundheitswissenschaften

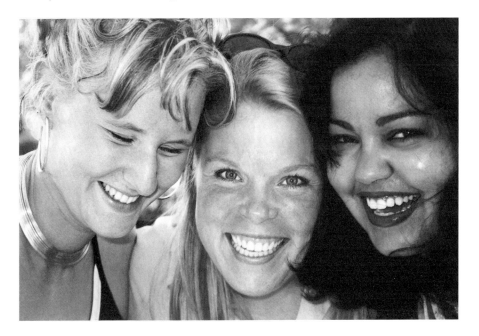

Verlag Hans Huber
Bern · Göttingen · Toronto · Seattle

Prof. Dr. Regina Lorenz-Krause. Dipl. Soziologin, Fachhochschule Münster, Fachbereich Pflege
E-Mail: regina.lorenz-krause@t-online.de

Elisabeth Uhländer-Masiak. Krankenschwester, Pflegedienstleiterin, Pflegewirtin cand. (Schwerpunkt Pflegemanagement), Fachhochschule Münster
E-Mail: LA.Masiak@t-online.de

Bibliografische Information der Deutschen Bibliothek
Die Deutsche Bibliothek verzeichnet diese Publikation in der Deutschen Nationalbibliografie; detaillierte bibliografische Daten sind im Internet über http://dnb.ddb.de abrufbar.

Lektorat: Jürgen Georg, Elke Steudter
Bearbeitung: Michael Herrmann, Elisabeth Uhländer-Masiak
Übersetzung: Sylvia Heldt (Kap. 2), Elisabeth Uhländer-Masiak, Petra Rixgens (Kap. 3, 5)
Titelillustration: pinx. Winterwerb und Partner, Design-Büro, Wiesbaden
Foto Haupttitelseite: Ingo Schmitt
Herstellung: Kurt Thönnes, die Werkstatt, Liebefeld-Bern
Satz: Sbicca & Raach sagl, Lugano
Druck und buchbinderische Verarbeitung: AZ Druck und Datentechnik, Kempten
Printed in Germany

Die Wiedergabe von Gebrauchsnamen, Handelsnamen oder Warenbezeichnungen in diesem Werk berechtigt auch ohne besondere Kennzeichnung nicht zu der Annahme, dass solche Namen im Sinne der Warenzeichen-Markenschutz-Gesetzgebung als frei zu betrachten wären und daher von jedermann benutzt werden dürfen.

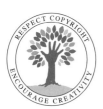

Anregungen und Zuschriften bitte an:
Verlag Hans Huber
Lektorat: Pflege
Länggass-Strasse 76
CH-3000 Bern 9
Tel: 0041 (0)31 300 4500
Fax: 0041 (0)31 300 4593
E-Mail: georg@hanshuber.com
Internet: http://verlag.hanshuber.com

1. Auflage 2003
© 2003 by Verlag Hans Huber, Bern
ISBN 3-456-83674-0

Inhaltsverzeichnis

1 Einführung
Regina Lorenz-Krause

2 Revision der Frauengesundheit
Adele E. Clarke, Virginia L. Olesen

3 Vergangenheit und Zukunft der Gesundheitsreform
Sheryl Burt Ruzek

4 Frauengesundheit und Orem's Strukturkonzepte der Pflege
Hanne Niemann

5 Levines Energieerhaltungsmodell in der Pflegepraxis
Karen M. Schaefer

6 Das Corbin-Strauss-Pflegemodell in der Pflege chronisch kranker Frauen

Regina Lorenz-Krause, Elisabeth Uhländer-Masiak

7 Wenn die Kommunikation Pflegende belastet

Renate Tewes

8 Frauengesundheit aus der Sicht der professionellen Pflege
Hanneke van Maanen

9 Frauengesundheitsforschung in deutschen Pflegestudiengängen
Elisabeth Uhländer-Masiak

10 Ausblick und Visionen

Widmung

Den Opfern, Angehörigen und HelferInnen des 11. September 2001

Dieses Buch ist allen Frauen und Männern, die am 11. September 2001 bei den Attacken auf das World Trade Center sowie in Washington und bei Pittsburgh ihr Leben verloren haben, ihren Angehörigen sowie den Helferinnen und Helfern (d. h. auch Berufskollegen, Krankenschwestern und Sanitätern) gewidmet. Diese haben durch ihre unermüdliche Unterstützung bei der Suche nach Vermissten, durch ihre Zu-Sprache sowie durch den Trost der Hinterbliebenen bewiesen, dass Solidarität uns gegenseitig und in unserem Wertesystem stärkt. Auch haben sie uns alle daran erinnert, dass wir gemeinsam für eine Stabilisierung unserer Werte im Sinne von Humanisierung unserer Weltgesellschaft sowie für die Berücksichtigung von Interkulturalität verantwortlich sind.

Da das Projekt «Women's Health and Nursing Sciences», das die meisten Daten und Anregungen zu diesem Buch geliefert hat (Lorenz-Krause, 2000) insbesondere an der Ostküste durchgeführt worden ist, bestehen hier enge geistige sowie viele freundschaftliche Verbindungen. Ein Teil des Schreckens und der Trauer um die Opfer des 11. September 2001 ist in dieses Manuskript eingeflossen, da mich eine weitere Forschungsreise Anfang September letzten Jahres nach San Francisco führte. So wie die Attacken des international verflochtenen Terrorismus als Angriff auf unser westliches Wertesystem gedeutet wurden, ist auch deutlich geworden, wie fragil eine der größten westlichen Industrienationen und ein Wirtschaftssystem wie die USA sind, an denen sich auch Deutschland – nicht nur in der Konzeption neuer Gesundheitsversorgungs- und Pflegemodelle – orientiert.

Über die Autorinnen

Adele Clarke ist Professorin für Soziologie und Geschichte der Gesundheitswissenschaften am Department of Social Sciences and Social Behavior der University of California, San Francisco. Sie war 20 Jahre lang Schülerin von Anselm Strauss, ist Mitbegründerin des Department of Social Sciences and Social Behavior und trug zum Profil der Nursing School bei. Der Schwerpunkt ihrer Forschung liegt auf sozialwissenschaftlichen Studien im Bereich der Naturwissenschaften und der Medizin einschließlich allgemeiner medizintechnologischer Themen und ihrer Implikationen für Frauengesundheit am Beispiel von Themen wie Kontrazeption und Krebsvorsorgeuntersuchungen. Dr. Clarke konzentriert sich auf die Entwicklung eines interdisziplinären, wissenschaftlichen Ansatzes, einer «Reproduktionswissenschaft» in der Biologie, Medizin und Landwirtschaft in der Zeit zwischen 1910 und 1963. Hier genannt sei ihre Veröffentlichung «Disciplining Reproduction: Modernity, American Life Sciences and the ‹Problem of Sex›» (University of California Press, 1998). Gemeinsam mit Sheryl Ruzek und Virginia Olesen gab sie das Buch «Women's Health: Complexities and Differences» heraus. Gemeinsam mit Lisa Jean Moore untersucht sie die Darstellungen der Geschlechtsorgane im Bereich der Anatomie in verschiedenen Medien bis hin zu Darstellungen im «Cyberspace». Ihr aktuelles Projekt ist ein Buch über qualitative Forschungsmethoden vor dem Hintergrund der Grounded Theory: «Grounded Theorizing After The Postmodern Term: Mapping and Analyzing Historical Data, Visual Images, and Social Words».

Hanne Niemann ist Krankenschwester und diplomierte Pflegewirtin. Klinische Erfahrung sammelte sie in verschiedenen Krankenhäusern der Akutversorgung. Ihre Schwerpunkte im Studium lagen in den Pflegetheorien sowie deren Anwendung und Nutzung in Praxis, Wissenschaft und Lehre. In Schottland befasste sie sich mit Strategien der Gesundheitsförderung im Kontext des schottischen Gesundheitssystems, und in ihrem Praxissemester in den USA konnte sie sich als Stipendiatin der Robert-Bosch-Stiftung intensiv mit Pflegetheorien und deren Umsetzung in die Praxis und in Curricula befassen. Sie arbeitete als Diplom-Pflegewirtin in einer Einrichtung der Psychiatrie und unterrichtete als Lehrbeauftragte an der Fachhochschule Münster. Sie ist Mitherausgeberin der deutschen

Übersetzung von Lubkin/Larsen «Chronisch Kranksein». Als zweite Vorsitzende der Forschungsgruppe Pflege und Gesundheit, Münster e. V. engagiert sie sich in der Vernetzung von Theorie und Praxis der Pflege.

Regina Lorenz-Krause ist Krankenschwester, Diplom-Sozialwissenschaftlerin und seit 1994 Professorin in Pflegewissenschaft an der Fachhochschule Münster. Seit 1984 hat sie Erfahrungen in Forschungs- und Entwicklungsprojekten im Gesundheitswesen (z. B. Einführung von neuen Pflegesystemen und Arbeitsmethoden). Aktuelle Arbeits- bzw. Forschungsschwerpunkte sind: Betreuung von Patienten mit chronischen Erkrankungen (z. B. in der Rheumatologie), Unternehmensberatung im Gesundheitswesen in Deutschland und in der Schweiz, Pflegeforschung in den USA, Case- und Care-Management, Frauengesundheitsforschung und -projekte. Im Jahr 1999 gründete sie die Forschungsgruppe Pflege und Gesundheit Münster e. V. In Zusammenarbeit mit der University of California, San Francisco, setzt sie sich intensiv für die Einrichtung von Gesundheitszentren mit dem Forschungsschwerpunkt Symptommanagement ein.

Hanneke M. Th. van Maanen, Professor Dr. N. Sc., R. N., M. P. H., M. A., ist seit Juli 1994 Professorin im Studiengang Lehramt Pflegewissenschaft an der Universität Bremen. Die Pflegeausbildung und Spezialisierungen absolvierte sie in den Niederlanden. Es folgten akademische Studien der Pädagogik, Public Health und Pflegewissenschaft in den USA. Sie ist international als Gesundheitswissenschaftlerin und Beraterin tätig, z. B. in den Jahren von 1988 bis 1992 als Associate Professor an der Universität von Toronto, Kanada. Ihre derzeitigen Arbeitsgebiete umfassen die Pflegewissenschaften mit den Schwerpunkten ambulante Pflege/ Public Health, gesundes Altern, Pflegediagnostik sowie internationale Gesundheitsplanung und -versorgung.

Virginia Olesen ist emeritierte Professorin für Soziologie am Department of Social and Behavioral Sciences, School of Nursing, University of California, San Francisco. Dort gründete sie 1973 den Forschungsschwerpunkt Frauengesundheit und organisierte schon 1975 den ersten Nationalen Kongress über Frauengesundheit, «Women and Their Health: Research Implications for a New Era» (DHEW-HRA 77-3138). Gemeinsam mit Ellen Lewin gab sie das Buch «Women, Health and Healing: Toward a New Perspective» (Tavistock, 1985) und mit Nancy Fugate Woods, «Culture, Sociology and Menstruation» (Hemisphere, 1986) heraus. Zusammen mit Adele Clarke und Sheryl Ruzek (s. u.) ist sie Mitherausgeberin des Buches «Women's Health: Complexities and Differences» (Ohio State University Press, 1997). Zurzeit arbeitet sie an Grundlagen und Begriffen zur Entwicklung einer feministischen Theorie im Rahmen qualitativer Sozialforschung und zu «questions of skepticism in ethnographic studies».

Sheryl Burt Ruzek, M. P. H. ist Professorin für «Health Studies and Women's Studies» an der Temple University in Philadelphia. Sie ist Mitherausgeberin des Werkes «Women's Health: Complexities and Differences» (Ohio State University Press, 1997). Sie hat gemeinsam mit Adele Clarke und Virginia Olesen eine Vielzahl von Büchern und Artikeln zum Thema Frauengesundheit herausgegeben. Ihr Spezialgebiet liegt im Bereich der «Pflege von Müttern» (Maternity Care) und der Perspektive von Gesundheitsnachfragerinnen in hoch technisierten, medizinischen Diagnostik- und Versorgungsbereichen. Ihr aktueller Forschungsschwerpunkt wird demnächst in einer zweiten Ausgabe ihres Buches «The Women's Health Movement: Feminist Alternatives to Medical Control» veröffentlicht. Sie ist Beraterin der «Food and Drug Administration» und anderer staatlicher und regionaler Einrichtungen des öffentlichen Gesundheitswesens gewesen und Vorsitzende im ECRI-World Health Organization Collaboration Center for Technology Transfer Committee on Women's Medical Technology. Als ständiges Mitglied des National Women's Health Network ist sie auch als Politikerin im «Policy and Advocacy Committee of Maternity Care Coalition of Philadelphia» tätig.

Elisabeth Uhländer-Masiak ist Krankenschwester und Pflegedienstleiterin in der stationären Altenpflege. Zurzeit studiert sie Pflegemanagement an der Fachhochschule Münster und steht kurz vor ihrem Abschluss als Diplom-Pflegewirtin. Sie ist Stipendiatin der Studienstiftung des Deutschen Volkes. Klinische Erfahrungen sammelte sie in einem Krankenhaus der Akutversorgung und wechselte später in die Altenpflege, Schwerpunkt Gerontopsychiatrie. Dort war sie als Pflegedienstleiterin und stellvertretende Heimleitung tätig und u. a. als Qualitätsbeauftragte für die Implementierung, Aufrechterhaltung und Zertifizierung der Einrichtung nach DIN ISO 9000 ff. zuständig. Sie entwickelte Pflegestandards für die Gerontopsychiatrie und implementierte das Pflege- und Management-Modell nach Krohwinkel in der Einrichtung. Ihre Schwerpunkte liegen in den Pflegetheorien und im Theorie-Praxis-Transfer. Sie ist aktives Mitglied der Forschungsgruppe Pflege und Gesundheit, Münster e. V.

Karen Moore Schaefer, D. N. Sc., R. N., lernte Levines Energieerhaltungsmodell während eines Postgraduiertenkurses in Pflegetheorien an der University of Pennsylvania, USA, kennen. Sie hatte die Anwendung des Modells nie in Erwägung gezogen, bis sie 1983 einem Ruf an die DeSales University (vorm. Alletown College of Francis de Sales), Center Valley, Pennsylvania, folgte. Das Curriculum des Department of Nursing basierte auf Levine's Energieerhaltungsmodell. Das Modell erwies sich als pragmatisch und einfach in der Umsetzung in die Akutversorgung, aber es fand sich nur sehr wenig darüber in der verfügbaren Literatur. Letztendlich fand sie heraus, das eine ihrer früheren Kolleginnen in der Krankenpflegeschule (Jane Pond) das Modell in ihrer praktischen Tätigkeit einsetzte.

Beide fügten ihre Ideen zusammen und schrieben das Buch: «Levine's Conservation Model: A Framework for Nursing Practice» (Davis, Philadelphia, 1991). Dr. Schaefer verwendete seitdem das Modell, um Erschöpfungszustände bei Herzerkrankungen zu untersuchen und um das Krankheitsmanagement für Frauen mit chronischen Erkrankungen zu erläutern. Außerdem schrieb sie etliche Kapitel und Artikel über die Anwendung des Energieerhaltungsmodells in der Pflegepraxis.

Renate Tewes ist Krankenschwester, Diplom-Psychologin und promovierte Pflegewissenschaftlerin. Ihre klinischen Erfahrungen sammelte sie vorzugsweise in der Onkologie und in der Dynamischen Psychiatrie (München). Seit 1994 ist sie wissenschaftliche Mitarbeiterin im Studiengang Lehramt Pflegewissenschaft an der Universität Bremen. In der Lehre liegen ihre Schwerpunkte auf den Pflegetheorien, der qualitativen Forschung und der praktischen Umsetzung von konzeptuellen Modellen in den pflegerischen Alltag. Durch eine gruppendynamische Zusatzausbildung (AGM Münster) und Weiterbildungen in Gestaltpädagogik erweiterte sie die Lehrmethoden des üblichen theoretischen oder praktischen Zugangs um einen experimentellen Zugang. Die Ergebnisse ihrer empirischen Forschung über pflegerische Verantwortung wurden im Verlag Hans Huber veröffentlicht (Pflegerische Veranwortung, Reihe Pflegewissenschaft, Huber, Bern, 2002). Seit über 12 Jahren bietet Frau Tewes für PflegeschülerInnen Kommunikations- und Stressmanagement-Trainings an. Neben ihrer Tätigkeit an der Universität berät Frau Tewes Kliniken, die ihren Umgang mit Verantwortung in den Pflegeteams reflektieren oder ändern möchten. Sie ist Mitglied des internationalen Gremiums Global Nursing Exchange. Derzeit absolviert sie berufsbegleitend eine Ausbildung zum Coach (CoreDynamik, Freiburg).

Vorwort

Regina Lorenz-Krause

Obgleich schon 1994 auf WHO-Ebene in der Wiener Erklärung «Women's Health Counts» erstmals Grundsätze zur Weiterentwicklung und Förderung der Frauengesundheit gelegt wurden, sind die wissenschaftliche und praktische deutsche Pflege sowie unsere Pflege- und Gesundheitsberufe bislang kaum auf die Relevanz der Thematik Frauengesundheit für eine professionelle Pflege aufmerksam geworden. Vergleichbar mit der traditionellen Medizin – an der sich Pflege seit Beginn des 20. Jahrhunderts orientiert hat – hat auch die bundesdeutsche professionelle Pflege «den kleinen Unterschied» (vgl. Ernst, 2001) wenig wahr genommen.

Die Frage nach der Relevanz des Themas Frauengesundheit für die professionelle Pflege bzw. Pflegewissenschaft in Deutschland hat mich schon vor dem Beginn meines Forschungssemesters im Sommer 2000 am Department of Health Studies and Department of Nursing, Temple University, Philadelphia (USA) interessiert.

Weitere Forschungskontakte (z. B. an der University of California, San Francisco, an der Temple University in Philadelphia an der Ostküste, sowie die Teilnahme am 11. Internationalen Frauengesundheitskongress am Department of Nursing Ende Januar 2000 unter dem Motto «Women's Work, Health and Quality of Life») haben die Idee verfestigt, eine Integration der Themen Frauengesundheit und Pflegewissenschaft vorzunehmen (Lorenz-Krause, 2000).

Aus der intensiveren Beschäftigung mit dem Thema Frauengesundheit ist folgende Erkenntnis erwachsen:

Was in Deutschland uns derzeit noch als «exotisches und wissenschaftstheoretisches Experiment anmutet oder zumindest schon wieder als «etwas Neues» in einer sich gerade konstituierenden Wissenschaftsdisziplin Pflege empfunden wird, ist als Themenschwerpunkt innerhalb der Nursing Sciences, Social Sciences und Public Health in den USA zur Selbstverständlichkeit geworden (Lorenz-Krause, 2000).

Hier haben sich in den letzten 30 Jahren Frauen- und Gesundheitsbewegung gegenseitig so intensiv beeinflusst, dass sowohl von den wissenschaftlichen Themen als auch von der Sprache eine «*Seelenverwandtschaft*» zwischen der Pflege als Beruf und den gesundheits- und krankheitsrelevanten Lebensbereichen von Frauen, nämlich ihren weiblichen Lebenszusammenhängen, gegeben ist (Lorenz-Krause, 2000).

Auch heute noch kann der praktische Pflegeberuf und die Pflegearbeit «bedside» als ein typisch weibliches Berufsbild angesehen werden (vgl. Kapitel 8.2).

In gewisser Weise nehmen Frauen in der Pflege hier eine Doppelrolle als Betroffene und als «Weise»[1] (Goffman, 1980) ein. Gleichwohl haben sich Frauen seit Jahrhunderten als Pflegende das Expertinnenwissen und die Empathie in der Pflege kranker Frauen angeeignet. Denn gerade sie sind es, die deren Gesundheitsprobleme immer aus dem weiblichen Lebenskontext heraus bzw. sowohl vor dem Hintergrund eigener Lebenskonzepte und -erfahrungen als auch vor dem Hintergrund der Lebenskonzepte und -erfahrungen der betroffenen Patientinnen bzw. kranken Frauen interpretiert haben. Ehrenreich und English (1975) weisen historisch nach,

- dass auch das religiöse und familienbezogene Wissen sowie das Gesundheitswissen der Frauen in verschiedenen westlichen Gesellschaften sowie im Christentum nicht anerkannt wurde,

- dass Frauen z. B. auch von Ärzten wegen ihres Heilwissens entmachtet wurden, und

- dass selbst das Christentum eine Gesellschaft hervorgebracht hat, die diejenigen Angehörigen des weiblichen Geschlechts ständig unterdrückte, die sich «das geheime Wissen der Frauen» angeeignet hatten.

Wir erlauben uns hier, von einer «feminine empathy taken for granted» zu sprechen, die nicht einem biologistischen Ansatz folgt, sondern zum einen auf weibliche Fähigkeiten und zum anderen auf gesellschaftliche Erwartungen und Sozialisationsmechanismen zurückzuführen ist.

Kurz vor und nach der Jahrtausendwende wird in der so genannten Newage-Literatur im Rahmen der Frauengesundheit immer wieder «von weiblichen Wegen zur Selbstheilung» gesprochen (Hay, 1997). Es geht hierbei um die positive Nutzung der weiblichen Potenziale und um «Empowerment». Diese Ermutigung sollte unseres Erachtens auch die Gruppe der Pflege- und Gesundheitsberufe

---

1 «Weise», s. Goffman, Erving, in: Stigma, Suhrkamp, TB, Frankfurt a. M., 1980 (4); S. 40. Zur Verwendung vom Begriff «Weise» im übertragenen Sinne: Besonders chronisch Kranke, auch Frauen erfahren eine Stigmatisierung durch die Gesellschaft. Jedoch begegnen Pflegende diesen als «Weise». Aidskranke Frauen betrachten health professionals z. B. als «Weise», da sie eingeweiht sind in die Spezifika der Erkrankung, des Verhaltens, die Situationen der chronisch Kranken sind ihnen «vertraut».

erfahren, nämlich ihr Expertinnenwissen im Umgang mit Frauen und deren Gesundheitsbedürfnissen anzuwenden und weiterzuentwickeln. Im Sinne von Patricia Benner (1994) ist hier auch eine Professionalisierung der «weiblichen Intuition der Pflege» gemeint.

Weitere Argumente für die längst überfällige Auseinandersetzung mit der Thematik Frauengesundheit in den Pflege- und Gesundheitswissenschaften sind folgende:

1. das Gesundheitsbewusstsein und die Verantwortung der einzelnen Frau, Pflegepraktikerin und Gesundheitsarbeiterin/-beraterin bzw. die Verantwortung von Frauengruppen im Sinne von Eigenverantwortung für die eigene Gesundheit und

2. die gesundheitspolitische Verantwortung der Pflege- und GesundheitswissenschaftlerInnen (z. B. ihre Forschungsergebnisse in die Gesundheits- und Sozialplanung in Gemeinden und Städten einzubringen) sowie

3. die Reformierung der Ausgabenpolitik (z. B. von Kostenträgern und Krankenkassen) durch die Diskussion neuer Versorgungsmodelle und die Implementation von Gesundheitsberatungsstellen für Frauen zu beeinflussen.

WissenschaftlerInnen und Lehrende in den Pflege- und Gesundheitsdisziplinen sind u. a. dafür verantwortlich, dass auch Studierende der Pflegestudiengänge immer wieder die realen Lebenszusammenhänge und Gesundheitssituationen von Klientinnen ins Auge fassen. Darüber hinaus sollten sie die betroffen Frauen als autonome und freie, eigenverantwortliche Expertinnen in eigener Gesundheitssache betrachten und hinsichtlich der Anwendung von Pflegemodellen und Versorgungskonzepten bei den Bedürfnissen der betroffenen Frauen bzw. Patientinnen (z. B. in Gesundheitsberatung und -förderung) ansetzen. Gerade vor dem Hintergrund zunehmend knapper Kassen der Kostenträger in den Bereichen Prävention und Rehabilitation wird die Aktivierung der Selbstpflegepotenziale und der Eigenverantwortung notwendig – wie bei der Institutionalisierung von Gesundheitsselbsthilfegruppen Mitte der siebziger Jahre – hier jedoch für mehr Rechte und Autonomie der betroffenen Patientengruppen.

Allgemein bekannt ist, dass Biografien einer Vielzahl von Brüchen und Einflüssen unterliegen, sodass wir auch im Hinblick auf die Gesundheits- und Krankheitsprozesse von Frauen die Vielfalt der Lebensformen, -konzepte und -bedingungen genau berücksichtigen sollten. Auch Frauke Koppelin (1998) zufolge sollten wir sowohl auf Grund der impliziten vielfältigen biografischen Kontexte als auch wegen der entsprechenden unterschiedlichsten Bedürfnisse von Frauen hinsichtlich ihrer eigenen Gesundheit von «Frauengesundheiten» sprechen – wie wir ja durch die diversen Forschungsansätze und -richtungen mittlerweile auch von Pflege- und Gesundheitswissenschaften sprechen.

Ziel von Praktikern im Pflegeberuf sowie von Pflege- und Gesundheitswissen-schaftlerinnen könnte dann folgerichtig nur sein, die Verbesserung der Lebens-qualität von Frauen gemeinsam anzustreben.

Das vorliegende Buch will einen Beitrag zu dieser Zielerreichung leisten und sowohl Pflege- bzw. Gesundheitswissenschaftlerinnen als auch Praktikerinnen und «Gesundheitsarbeiterinnen» (Pflegende, Therapeutinnen u. a.) hierbei unter-stützen.

Damit Frauen auch «den Muff der tradierten Rolle» ablegen können, sie wür-den sich aus traditionellen Gründen für diesen Beruf eignen, da «Pflege Frauen-aufgabe» wäre (van Maanen, 1998), sollte eine Professionalisierung der Pflege allgemein zielgerichtet stattfinden.

Wenn jedoch heute von der beruflichen Pflege erwartet wird, dass sie als wichtige Säule der Gesundheitsversorgung mit den Schwerpunkten Gesundheits-förderung, Prävention und Rehabilitation fungiert und dabei sowohl individuelle Personen integriert als auch soziale Gruppen der Gesellschaft gesundheitlich versorgt, dann sind weibliche Pflegende unseres Erachtens doppelt gefordert und gleichermaßen geeignet, sich der Gesundheitsförderung, -beratung, -prävention und -versorgung von Frauen engagiert und professionell anzunehmen.

So, wie es laut Bund deutscher Ärztinnen insbesondere in der Gynäkologie die «sprechende» und «zuhörende» Medizin geben sollte, so können wir vor dem Hintergrund humanistischer Ansätze der Pflegewissenschaft zu einer gezielten Herauskristallisierung der gender- bzw. frauenspezifischen pflegerischen Versor-gung und zu einer «zuhörenden und sprechenden Pflege» gelangen.

Übertragen auf unsere Thematik würde dann diese andere Seite der Pflege – im Gegensatz zur schulmedizinisch ausgerichteten pflegerischen Standardversor-gung – berücksichtigen müssen, Frauengesundheitsbedürfnisse zu erkennen und darauf einzugehen.

Weiterhin möchten wir Sie am regen Erfahrungs- und Wissensaustausch mit Kolleginnen aus den USA teilhaben lassen, die hier grundlegende gesundheits- und frauenpolitische Überlegungen vorstellen und uns mit zahlreichen Anregun-gen zu verschiedenen Ansatzpunkten der Veränderung eines Gesundheitssystems hin zu einem frauenspezifischen Versorgungssystem geben.

Darüber hinaus geht es darum, Ideen für die Umsetzung neuer Konzepte auf-zugreifen, was im vorliegenden Buch mit Hilfe der Umsetzung von Pflegemodel-len in die Praxis geschehen soll (Kap. 4; 5; 6). An dieser Stelle kann auf biogra-fische Erfahrungen, Krankheits- und Gesundheiterlebnisse sowie auf integrative Ansätze eingegangen werden.

Eine Integration der Bereiche frauenspezifische Gesundheits-/Pflegewissenschaft und Gesundheits-/Pflegepraxis könnte dann erfolgen, wenn z. B. Gender-Fragen in die Pflege integriert werden und diese sowohl bereits in Form einer Sensibilisierung in der Pflegeausbildung oder in Fort- und Weiterbildungen (z. B. in der onkologischen Pflege bei Prostatapatienten, bei Brustkrebspatientinnen) als auch in den Pflege- und Gesundheitsstudiengängen (z. B. im Pflegemanagement und in der Pflegepädagogik) berücksichtigt würden. Hierdurch könnten wir verstärkt auf geschlechtsspezifische Fragestellungen in der Berufssozialisation und -ausübung nach bestimmten Mustern eingehen (Miers, 2001; Lorenz-Krause, 2000).

Wir wünschen uns, dass ein kleiner Funke Engagement für das Thema überspringt. Sollte das gelingen, so könnten die inhaltlichen Anregungen von Fachkolleginnen in Gesundheits- und Pflegewissenschaften und von Praktikerinnen diskutiert und in Forschung, Lehre und Praxis integriert werden. Es sind nämlich die Pflege- und Gesundheitswissenschaften sowie das Pflegemanagement bzw. die Pflegepädagogik, die als Wissenschaften für eine Institutionalisierung der Frauengesundheitsforschung zusammenarbeiten müssten. Diese Disziplinen sind in sich bereits interdisziplinär angelegt und können weiterhin in Bezug zueinander entwickelt sowie auf die komplexen Gesundheitssituationen und -bedürfnisse von Frauen ausgerichtet und entsprechend konzipiert werden. Wollen wir die Initiativen zur weiteren Verwissenschaftlichung der Pflege vorantreiben, können wir das große, lohnenswerte Feld der Frauengesundheitswissenschaft und -forschung nicht unberücksichtigt lassen.

Auch die professionelle Pflege muss den Versorgungsbedarf der weiblichen Bevölkerung und hier insbesondere der chronisch kranken und älteren Frauen in seinen verschiedenen Formen erkennen lernen, um adäquate pflegerische Dienstleistungen anbieten, interdisziplinär kooperieren und Versorgungslücken koordinierend im Sinne von «continuity of care» schließen zu können. Darüber hinaus bietet dieses Versorgungssegment vertraute, da weibliche Professionalisierungspotenziale in der therapeutischen Pflegebeziehung sowie in der Wahrnehmung gesundheitspädagogischer Aufgaben (z. B. als Case-Managerin).

In der aktuellen komplexen Gesundheitssituation von Frauen in westlichen Industrienationen gibt es Hinweise auf beunruhigende Trends hinsichtlich der Optionen der Heilungschancen und -möglichkeiten, sodass eine Ungewissheit bleibt, wie wir gemeinsam Gesundheit – im Sinne der alten und neuen WHO-Agenda «Gesundheit für alle» (WHO, 1978) und «Gesund leben im 21. Jahrhundert – eine Vision für alle» (WHO, 1998) – nicht nur für Frauen, sondern für jedermann in unserer Gesellschaft garantieren können.

Diese Beunruhigungen manifestieren sich mit Blick auf aktuelle Themen wie «Neue Armut bei Frauen» (insbesondere älterer Frauen auch in Deutschland).

In diesem Sinne möchten wir hier unsere Kolleginnen vom Department of Social Sciences and Social Behavior der University of California, San Francisco, und dem Department of Allied Health Professionals in Philadelphia zitieren:

«What has not women, however, have taken the lead in questioning, organizing, and demanding that the experience of health and illness, of caring, curing, and healing are central and affect the lives of their families and communities, what happens in women's health has broad social implications.

Health, as a cherished social value, evokes strong sentiments and contributes to cultural clashes.» (Clarke et al., 1997: 5)

Münster, im Juni 2002   *Elisabeth Uhländer-Masiak*
                                              Prof. Dr. Regina Lorenz-Krause

Literatur

Benner, P.: Stufen zur Pflegekompetenz. Huber, Bern 1994.

Clarke, A.E.; Ruzek, S.B.; Olesen, V.L. (eds.): Women's Health. Complexities and Differences. Ohio State University Press, Columbus 1997.

Gofman, Erving: Stigma. Suhrkamp, Frankfurt 1980.

Ehrenreich, B.; English, D.: Hexen, Hebammen, Krankenschwestern. Frauenoffensive, Berlin, Frankfurt 1975.

Ernst, A.S.: Den «kleinen Unterschied» nimmt die Medizin zu wenig wahr. Dr. med. Mabuse 133 (2001) 9/10: 39–42.

Hay, L.: Die Kraft einer Frau. Der weibliche Weg zur Selbstheilung. Heyne Millennium, München 1997.

Koppelin, F.: Entstehung des Buches. In: Arbeitskreis Frauen und Gesundheit (Hrsg.): Frauen und Gesundheit(en) in Wissenschaft, Praxis und Politik. Huber, Bern 1998, S. 10–13.

van Maanen, H.: Frauen als Akteurinnen im Gesundheitswesen – am Beispiel der beruflichen Pflege. In: Arbeitskreis Frauen und Gesundheit (Hrsg.): Frauen und Gesundheit(en) in Wissenschaft, Praxis und Politik. Huber, Bern 1998, S. 162–173.

Lorenz-Krause, R.: Pflegewissenschaft und Frauengesundheit in den USA. Nursing Sciences and Women's Health Issues USA. Robert Bosch, Stuttgart 2000.

Miers, M.: Sexus und Pflege. Huber, Bern, 2001.

Danksagung

Für das Gelingen dieses Buches danke ich an dieser Stelle allen, die die Realisierung eines längeren Forschungsaufenthaltes an der Ostküste der USA überhaupt möglich gemacht haben.

In Deutschland danke ich meinen KollegInnen des Fachbereichs Pflege und dem Rektor der Fachhochschule Münster, Herrn Prof. Dr. Klaus Niederdrenk. Sie haben mich für ein Forschungssemester in den USA beurlaubt, das den weitaus größten Input für dieses Buch geliefert hat. In diesem Zusammenhang bedanke ich mich herzlich bei der Robert-Bosch-Stiftung und hier insbesondere bei der Vertreterin Frau Dr. Satrapa-Schell, die – aus Interesse am Forschungsthema – durch die Bewilligung eines Reisekostenzuschusses mit zur finanziellen Unterstützung des Projekts «Pflegewissenschaft und Frauengesundheit» beigetragen hat.

In den USA bin ich den Kolleginnen an der Temple University of Philadelphia, Prof. Dr. Sheryl Ruzek, Prof. Dr. Clara Haigner, Prof. Dr. Susan Dickey, Prof. Dr. Dolores M. Zygmont, Prof. Dr. Karen Moore Schaefer, den Dekaninnen Prof. Dr. Patricia Legos (Dept. of Health Studies), Prof. Dr. Jill Derstine (Dept. of Nursing), den Health ManagerInnen Dr. Edward Baum und Dr. Nancy Rothman sowie Vertreterinnen des Betty-Neumann-College wie Prof. Dr. Diana Newman in Aston, Pennsylvania und der Leiterin des international bekannten Boston Women's Health Book Collective zu großem Dank verpflichtet. Ich danke allen für ihre engagierten Fachgespräche sowie für die Möglichkeit, Seminare beispielsweise zum Thema «The German Health System» durchführen zu können, wodurch ein reger Wissensaustausch und Diskussionen mit Studierenden der Fachbereiche Health Studies und Nursing in Gang kamen.

Für die engagierte Mitherausgabe dieses Buches, ihre «fachlich-spritzigen» Anregungen sowie ihr Organisationstalent in Buchprojekten bedanke ich mich bei Frau Elisabeth Uhländer-Masiak, einer angehenden Pflegemanagerin des Fachbereichs Pflege.

Für das Foto auf dem Innentitel danke ich Herrn Ingo Schmitt sowie Vanessa van der Vechte, Dr. Britta Padberg-Schmitt, Migdalia Castillo-Gerding (auf dem Bild von links nach rechts).

Last but not least danke ich an dieser Stelle meinem Mann Volker Krause, meinen Kindern Isabel und Jan-Philipp und meinen Eltern, die mit vereinten

Kräften die Organisation der Familienarbeit in die Hand genommen, mir während des Aufenthaltes in den USA den Rücken freigehalten und darüber hinaus dafür gesorgt haben, dass ich mich ganz einem wissenschaftlichen Thema widmen konnte.

Regina Lorenz-Krause

1 Einführung

Regina Lorenz-Krause

1.1 Frauengesundheit und professionelle Pflege in Deutschland

Zu Beginn der Lektüre dieses Buches wird sich die Leserin bzw. der Leser fragen, warum ausgerechnet das Thema Frauengesundheit für die professionelle Pflege bzw. die Pflegewissenschaft in Deutschland relevant sein soll. Besonders in den letzten fünf Jahren wird deutlich, dass Frauen stärker im Mittelpunkt des öffentlichen Interesses stehen. Insbesondere die Frauengeneration zwischen 25 und 35 Jahren tritt sowohl in der Öffentlichkeit als auch bei der Durchsetzung ihrer Berufsinteressen immer selbstbewusster auf.

Das Interesse an Frauengesundheit von Seiten der Gesellschaft ist insgesamt jedoch immer noch als relativ gering einzuschätzen. So sind zum Beispiel Kürzungen im Entwurf des Bundeshaushaltes für das Ressort «Frauen und Familie» von 10 762,2 Millionen DM auf 10 608,4 Millionen DM für das Jahr 2002 zu verzeichnen (Spiegel-Redaktion, 2002).

Zwar ist im Entwurf für den Bereich Gesundheit ein Anstieg von 1774,4 Millionen auf 2717 Millionen und damit von fast 50 % zu verzeichnen, jedoch werden hier keine Angaben über die geplanten Ausgaben für die Förderung Frauengesundheit gemacht, weil geschlechtsspezifisch ausgerichtete Versorgungspläne einfach nicht existieren. Dabei ist die durchschnittliche Lebenserwartung von Frauen inzwischen auf 81 Jahre gestiegen. Obwohl die Ausgaben für die öffentliche Gesundheitsversorgung mittlerweile 8,3 % des Bruttoinlandprodukts ausmachen, ist mit den Bemühungen der «Gesundheitsreform 2000» keine Kostendämpfung in Bezug auf die Einnahmen der Ärzte und Krankenhäuser sowie der Pharmaindustrie erzielt worden. Während einerseits die Kosten der Krankenversicherungen und der Medikamentenverbrauch stetig steigen, sind andererseits keine effizienten Ansätze zur Bewältigung etwa der chronischen Leiden und der Zivilisationskrankheiten in unserer Gesellschaft, geschweige denn ein an den Gesundheitsbedürfnissen der großen Gruppe der weiblichen Bevölkerung orientiertes Spektrum an Gesundheitsversorgungs- und -beratungsleistungen zu sehen.

Mit Blick auf die höheren Eigenbeiträge der Versicherten und die insgesamt steigenden Beiträge zur Kranken- und Rentenversicherung muss auch in Deutschland über effizientere Versorgungsformen nachgedacht werden, nämlich in Richtung bedarfsorientierter – auch genderspezifischer – und kostengünstigerer, integrierter Versorgungsformen, wie sie derzeit von unseren Krankenkassen angedacht und teilweise bereits praktiziert werden (Disease-Management, Case-Management). Mit Ausnahme einiger frauenspezifischer Beratungsangebote in der gemeindenahen Versorgung (z.B. in Hamburg, Münster und Berlin), «alternative Nischen», die einst von der Frauenbewegung geschaffen wurden, sowie außerhalb traditioneller, schulmedizinisch orientierter gynäkologischer Versorgungsbereiche für Frauen fehlt es in Deutschland schlicht an frauenspezifischen Gesundheitsversorgungs- und Beratungsangeboten.

Obwohl mit steigender Lebenserwartung in der Bevölkerung der Frauenanteil der jeweiligen Alterskohorte wächst, orientieren wir uns in der Konzeption von Gesundheitsangeboten und Versorgungseinrichtungen, wie z. B. Altenheimen, noch lange nicht an den Gesundheitsbedürfnissen von Frauen in ihren jeweiligen Lebenssituationen und Altersphasen.

Das Phänomen einer Überalterung der Gesellschaft mit der drohenden Folge einer sinkenden Lebensqualität insbesondere für alternde und alte, kranke Frauen mit einem hohen Anteil an chronisch Kranken deutet auf ein Problem von besonders hoher gesellschaftlicher Relevanz hin.

Erst durch die Einrichtung der Public-Health-Forschungsverbände vor gut zehn Jahren entstand auch eine Nische für die bislang eher unterrepräsentierte Frauengesundheitsforschung in Deutschland (Arbeitskreis Frauen und Gesundheit, 1998). Hieraus ergab sich die Chance, die Forschungstradition der Frauenforschung bzw. auch der feministischen Forschung in den Kontext von Gesundheit und Alltagswelten von Frauen zu stellen. Bis zu diesem Zeitpunkt hatte die traditionelle Gesundheitsforschung darauf verzichtet, sich so genannter Gender-Fragen bei den Entstehungsprozessen von Gesundheit und Krankheit anzunehmen. Die traditionelle Gesundheitsforschung vermag trotz innovativer Ansätze, wie z. B. von Antonovsky zur Salutogenese, nicht ausreichend auf die Ursachen der geschlechtsspezifischen Unterschiede im Gesundheitsverhalten und -bewusstsein oder in den Entstehungszusammenhängen von Krankheit einzugehen. So reicht es nicht aus, in herkömmlichen Kategorien der epidemiologischen Gesundheitsforschung zu denken, Daten zu sammeln, diese zu interpretieren und hierbei auf deskriptiver Ebene Unterschiede wie etwa die Prävalenzraten akuter Herzerkrankungen von Männern und Frauen gegenüberzustellen (Maschewsky-Schneider, 1997).

Aus den genannten gesellschaftlichen und damit gesundheitswissenschaftlich relevanten Gründen sollen hier unterschiedliche Sichtweisen von Frauengesundheit und zwar aus individueller, soziologischer und professioneller Sicht der Pflege eingenommen werden.

Mit Blick auf die kollektiv einzunehmende Frauensichtweise – im Sinne einer gemeinsamen frauenpolitischen Kraft der professionellen Gesundheitswissenschaftlerinnen und -arbeiterinnen – sollen hier nicht nur die gesellschaftlich relevanten Fakten, sondern auch die Sichtweise der Frauen als Betroffene mit konkreten Gesundheitsproblemen berücksichtigt werden. Zum einen steht hierfür beispielhaft die Frauen- und Gesundheitsbewegung, die mit ihren Themen bereits seit Ende der sechziger und Beginn der siebziger Jahre keinen geringen Einfluss auf staatliche Institutionen der Gesundheitsversorgung nimmt. Hier wird aus der Perspektive der Anwaltschaft für betroffene Frauen argumentiert (Hagemann-White, 1986).

Zum anderen gibt es – wenn auch wenige – Ansätze der Frauengesundheitsforschung in Deutschland im Sinne von Gender-Studies, in denen aus sozial- und gesundheitswissenschaftlicher Perspektive die Bedeutung von Gesundheit und Krankheit aus der Sicht der betroffenen Frauen untersucht wird und die hierdurch die subjektiven Bedeutungszusammenhänge sowie die Bedürfnisstruktur hinsichtlich Gesundheit der betroffenen Frauen widerspiegeln. Grundprinzip hierbei ist es auf der Grundlage der frauenspezifischen Gesundheitsbedürfnisse und deren Bewertungen von Defiziten im herkömmlichen Angebot der Gesundheitsversorgungspraxis frauenspezifische Gesundheitsversorgungsangebote zu schaffen.

Zur Standortbestimmung der deutschsprachigen Frauengesundheitsforschung meint Irmgard Vogt, dass diese sich noch in der «Take-off-Phase» befinde und sich herauskristallisierende Forschungsgebiete, wie z. B. Forschungs- und Arbeitsschwerpunkte zu gesundheitlichen Belastungen, frauenspezifischen Erkrankungen, zur Bedeutung sozialer Ungleichheit für die Entstehung von Gesundheitsproblemen, zu Benachteiligungen und Diskriminierungen (z. B. in der Arbeitswelt), zu Auswirkungen von Gewalterfahrungen auf die gesundheitliche Situation von Frauen sowie zu Gesundheits- und Krankheitspotenzialen im jeweiligen Lebenskontext zu nennen sind. Diese einzelnen Bereiche geben ebenfalls sehr gute Anregungen zur Berücksichtigung sowohl in der praktischen Pflege von Frauen als auch für die Aufnahme weiterführender Forschungsfragestellungen in die Pflegeforschung (Vogt, 1998: 22–33). Ergänzend hierzu sind folgende aktuelle Arbeitsfelder der Frauenforschung innerhalb der Gesundheitswissenschaften zu nennen:

- Epidemiologie

- Gesundheitsberichterstattung

- reproduktive Gesundheit

- Abhängigkeit von psychotropen Substanzen/Sucht

- Erwerbsarbeit und typische Frauenkrankheiten

- Frauen in der Krankenpflege

- Gesundheits- und Krankheitsvorstellungen und Gesundheitshandeln von Frauen

- Selbsthilfegruppen/Laiensysteme. (Vogt, 1998: 25)

Nicht zuletzt hat neben der Science Community der Frauengesundheit insbesondere in den letzten Jahren auch die Populärwissenschaft Gesundheitsliteratur zu bieten, die einerseits zur so genannten Newage-Literatur, andererseits zum Genre der populärwissenschaftlichen Gesundheitsselbsthilfeliteratur zu rechnen ist.

Seit kurzem liegt als Resultat eines großen Verbundprojektes eine umfassende Untersuchung zur gesundheitlichen Situation von Frauen in Deutschland vor und soll hier – mit Erlaubnis der AutorInnen – noch Berücksichtigung finden. Dieses Verbundprojekt unter dem Titel «Erster Deutscher Frauengesundheitsbericht 2001» (Kurzfassung, www.bmfjfsf.publikationen) stellt zum einen auf breiter statistischer Ebene frauengesundheitsrelevante Daten in den alten und neuen Bundesländern vor, zum anderen bildet es Frauengesundheit in lebensweltlichen Zusammenhängen erwachsener Frauen (z. B. Arbeitsbedingungen und – belastungen in der Familien- und Erwerbsarbeit) ab (BMfJFSF, 2001). Der Erste Deutsche Frauengesundheitsbericht gliedert sich in drei Teile:

1. eine sozialepidemiologische Analyse und Beschreibung geschlechts- und schichtspezifischer Unterschiede in Gesundheit und Krankheit und die Untersuchung des Zusammenhangs von Erwerbs- und Familienarbeit auf die Gesundheit von Frauen,

2. eine Bestandsaufnahme und Bewertung von Forschungsergebnissen zur reproduktiven Gesundheit der Frauen,

3. eine Untersuchung zur institutionellen und gesundheitlichen Versorgung von Frauen und die Entwicklung von Kriterien für eine frauengerechte Versorgung.

Den VertreterInnen der professionellen Pflege wird die Bedeutung der institutionellen und sonstigen an der Gesundheitsversorgung von Frauen beteiligten Instanzen, wie z. B. Gesundheitsselbsthilfegruppen und Frauenberatungsstellen, eingängig sein. Hier wird zuerst der professionelle Zugriff möglich, bahnen sich doch neue Ebenen und Formen der Kooperation mit der Patientin und mit anderen «health professionals» – im Sinne eines Beitrags zur frauenspezifischen Gesundheitsversorgung von Seiten der Pflege – an. Auch der zweite oben erwähnte Berichtsteil zur reproduktiven Medizin erreicht Pflegende sowie interessierte und betroffene Frauen gleichzeitig. Inhaltlich kann hier von einem Interesse auf breiter Ebene ausgegangen werden, da es bislang keine frauenspezifische Gesundheitsberichterstattung gab.

Der genannte Frauengesundheitsbericht deckt nicht nur in der Gesundheitsversorgung, sondern auch in der Forschung Defizite auf. Allgemein bekannt ist unter den Gesundheits- und Pflegewissenschaftlerinnen, dass wir wissen, *woran* die Menschen sterben (durch die Todesursachenstatistiken) jedoch nicht, wie die Häufigkeits- und Geschlechterverteilung sowie die genauen Ursachen bei der Entstehung chronischer Erkrankungen aussehen. Wo es Statistiken zu Krankheit und Gesundheit gibt, sind sie meist geschlechtsblind. Die Lebens- und Gesundheitsverhältnisse sowie die konkreten Versorgungsangebote für Frauen in Ost- und Westdeutschland werden aufgezeigt, konkrete Empfehlungen zu einer frauenspezifischen Gesundheitsversorgung ausgesprochen und innovative Ansätze gezeigt. Einige davon sollen in Kapitel 10 visionär wieder aufgenommen werden.

Aus folgenden Gründen ist die Konzeption geschlechtsspezifischer Gesundheitsberatung und -versorgung notwendig:

- Frauen und Männer unterscheiden sich hinsichtlich der Krankheiten und gesundheitlichen Einschränkungen, unter denen sie leiden: Frauen sind anders krank.

- In den Arbeits- und Lebensbedingungen sind Frauen immer noch tendenziell sozial und damit auch gesundheitlich benachteiligt.

- «Typische» Frauenerkrankungen mit ihren relevanten und frauenspezifischen Krankheitsbildern, wie z.B. bei Herzerkrankungen, Brustkrebs, rheumatologischen Erkrankungen, Alkolholabhängigkeit, müssen im Kontext von Alltags- und Lebenswelten sowohl aus gesundheitswissenschaftlicher Perspektive als auch aus der Sicht der Betroffenen selbst betrachtet werden.

Eine hervorzuhebende Besonderheit des Frauengesundheitsberichtes ist es, dass das Thema Gewalt gegen Frauen (gemeint ist physische, sexuelle und psychische Gewalt, z.B. in Partnerschaften) und seine Bedeutung für Krankheitsentstehung das erste Mal in eine deutsche Gesundheitsberichterstattung aufgenommen wird. Auch in diesem Bereich besteht noch Forschungsbedarf.

Mit Blick auf die individuelle Dimension der zu pflegenden Frau soll im vorliegenden Buch auch die Betroffensichtweise der Frauen mit konkreten Gesundheitsproblemen – auf kollektiver Ebene unterstützt durch den Pflegeberuf – berücksichtigt werden.

Beispielhaft hierfür steht die Frauen- und Gesundheitsbewegung, die mit ihren Themen bereits seit Ende der sechziger und Beginn der siebziger Jahre keinen geringen Einfluss auf staatliche Institutionen der Gesundheitsversorgung nimmt, da hier aus der Perspektive der Anwaltschaft für betroffene Frauen argumentiert wird und so die «wirklichen Gesundheitsprobleme angesprochen werden konnten» (Hagemann-White, 1998).

Wenn auch nur in wenigen Ansätzen der Frauengesundheitsforschung in Deutschland die Bedeutung von Gesundheit und Krankheit unter Berücksichtigung der Frauenperspektive im Sinne von «gender-studies» aus sozial- und gesundheitswissenschaftlicher Perspektive untersucht wird, so werden hierdurch doch die subjektiven Bedeutungszusammenhänge sowie die Bedürfnisstruktur hinsichtlich der Gesundheit der betroffenen Frauen widergespiegelt. Grundprinzip hierbei ist es ausschließlich frauenspezifische Gesundheitsversorgungsangebote zu schaffen, die auf frauenspezifischen Gesundheitsbedürfnissen und deren Bewertungen hinsichtlich von Defiziten basieren. Die Aktionsforschung könnte dazu den Rahmen bieten.

Dies ist eine wichtige Dimension, der die Pflegeforschung z. B. durch Integration besonderer frauenspezifischer Gesundheitsbedürfnisse in den Pflegeprozess und in pflegetheoretische Rahmengebung Rechnung tragen sollte.

Ziel dieses Buches ist es, einen Beitrag zur Verbesserung der Lebensqualität von Frauen zu leisten. Sowohl Pflege- bzw. Gesundheitswissenschaftlerinnen als auch Praktikerinnen und Gesundheitsarbeiterinnen (Pflegende, Therapeutinnen u. a.) können uns hierin unterstützen.

Der in unserem Buch zugrundegelegte Gesundheitsbegriff ist ein ausgeprägt ganzheitlicher, der sich nicht nur am physischen, psychischen und sozialen Wohlbefinden entsprechend der Gesundheitsdefinition der WHO orientiert, sondern sich darüber hinaus speziell auf die realen Lebens- und Arbeitswelten von Frauen und auf ihre jeweiligen Gesundheitskontexte bezieht.

Für die Pflegepraktikerinnen wird hier von einer Betroffenheit sowie von einer nachhaltig wirkenden Sozialisation als Frau und Krankenschwester und der hierfür erforderlichen Reflexion der eigenen Geschichte sowie alter bzw. neuer Rollen im jeweiligen Lebens- und Abeitskontext ausgegangen. Hieraus ergibt sich die Notwendigkeit, aus der Professionalität der Pflege heraus einen Perspektivenwechsel vorzunehmen, um damit dem eigenen Geschlecht sowie dem jeweiligen Lebenskontext bei der Dienstleistungserbringung der Pflege stärker gerecht werden zu können. Erst aus einer frauenspezifischen Betrachtungsweise bei der Versorgung von Patientinnen heraus können auch umfassendere Präventivaufgaben in der praktischen Pflege, in der Grund- und Behandlungspflege, in der Entwicklung von Pflegestandards und -diagnosen sowie in der Gesundheitserziehung und -beratung und in der Rehabilitation von Frauen wahrgenommen werden.

Ein integrativer Versorgungsansatz der professionellen Pflege ist genau hier zu entwickeln, da das Gesundheitsangebot von Seiten der Pflege in sich interdisziplinär angelegt und auf Kooperation aller beteiligten Berufsgruppen angewiesen ist und somit genau an dieser Stelle nicht Terrain verschenken darf.

1.2 Aufbau des Buches

Das vorliegende Buch will einen Überblick darüber geben, welche vorgeschlagenen frauenspezifischen Gesundheitsthemen und Forschungsergebnisse für eine professionelle Pflege wichtig sind und wie diese wiederum in die deutsche Pflegewissenschaft Eingang finden können.

Das Buch möchte auch Anregungen geben, über gesellschaftliche und soziale Bedingungen der Gesundheitsversorgung von Frauen aus individueller, kollektiver und politischer Perspektive nachzudenken und hierdurch womöglich zu neuen Beurteilungskriterien gegenüber den herkömmlichen «naiven Polarisierungen» wie z. B. typisch weiblich vs. typisch männlich zu gelangen.

Um beide Zielgruppen, die Pflege- und Gesundheitswissenschaftlerinnen sowie die Pflegenden, zu erreichen, wurden folgende Themenbereiche ausgewählt:

- Frauengesundheit aus soziologisch-feministischer Sicht
- Frauengesundheit aus politisch-feministischer Sicht
- Frauengesundheit aus berufsbezogener und individueller Sicht
- Frauengesundheit aus berufsbezogener Sicht der Pflege.

1.2.1 Soziologisch-feministische Perspektive

Mit Kapitel 2 werden *Adele Clarke* und *Virginia Olesen* als richtungsweisend für die Entwicklung neuer methodischer Ansätze in der Frauengesundheitsforschung nicht nur für die USA, sondern auch für Deutschland vorgestellt. Die Autorinnen geben einen bedeutenden Überblick über die Entwicklung und Relevanz feministischer Forschung, die Theorienbildung sowie über neue methodologische Ansätze einer neuorientierten und «unkonventionellen» Frauengesundheitsforschung.

Trotz jahrzehntelanger Forschung und Theorieentwicklung in den Sozial- und Geisteswissenschaften beklagen Clarke und Olesen die Dominanz des biomedizinischen Modells in Forschung und Gesellschaft, das auch heute noch den gebräuchlichsten Rahmen für eine feministisch orientierte Frauengesundheitsforschung darstellt. Aus diesem Grunde werden hier neue revisionistische Konzeptionen, z. B. von Multikulturalismus, Kulturkritik, Körper, Identität und Frauen- bzw. Gender-Themen, betrachtet und unter den Einflüssen neuer Entwicklungsströmungen der postmodernen Gesellschaft, wie z. B. dem Einsatz neuer Technologien in der Reproduktionsmedizin, kritisch beleuchtet. Bisherige und neue Ansätze in der Frauengesundheitsforschung werden hier kritisch betrachtet, und das Bild der weiblichen Gesundheit, wie es von der traditionellen Gesundheitsforschung gezeichnet wurde, wird in Frage gestellt.

Frauengesundheit als wissenschaftliche Disziplin wird hier mit Hilfe interdisziplinärer Ansätze aus der Sozialpsychologie, der Medizinsoziologie, der Psychologie und der Pflegewissenschaften entwickelt und einer Revision unterzogen, um so zu neuen methodischen Ansätzen in der Gesundheitspolitik und in der Frauengesundheitsforschung (z. B. der Diffraktion) zu gelangen. Es geht hier um das Bemühen um Authenzität und Wirklichkeit der Lebenswelten von Frauen in denen auch Gesundheitsbedingungen konstruiert werden. Clarke und Olesen wollen so für neue Ideen und Zugänge sensibilisieren. «Die theoretischen Lupen, durch die wir für die Diffraktion und Revision von Frauen, Gesundheit und Heilung schauen wollen, sind die feministische Theorie, die Kulturwissenschaft und die Technoscience» (Clarke/Olesen, 1999).

1.2.2 Politisch-feministische Perspektive

Kapitel 3 von *Sheryl Burt Ruzek* ist für das Buch als kritischer Ratgeber und Lotse durch administrativ überblähte westliche Industrienationen und *kranke Gesundheitswesen* zu sehen. Negative Entwicklungen in den USA, wie z. B. eine Kostenlawine, in erster Linie initiiert durch disziplin- und medizinorientierte Gesundheitsversorgungsangebote, deren Nutzen und Zugänglichkeit bezweifelt wird, zeichnen sich auch bei uns ab. Mit den Anregungen von Ruzek wird ein Ausweg aus der gesundheitspolitischen Misere sowie der Kostenexplosion aufgezeigt. Nicht arglose Teilnehmer von Teepartys, um in der Metaphorik von Alice im Wunderland zu sprechen, sondern selbstbewusste Gesundheitsnachfragerinnen und -wissenschaftlerinnen sollten sich Ruzek zufolge hier zu Wort melden. Ruzek formuliert eine Agenda der Revision. Im Sinne einer feministisch orientierten Wissenschaftsperspektive entwickelt sie ernst zu nehmende Ansätze einer frauenfreundlichen Gesundheitsreform, die jedoch eine Selbstkritik der akademischen Feministinnen einfordert. Vor dem Hintergrund der Frauen- und Gesundheitsbewegungen und ihrer Errungenschaften müssen eben auch Fragen der Kostenexplosion im Kontext mit feministischer Anspruchshaltung und eigenen Gesundheitsressourcen sowie Fragen der Erreichbarkeit von Frauen mit Gesundheitsproblemen aus sozial unterprivilegierten Schichten diskutiert werden, die eben nicht der «feministischen Elite» angehören. Eine kritische Reflexion bisheriger Ideologien und Strategien muss demnach zu Kompromissen in gesundheitspolitischen Verhandlungen sowie zu einer gerechteren Verteilung der Mittel (z. B. in der Primärprävention) führen.

1.2.3 Berufsbezogene und individuelle Perspektive

Um die Notwendigkeit der einzelfallbezogenen Auseinandersetzung von Seiten der professionellen Pflege auf der Grundlage eines ressourcenorientierten Ansatzes illustrieren zu können, wählt *Hanne Niemann* in Kapitel 4 das Pflegemodell von Orem, das zum einen hinsichtlich seiner theoretischen Rahmengebung, zum anderen hinsichtlich seiner Anwendbarkeit für Gesundheitsarbeit mit Frauen überprüft wird. Eine bisher im öffentlichen Gesundheitswesen unterrepräsentiert erscheinende Gruppe von Frauen, nämlich berufstätige und/oder nicht berufstätige Frauen mit Kindern, steht im Mittelpunkt der Betrachtung. Die beschriebenen Konzepte können Frauen und Pflegekräfte inhaltlich und strukturell dabei unterstützen, die Gesundheit und das Wohlbefinden von Frauen zu erhalten und zu fördern. Pflegekräfte erhalten Anregungen, den Aspekt der Selbstfürsorge in ihre Arbeit mit Frauen zu integrieren und/oder neu zu überdenken. Aus der Sicht der professionellen Pflege entwickeln Frauen ein zunehmendes Selbstvertrauen, um eigene, neue Vorstellungen von weiblicher Gesundheit, weiblichem Wohlbefinden und weiblicher Identität zu entwerfen.

Im Kontext weiblicher Individualität legt *Karen Moore Schaefer* in Kapitel 5 das Energieerhaltungsmodell von Levine in seiner Bedeutung für die Behandlung chronisch kranker Frauen dar. Insbesondere anhand der Integration des Modells in konkrete Pflegepläne und -prozesse schildert sie eindrucksvoll den praktischen Nutzen eines Modells, das den Energiehaushalt und Bewältigung etwa von chronischem Schmerz bei Fibromyalgiepatientinnen in den Mittelpunkt stellt.

Kapitel 4 und 5 verstehen sich als Beitrag zur Integration des Themas Frauengesundheit in die Pflegewissenschaft. Zum einen wird aufgezeigt, dass vorhandene Pflegemodelle auf frauenspezifische Gesundheitsbedürfnisse anwendbar sind, zum anderen werden hiermit Anregungen zur (weiteren) Bearbeitung offener Fragestellung durch die Pflegeforschung und/oder zur Modifizierung bestehender Pflegemodelle hinsichtlich von Frauengesundheitsfragen gegeben.

Eine Widerspiegelung dieser pflegebezogenen und individuellen Frauensichtweise von Gesundheitsbedürfnissen bzw. deren schlichte Kenntnisnahme kann zu einer Sensibilisierung der Berufsgruppe der Pflegenden und aller GesundheitsarbeiterInnen führen. Aber nicht nur die Integration solcher Pflegemodelle mit Hilfe des Pflegeprozesses in die Praxis durch die professionell Pflegenden, sondern auch eine berufspolitische Rahmengebung ist unweigerlich relevant, will man die bundesdeutsche Pflegeszene für die Integration von Frauengesundheitsthemen sensibilisieren.

In Kapitel 6 setzen sich *Regina Lorenz-Krause* und *Elisabeth Uhländer-Masiak* hauptsächlich mit dem theoretischen Rahmen und der Umsetzbarkeit eines Pflegemodells zur Pflege chronisch Kranker von Corbin und Strauss auseinander. Vor dem Hintergrund der theoretischen Rahmengebung des Trajectory-Work-

Modell von Corbin und Strauss, das sich insbesondere für die Begleitung und
Beratung chronisch Kranker im Sinne von Case-Management (fallbezogener
Betreuung) und Care-Management (Vernetzung des Gesundheitsangebotes und
Koordination der Gesundheitsdienstleistungen) eignet, werden hier von Lorenz-
Krause und Uhländer-Masiak Szenarien und Fallbeispiele zur Berücksichtigung
von Frauengesundheitsbedürfnissen im Verlauf einer Erkrankung und im Rahmen des Pflegeprozesses entwickelt. Zum einen wird hierdurch deutlich, dass ein
solches Modell tatsächlich – auch in Deutschland – Anwendung finden kann, zum
anderen kann durch die Illustration eines Fallbeispiels (Trajectory einer jungen
Patientin mit chronischer Polyarthritis) die besondere Berücksichtigung frauenspezifischer Gesundheitsbedürfnisse im jeweiligen lebensweltlichen Kontext verdeutlicht werden. Ergänzend hierzu werden konkrete Beispiele für Ansatzpunkte
der patientenorientierten Organisationsentwicklung und eines entsprechenden
Qualitätsmanagements aufgezeigt (z. B. Standards für die Patientenaufnahme und
für die Pflegeanamnese in der Aufnahmesituation). Dadurch wird der praktische
Nutzen des genannten Pflegemodells konkretisiert und darüber hinaus die Berücksichtigung frauenspezifischer Gesundheitsbedürfnisse im Verlauf einer chronischen Erkrankung illustriert. An der Fachhochschule Münster wurden bereits
einige Praxis- und Diplomarbeiten angefertigt, in denen eine Umsetzung des
genannten Pflegemodells in Pflegepraxis und -managment in den Bereichen Psychiatrie, Rheumatologie und Altenpflege demonstriert wird (Uhländer-Masiak,
2001; Osterkamp, 2001; Schröder, 2001).

1.2.4 Berufspolitische Sicht der Pflege

In Kapitel 7 tritt *Renate Tewes* als junge Vertreterin einer selbstbewussten Generation von Pflegewissenschaftlerinnen auf, die zum einen auf internationaler
Ebene immer wieder den Duft der großen weiten Welt der Scientific Community
in Women's Health einatmet und verbreitet, deshalb das Klima der Kommunikation unter Pflegenden kennt, zum anderen genau hier ihre Akzente für eine Sensibilisierung und Mobilisierung der Berufsgruppe setzt.

Hauptanliegen von Renate Tewes ist die Analyse der «Kultur des Lästerns» im
Pflegeberuf, die sich auch gesundheitsschädigend auf die Pflegenden selbst auswirken kann, da sie weder zu einer offenen Kommunikation noch zur Konflikt-
lösung und schon gar nicht zur Suche nach neuen Wegen, z. B. in der Organisa-
tionsgestaltung, führt.

Hanneke van Maanen setzt sich in Kapitel 8 mit den Konsequenzen für professionell Pflegende auseinander, die sich mit «Frauengesundheit» beschäftigen wollen. Es wird darauf hingewiesen, dass Frauengesundheit bis vor 20 Jahren noch ein
vernachlässigtes Forschungsgebiet der Gesundheitsversorgung war. Gesundheits-

forschung konzentrierte sich vorrangig auf weiße, sozialökonomisch gut etablierte Männer in industrialisierten Ländern – auf die «Ernährer» und Produzenten der Gesellschaft. Diese gesellschaftlichen Normen, Werte und Auffassungen spiegelten sich in der klinischen Versorgung von Frauen wider.

Medizinische Kenntnisse wurden van Maanen zufolge an Männern festgemacht und auf Frauen übertragen. Obwohl das Bewusstsein wuchs, dass Frauen sich in ihrem Denken, Fühlen und Handeln von Männern unterscheiden, hat es lange gedauert, bis die Anerkennung geschlechtsspezifischer Merkmale in der Gesundheitspolitik und -forschung umgesetzt wurde. Trotz der Fortschritte der vergangenen Jahre steht die Frauengesundheitsforschung noch am Anfang ihrer Entwicklung, daher gibt es hier mehr Fragen als Antworten. In diesem Sinne soll die professionelle Pflege in Deutschland und Westeuropa durch dieses Kapitel wachgerüttelt und für berufspolitische Fragen sensibilisiert werden. Die Pflege ist eine Berufsgruppe, die sich mitten in ihrer Professionalisierung befindet. Auch aus diesem Grund sollten die professionell Pflegenden zum einen die Frauengesundheitsforschung aktiv unterstützen und realisieren und zum anderen auf Grund genderspezifischer Ergebnisse selbstbewusst im Sinne der Frauen- und Gesundheitsbewegung für die betroffenen Frauen eintreten.

Argumente für die Aufnahme genderspezifischer Inhalte in deutsche Pflegestudiengänge findet *Elisabeth Uhländer-Masiak* in Kapitel 9. Sie stellt Erkenntnisse zu den Themen Frauen- und Männergesundheit vor und zeigt anhand des Curriculums des Studiengangs Pflegemanagement der Fachhochschule Münster inhaltliche und curriculare Ansatzpunkte für die Integration von Frauengesundheitsthemen in die Pflegewissenschaft.

Im Ausblick in Kapitel 10 finden sich Visionen einer Weiterentwicklung der Frauengesundheitsversorgung in Deutschland.

Abschließend sei noch einmal betont, dass das vorliegende Buch kein Grundlagenwerk im Sinne einer Einführung in die Frauengesundheitsforschung für die Pflege darstellt. Wir stellen vielmehr pflege- und gesundheitswissenschaftliche Sichtweisen vor, die einerseits eine Vogelflugperspektive der Entwicklung von Frauengesundheit als gesellschaftliches Phänomen, andererseits eine kaleidoskopische frauenspezifische Betrachtungsweise von Gesundheit für den professionellen Pflegeberuf einnehmen, um diesen in seiner praktischen Vielfältigkeit zu bereichern. Darüber hinaus hoffen wir, Gesundheitsanbieterinnen, -forscherinnen und -politikerinnen Anregungen zu neuen pflege- und gesundheitswissenschaftlichen Forschungsfragen oder gar zu neuen Versorgungskonzepten für Frauen geben zu können.

1.3 Literatur

Arbeitskreis Frauen und Gesundheit im Norddeutschen Forschungsverbund Public Health (Hrsg.): Frauen und Gesundheit(en) in Wissenschaft, Praxis und Politik. Huber, Bern 1998.

BMfJFSF: Erster Deutscher Frauengesundheitsbericht 2001, Kurzfassung. www.bmfjfsf. publikationen.

Clarke, A. E.; Olesen, V. L. (Eds.): Revisioning women, health, and healing. Feminist, cultural, and technoscience perspectives. Routledge, New York, London 1999.

BWHBC (Hrsg.): unser körper/unser leben. Bd. 1 und 2. Rowohlt, Reinbek bei Hamburg, 1990. (übers. v. Frauen aus Berlin, Heidelberg, München, Wiesbaden, Wien). Amerikanische Originalausgabe: Our bodies, Ourselves. The Boston Women's Helath Book Collective, New York 1971/1984. Neuauflage: Our Bodies, Ourselves for the new Century. Touchstone, New York 1998.

Hagemann-White, C.: Frauenbewegung und Psychoanalyse. Stroemfeld/Roter Stern, Basel, Frankfurt/M. 1986.

Hagemann-White, C.: Gewalt gegen Frauen und Mädchen – welche Bedeutung hat sie für die Frauengesundheit? In: Arbeitskreis Frauen und Gesundheit (Hrsg.): Frauen und Gesundheit(en) in Wissenschaft, Praxis und Politik. Huber, Bern 1998.

Lorenz-Krause, R.: Pflegewissenschaft und Frauengesundheit in den USA. Nursing Sciences and Women's Health Issues USA 2000. Robert Bosch, Stuttgart 2000.

Maschewsky-Schneider, U.: Frauen sind anders krank. Juventa, München 1997.

Ruzek, S. B.; Olesen, V. L.; Clarke, A. E. (Eds.): Women's Health. Complexities and Differences. Ohio State University Press, Columbus 1997.

Spiegel-Redaktion: Spiegel Almanach 2002. Die Welt in Zahlen, Daten, Analysen. Spiegelverlag und Hoffmann und Campe, Hamburg 2002.

Osterkamp, F.: Anwendungsbezogene Kombination der Pflegemodelle von Corbin-Strauss und D. Orem – illustriert an der Pflege chronisch psychisch Kranker durch die Institutsambulanz einer psychiatrischen Klinik. Unveröffentlichte Diplomarbeit, 2001.

Schröder, E.: Kombination des Corbin-Strauss-Pflegemodells mit einer ganzheitlich fördernden Prozesspflege nach Monika Krohwinkel – illustriert am Beispiel von Anwendungen in der stationären Altenhilfe. Unveröffentlichte Diplomarbeit, 2001.

Uhländer-Masiak, E.: Einführung des Modells der Pflege- und Krankheitsverlaufskurve für Rheumakranke auf einer Modellstation des St. Josef-Stift, Sendenhorst. Unveröffentlichter Praxissemesterbericht, 2001.

Vogt, I.: Standortbestimmung der deutschsprachigen Frauengesundheitsforschung. In: Arbeitskreis Frauen und Gesundheit (Hrsg.): Frauen und Gesundheit(en) in Wissenschaft, Praxis und Politik. Huber, Bern 1998.

2 Revision der Frauengesundheit

Adele E. Clarke, Virginia L. Olesen

Diffraktionsmuster zeichnen die Geschichte der Interaktion, der Einmischung, der Verstärkung und der Unterschiede nach. In der Diffraktion geht es dabei um heterogene Geschichte und nicht um Ursprünge. […] Diffraktion ist eine narrative, graphische, psychologische, spirituelle und politische Technik, konsequente Bedeutungen zu schaffen.» (Haraway, 1997)

2.1 Revision, Diffraktion, Aktion

2.1.1 Revision

Trotz der Jahrzehnte feministischer Forschung und Theoriebildung in den Sozial- und Geisteswissenschaften, in der Krankenpflege sowie in den in Bezug auf Fragen der Gesundheit und der Verkörperung von Frauen verwandten Gebieten bleibt heute das biomedizinische Modell in Forschung und Gesellschaft der wahrscheinlich gebräuchlichste operante Rahmen. Im Mittelpunkt dieses Modells stehen Konzeptionen von Gesundheitsstatus, gesundem Verhalten und der Interventionen der Technoscience. Gendered, kulturgeprägt, historisiert, Klassen und Rassen zugeordnet und anderweitig eingeordnet, werden Frauen routinemäßig zum Schweigen gebracht oder als Handelnde in der Produktion von Gesundheit eliminiert, dies gilt sowohl für die Bereitstellung und das Erhalten von Gesundheitsdienstleistungen als auch für Gesundheitspolitik und -programme. (1)

Dennoch ist quer durch viele, wenn nicht sogar die meisten Teilbereiche der Sozial- und Geisteswissenschaften ein Umschwung in der Theorie festzustellen und zwar im Sinne neuer Konzeptionen von Multiplizität, Multikulturalismus, Kulturkritik, Körper, Identität, Marginalität, Unterschiede, Frauen, Subjekte, Objekte, Gender, Gemeinschaften, Praxis und eine Ansammlung weiterer Elemente, die mit Modernismus und Postmodernismus zusammenhängen. Dieses Buch greift stark auf diese neuen Ansätze zurück. Wir wollen das zunehmend biomedizinierte Bild weiblicher Gesundheit wieder erschüttern, so wie es Feministinnen in der Vergangenheit spürbar erschüttert haben, und wir verfolgen eine Revision – und damit eine Re-Theoretisierung – von Frauen, Gesundheit und Heilung. Revision bedeutet daher, die bisherige Sichtweise loszulassen um neue Perspektiven zu gewinnen (**Abb. 2-1**).

In vielerlei Hinsicht sind die Frauengesundheitsbewegungen der letzten Jahrzehnte des 20. Jahrhunderts in den USA außerordentlich erfolgreich gewesen. Es wird der Frauengesundheit erheblich mehr Aufmerksamkeit geschenkt, es wird Frauen in wissenschaftlicher und klinischer biomedizinischer Forschung erheblich mehr Aufmerksamkeit geschenkt, es gibt mehr Frauen als Gesundheitsdienstleister, und Frauen werden als Konsumentinnen von Gesundheitsdienstleistungen besser in politische Diskurse einbezogen.[2] Dennoch ist es gleichzeitig so, dass wir unter einer zunehmenden Biomedikalisierung der Frauengesundheit – und der Gesundheit anderer Menschen – leiden und unter einer wachsenden Koopta-

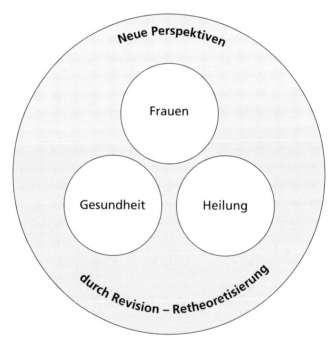

Abbildung 2-1: Revision – Re-Theoretisierung (Quelle: Uhländer-Masiak)

---

2 Anm. der Hrsg.: Dies ist eine Entwicklung, die u. E. beispielhaft und richtungsweisend für die Institutionalisierung von Frauengesundheit als Wissenschaftsdisziplin in deutschen Fakultäten der Pflege- und Gesundheitswissenschaften angesehen werden muss.

tion früherer feministischer Interventionen, denen jedoch ihre feministischen Wurzeln sowie epistemologische und sogar ontologische Prozesse fehlen. Viele von uns werden sich mehr und mehr der schmerzhaften Tatsache bewusst, dass eine Essenzialisierung von «Frauen» und «Männern» oft falsche Generalisierungen schafft, durch die wichtige Unterschiede *innerhalb* dieser Gruppen ausradiert werden, statt sie in Bezug auf Gesundheitspolitik, Praxis und Pflege ernsthaft anzugehen. Hinzu kommt, dass die «alten» Probleme der Pflegeverfügbarkeit zwar in Managed Care und «Gesundheitsreformen» verdreht und verformt wurden, aber trotzdem erhalten geblieben sind, wie instabil sie im Detail auch sein mögen.

Deshalb sehen wir diesen historischen Moment als einen an, der – sowohl in Bezug auf feministische Theorienbildung als auch auf die Lage der Frauengesundheit – mit Zwickmühlen, Paradoxa und Widersprüchen belastet ist, die nicht ignoriert werden können. Wir werden an Gloria Steinems spitzen Kommentar in einem frühen Film über die Frauenbewegung erinnert, dass «Feminismus kein ungetrübter Segen ist». Das gilt auch für den «Erfolg» einer gesellschaftlichen Bewegung wie der Frauengesundheit. Unsere Erfolge in der feministischen Theoriebildung und der Frauengesundheit haben selbst wieder neue – erwartete und unerwartete – Probleme geschaffen, die wir nun «Komplikationen» nennen. In diesem Buch stellen wir viele dieser Komplikationen dar und wollen damit die Zwickmühlen, Paradoxa und Widersprüche auf den Tisch bringen, um sie zu erörtern und zu reflektieren.

Wir hoffen, hiermit eine Gelegenheit zu schaffen, die konzeptionellen Grundfesten der Frauengesundheit zu überdenken und vielleicht an dem Konzept selbst zu rütteln. Wir wollen damit eine Re-Theoretisierung der Frauengesundheit provozieren, die von neuem auf den Unterschieden und Komplexitäten von weiblichem Wissen, weiblichen Körpern, Erfahrungen und Situationen beruht, an deren Darstellung das gesamte Spektrum feministischer Forschung in den letzten beiden Jahrzehnten so intensiv gearbeitet hat. Wir sind im Hinblick auf Politik und Theorien nicht mehr naiv – oder zumindest nicht mehr in der Weise, in der wir es vor Jahren noch waren. Unsere Auffassungen sind jetzt wesentlich nuancierter, zum einen, weil wir der Theorie und der Theoriebildung sehr viel mehr Aufmerksamkeit geschenkt haben und weil wir die Widersprüche und Pseudoprivilegien von «Frauen»-Agenden durchlebt – oder genauer: durchlitten – haben, die Stellen und Punkte, an denen die Rhetorik Aktionen und Aktivismus, Prozesse und Praxis ersetzt und Feminismen ausgelöscht und verwässert hat.

Unsere Suche gilt hier eher neuen, frischen Ansätzen und interdisziplinären Wegen, als der Erforschung der vielen wesentlichen Themen der Frauengesundheit, wie z. B. Brustkrebs und Gewalt. Wir sind tatsächlich so kühn zu behaupten, dass die destabilisierten Methoden und die verstörenden Agenden, die hier geschaffen werden, *für* die Suche nach dem Wesentlichen eingesetzt werden können.

Das ist kein Versuch, den komplexen Themen der Frauengesundheit auszu-weichen (Ruzek et al., 1997), sondern vielmehr ein Argument für neue konzep-tionelle und theoretische Interventionen, die aus den vielfältigen Ansätzen der Beiträge hervorgehen. Feministische Theorie, Frauengesundheit und Heilung werden hier großgeschrieben und treffen aufeinander. Wir dezentrieren Frauen, Gesundheit und Heilung – heraus aus ihrem lange aufrecht erhaltenen Käfig in der Biomedizin, ein Prozess der schon in früheren feministischen Analysen begonnen hat (z. B. Arditti et al., 1984; Fisher, 1986; Lewin und Olesen, 1985; McClain, 1989, Ratcliffe, 1989; West, 1984) – und setzen sie an der Schnittstelle neuer theoretischer Rahmen wieder ein, die neue Ausblicke und neue Horizonte und damit natürlich auch neue Probleme eröffnen.

2.1.2 Diffraktion

Unsere Leitmetapher für dieses Projekt der Revision von Frauen, Gesundheit und Heilung ist Donna Haraways Konzept der *Diffraktion*. Abgeleitet von optischen Metaphern und Instrumenten, die in der westlichen Kultur und der Technoscience so gebräuchlich sind, schließt das Konzept der Diffraktion Re-flexivität als eine Methode der Kritik ein und geht zugleich darüber hinaus, denn «wie die Reflexion, platziert die Reflexivität dasselbe nur an einem anderen Ort und löst dadurch Fragen nach Kopie und Original und die Suche nach dem Authentischen und dem wirklich Wirklichen aus» (Haraway, 1997). Diffraktion fügt der Reflexion die Aktion hinzu: «Diffraktion ist eine optische Metapher für das Bemühen, die Welt zu verändern [...] sie hilft uns bei unserem Nachdenken darüber, wie man dem Ende [des Jahrtausends] noch eine Wendung geben kann» (Haraway, 1997).

Unsere Auffassung von Diffraktion steht den «Sensibilisierungskonzepten» Blumers (1993) sehr nahe – es sind Ideen, die uns zu neuen, frischen Ideen und Erkenntnissen führen. Das sind dann Arbeitskonzepte, die pragmatisch flexibel sind und die Verwendung für eine Vielzahl von Zwecken erlauben. (2) Diffraktio-nen ermöglichen uns den Versuch, gleichzeitig von verschiedenen Standpunkten aus zu sehen, wir machen uns dabei die poststrukturalistische Dekonstruktion der Frau/en in vielfältig gelebte Subjekt-Positionen zu Nutze, durch die verschiedene Arten des Wissens, der Bedürfnisse und der Wünsche konstruiert und artikuliert wurden und werden. Obwohl uns die Metapher der Re-*Vision* als Blick in die Zukunft dient, sind die Stimme und andere Sinne natürlich ebenfalls von Wich-tigkeit. Wir müssen eine Vielzahl von Stimmen hören können, um zu sehen, wo die Diffraktion ansetzen kann. Aber weder die Stimme noch das Sehen ist perfekt. Contra Habermas kann die Stimme nicht unbedingt die Bedeutung(en) und die Absicht(en) eines Subjekts unmittelbar übertragen. Wir müssen uns mit der inhärent problematischen Politik und Verfahrensweise der Repräsentation auseinander setzen (**Abb. 2-2**).

Diffraktionen erlauben es, dass Spannungen aufrecht erhalten, statt aufgelöst werden, weil sie manchmal eben unauflösbar sind. Diese Spannungen können auch Paradoxa und Widersprüche sein, innerhalb derer wir uns bewegen. Solche Spannungen tauchen insbesondere in den schwierigen Machtsphären der Körper und Verkörperungen auf – zentrale Punkte, an denen Feminismen und die Welt einschließlich aller Wissenschaften in allen Kulturen aufeinander treffen. Doch auch hier ist es wieder am wichtigsten, dass Diffraktionen Aktionen hervorrufen sollen.

So wollen wir hier neue theoretische Lupen der Diffraktion unterziehen und dadurch in der Frauengesundheit und Heilung neue Agenden und Verfahrensweisen schaffen. Wir tun das, weil wir glauben, dass die Zeit dafür gekommen ist. Die Agenden von vor 25 Jahren sind erfüllt, verworfen, nachträglich einbezogen worden und/oder wirken jetzt mehr als nur ein wenig veraltet. Listen mit Themen und Fragen der Frauengesundheit werden nicht genügen, obwohl sie absolut erforderlich sind, da jede Frage sehr spezifisch ist. (3) Die tief greifenden Veränderungen der feministischen Theorien über die extrem heterogenen Situationen, Identitäten und Wünsche von Frauen müssen unbedingt einbezogen werden, wenn wir nicht einfach nur mit noch mehr derselben entweiblichten und entmenschlichten Biomedikalisation der Frauengesundheit enden wollen.

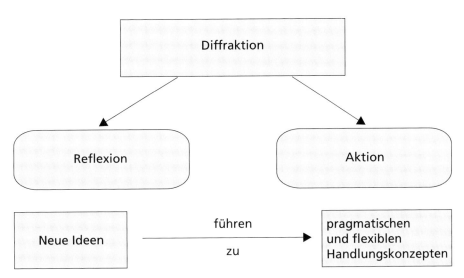

Abbildung 2-2: Diffraktion (Quelle: Uhländer-Masiak)

2.1.3 Feministische Theorie

Die theoretischen Lupen, durch die wir für die Diffraktion und Revision von Frauen, Gesundheit und Heilung schauen wollen, sind die feministische Theorie, die Kulturwissenschaften und Technoscience (**Abb. 2-3**). Wir beginnen damit zu fragen, was sich im letzten Vierteljahrhundert auf diesen Gebieten verändert hat und in welcher Beziehung diese Veränderungen unter Umständen zu der Revision von Frauen, Gesundheit und Heilung stehen können. Als die zweite Welle der Frauengesundheitsbewegungen in den frühen siebziger Jahren anwuchs, steckten feministische Theorien und die Frauenforschung noch in den Kinderschuhen und waren oft vereinfachend, kategorisch und generalisierend. Damals ausschließlich auf Frauen konzentriert, wollte die feministische Theorie größtenteils die Unterdrückung der Frauen in verschiedenen Sozialstrukturen erklären. Diese frühen Theorien produzierten drei oder vier «Arten» von Feministinnen: liberale, kulturelle, sozialistische und/oder marxistische, was dazu führen konnte und auch dazu

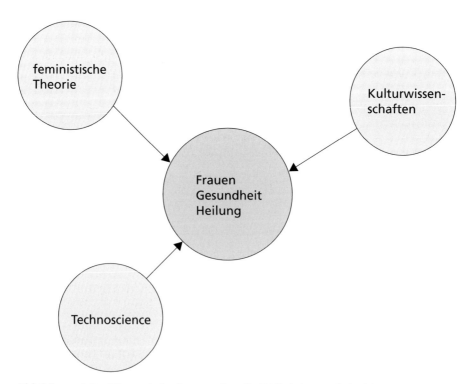

Abbildung 2-3: «Theoretische Lupen» für die Diffraktion und Revision von Frauengesundheit (Quelle: Uhländer-Masiak)

führte, dass in Bezug auf die Frauengesundheit verschiedene Formen des politischen Aktivismus entstanden (vgl. Fee, 1983). Arrogant glaubten wir oft zu wissen, was Befreiung bedeutet. Heute quellen die Regale über vor lauter Büchern und Zeitschriften über feministische Theorie. Kaum eine unserer früheren Auffassungen ist nicht hinterfragt und umgeformt worden, dies geschah insbesondere durch die poststrukturalistischen Wende, aber auch durch die neue feministische Staatentheorie, die feministische Gesetzestheorie und durch oft gequälte und doch sehr produktive und unschätzbare «globale» Konfrontationen. Gender-Studies werden zunehmend geschätzt, wenn sie auch problematisch sind und problematisiert werden. (4) Durch diese theoretischen «Komplikationen», die weiter unten beschrieben werden, muss die Revision der Frauengesundheit geschehen.

2.1.4 Kulturwissenschaften

In den siebziger Jahren beschränkten sich Kulturwissenschaften als Forschungsgebiet weitgehend auf Großbritannien. In ihrem Fokus standen populäre kulturelle Phänomene von der Musik über Mode bis zu Filmen und andere vorwiegend visuelle Kulturen, wobei diese «Bottom-up»-Phänomene mit einem Sortiment an kritischen Mitteln untersucht wurden (Grossberg et al., 1992). Die frühen Kulturwissenschaften waren nicht in erster Linie feministisch und konzentrierten sich auf die Forschungsgebiete Bildung und Arbeit (Gordon, 1995; McNeil/Franklin, 1991). Feministinnen, die in diesen Bereichen arbeiteten, begannen dann damit, männliche Voreingenommenheiten und den Mangel an Analysen, die auf Gender und Rasse Bezug nahmen, zu hinterfragen, wobei sie auch die begrenzte Auswahl an Forschungsthemen als Kritikpunkt einschlossen. (5) Heute sind die Kulturwissenschaften sehr global, lebendig und streitbar – und sie produzieren wertvolle Erkenntnisse, aus denen für die Zukunft von Frauen, Gesundheit und Heilung gelernt werden kann und sollte.

2.1.5 Technoscience

Vor 1980 gab es kaum Studien zur «Technoscience». Dieser Begriff bezieht sich auf ein Disziplinen übergreifendes Feld, in dessen Mittelpunkt die Untersuchung sozialer und kultureller Interaktionen sowie der Folgen von Wissenschaft, Technologie und Medizin stehen. Wie die feministische Theorie, die Frauenforschung und die Gender-Studies, integriert Technoscience WissenschaftlerInnen der Soziologie, Geschichte, Anthropologie, Rhetorik, Sprachen, Kommunikation, Politikwissenschaft, Kulturwissenschaften und sogar der Literatur (Hess, 1997; Jasanoff et al., 1995; Traweek, 1993). Der Begriff selbst stellt die traditionellen Vorstellungen, dass die *Produktion* «anwendbarer» Technologien durch eine «elementare» wissenschaftliche Forschung in nur eine Richtung verläuft, in Frage. Stattdessen werden diese beiden Faktoren mehr oder minder als sich gegenseitig bedingend, als Hybriden angesehen (Latour, 1987). Der Begriff verfügt außerdem über «eine bestimmte historische Bedeutung in Bezug auf Gebiete, wo Wissen, Praxis und Ökonomie in einem engen Verhältnis zueinander stehen» und wo Wissenschaft «Schaffen und Verkauf von Wissensprodukten» bedeutet – Technoscience (Pickstone, 1993).

Im vergangenen Jahrzehnt wurden in all diesen drei Feldern aufregende, neue Arbeiten verfasst, und – was vielleicht sogar wichtiger ist – diese Felder haben angefangen, sich weitgehend zu überschneiden. Als wir dazu kamen, die Heterogenität der Leben und Erfahrungen von Frauen zu untersuchen, haben wir zunehmend auf Erkenntnisse zurückgegriffen, die auf sozialen und kulturellen Bezugssystemen basieren. Wir haben außerdem die Beziehungen zwischen Frauen, Kulturen, Wissenschaften, Technologien und Medizin aller Arten immer deutlicher machen können. Frauen befinden sich in Situationen, die stark von der Technoscience geprägt sind, und das nicht ausschließlich, aber vermutlich extrem in Bezug auf Gesundheit und Heilung.

Die Arbeit der letzten zehn Jahre, die durch diese Perspektiven und ihre Überschneidungen entstanden ist, liefert nun ein neues theoretisches Repertoire und neue Quellen für die Reinterpretation und Revision von Frauengesundheitsfragen und stellt, basierend auf einer wohl überlegten Theoriebildung, neue Aufgaben für das nächste Jahrtausend. Das Hauptaugenmerk dieses Buches ist im Wesentlichen auf die USA gerichtet, aber in vielen der Beiträge werden Nationalitäten übergreifende Strukturen und Anliegen zum Ausdruck gebracht. Das Ziel der Re-Theoretisierung ist es, in Bahnen zu denken, die kompliziert genug sind, um alle möglichen Grenzen zu überschreiten. Das Herausragen oder vielmehr das fehlende Herausragen von Nationalstaaten in Bezug auf die Gesundheit und Heilungspraxis von Frauen ist eine Frage, die eher ergründet, denn als gegeben hingenommen werden soll.

Im weiteren Verlauf dieser Einführung[3] werden wir zunächst darauf eingehen, was wir als die Komplikationen bezeichnen, die Problematiken, die dazu geführt haben, dass wir uns zu der Konferenz einfanden, deren Ergebnis dieses Buch ist. Wir werden versuchen, dies möglichst gründlich zu tun, um einen Kontext für die folgenden Aufsätze zu schaffen, aber letzten Endes sind es diese Aufsätze, die die Revision der Zukunft der Frauen, Gesundheit und Heilung vollziehen. Sie rekonzeptionalisieren unsere derzeitigen Situationen auf eine Art, von der wir hoffen, dass sie uns über diese Komplikationen hinausträgt und neue Blickwinkel –

---

3 Anm. d. Hrsg.: in das Thema Frauengesundheit als wissenschaftliche Disziplin des vorliegenden Kapitels im gleichnamigen amerikanischen Buch (Clarke, Olesen 1999).

Diffraktionen – sowie Formen der Aktion und Reaktion bietet. Sie wollen einzigartige und wichtige Disziplinen übergreifende Brücken zwischen den Sozialwissenschaften, den Geisteswissenschaften und den Gesundheitsberufen bauen – etwas, das Foucault (1975) mit dem Begriff «Humanwissenschaften» bezeichnete – umso neue Treffpunkte zu kreieren, an denen eine neue Zukunft erörtert und geschaffen werden kann.

Wir beschäftigen uns hier mit zwei Gruppen von Komplikationen des etablierten Wissens: jene, die im Umfeld der feministischen Theorie auftauchen und jene, die ungefähr in den letzten 20 Jahren in Zusammenhang mit Frauengesundheit und Heilung aufgetaucht sind.

2.2 Komplikationen feministischer Theorie

> Die materiell-semiotische Praxis der Technoscience in Frage zu stellen geschieht im Interesse einer tieferen, breiteren und offeneren wissenschaftlichen Belesenheit, die in diesem Buch als etabliertes Wissen bezeichnet wird.» (Haraway, 1997)

Das Bedürfnis, die Grundvoraussetzungen moderner Theorie einschließlich der modernen feministischen Theorie zu destabilisieren, begleitet uns seit einigen Jahren. Es wurden nicht nur «große», «hohe» und «allgemeine» Theorien kritisiert (wenigstens zum Teil dafür, dass sie Gender als konstituierendes Element ignorierten), sondern auch fälschlich verallgemeinernde, übermäßig generalisierende und allzu ehrgeizige Modelle des Liberalismus, Humanismus und Marxismus einschließlich modernistischer Feminismen. Kurz gesagt: Es gibt eine «Kluft zwischen der feministischen Theorie der siebziger und der neunziger Jahre» (Barrett/Phillips, 1992), und die Revision von Frauen, Gesundheit und Heilung, die dieser Band bietet, fußt darauf, dass sie gegen diese bzw. in dieser Kluft ist. Dies ist vielmehr ein Entwurf theoretischer Ansätze, es sind erste Stücke eines konzeptionellen Rahmens.

2.2.1 Komplikationen binärer Oppositionen

Die grundlegenden Veränderungen in der Theoriebildung über Frauen, Geschlecht und Gender können vermutlich am besten als «Komplizieren der binären Oppositionen» zusammengefasst werden, was alles in allem dazu geführt hat, dass ihre analytische Glaubwürdigkeit und vielleicht sogar Brauchbarkeit hinterfragt wurde. Diese binären Oppositionen sind:

- männlich – weiblich

- hetero – schwul

- Geschlecht – Gender
- Subjekt – Objekt
- Natur – Kultur
- menschlich – nichtmenschlich.

Allgemein formuliert waren diese binären Oppositionen ursprünglich als Komplementärbegriffe einer Dialektik (These > Antithese > Synthese) gedacht. Dann wurden sie immer mehr zu feststehenden Größen und Idealtypen, wobei sie letztlich dennoch ihre Reinheit und Unverwechselbarkeit behielten. Dann wurden sie dekonstruiert. Jetzt hat sich jede Einzelne von ihnen als sich gegenseitig bedingend erwiesen – auf Grund der Unmöglichkeit einer Synthese als eher dialogisch oder multilogisch, denn als dialektisch. Das bedeutet, dass das Eine ohne das Andere keinen Sinn macht und daher ein Bestandteil, eine Bedingung für das Andere ist. (6) Dennoch werden sie alle zugleich auch als zu vereinfachend angesehen, und die Vereinfachung selbst wird in Zweifel gezogen. Binäre Oppositionen sind nicht genug.

Zu vereinfachen bedeutet oft ein Auslöschen des Kontexts oder der Situiertheit (Haraway, 1991) von etwas sowie das Ausradieren der profanen und oft schmutzigen Arbeit, die seine Schaffung gekostet hat. Vereinfachung kann eine Naturalisierung im kritischen Sinne sein, dann wird etwas als gegeben hingenommen und unterschwellig akzeptiert oder als akzeptierbar dargestellt (Star, 1983, 1991). Hinter der Vereinfachung kann auch die Strategie stecken, den Aufbau konzeptioneller Zugänge und Brücken zu umgehen und stattdessen Verfahrensweisen der Trennung und Verdinglichung anzuwenden. So müssen, was die binären Oppositionen betrifft, sowohl auf materieller als auch auf symbolischer und semiotischer Ebene die Kompliziertheit beider Seiten, ihre Beziehungen und Kontexte dekonstruiert, analysiert und neu gedacht werden.

Männlich – weiblich

Die binäre Opposition männliches – weibliches «biologisches» Geschlecht beispielsweise, die angeblich so offensichtlich, selbstverständlich und «natürlich» ist, wird mittlerweile stattdessen als eine Verkettung kontinuierlicher Variablen, Eigenschaften oder Attribute verstanden, von denen viele in den Naturwissenschaften erforscht werden, wobei sie aber nicht ausschließlich durch diese Wissenschaften erschlossen werden können, da diese ja selbst kulturelle Phänomene von großer Tragweite sind. (7) In letzter Zeit wurde die vorgebliche Einfachheit dieser binären Opposition, die Menschen oft mittels operativer Maßnahmen anatomisch aufgezwungen wurde, von heterogenen Hermaphroditen, die an die Öffentlichkeit getreten sind, in Frage gestellt. (8) Was Sexualitäten betrifft, werden heute sogar die neueren Komplizierungen in hetero/schwul/bisexuell/transsexuell als unvollständig und unzureichend verstanden oder zumindest so gelesen. (9)

Geschlecht – Gender

Die Unterscheidung von Geschlecht und Gender, die ursprünglich von Feministinnen konstruiert wurde, um das *biologische* Geschlecht von *sozialen/kulturellen* Gender-Formen zu trennen, hat sich ebenfalls als unzureichend und problematisch erwiesen. Das biologische Geschlecht wurde von vielen Feministinnen eher für eine «Realität» als für ein «gesellschaftliches Konstrukt» gehalten. Ein Jahrzehnt feministischer Forschung in der Technoscience hat diesen Mythos beseitigt, obwohl wir gezwungen sind, dieses Projekt bis zum Geht-nicht-mehr fortzuführen. (10) Auch der Begriff Gender hat sich seit kurzem im Blickfeld unterschiedlicher Kritik als problematisch herausgestellt. (11) Historisch gesehen ist die feministische «Neigung, die geschlechtlichen Unterschiede zu verneinen, als eine Kapitulation vor der maskulinen Art aufgefasst worden» (Barrett/Phillips, 1992). Butlers (1990) «kritische Genealogie des Genders» versucht die binäre Gender-Formation und ihre fundamentalistischen Ausgangspositionen in Bezug auf die Heterosexualität durch Identifikationen und Performativitäten zu ersetzen, die weitaus fließender und zeitlich begrenzter sind.

Natur – Kultur

In diesem Buch ist die Komplikation der binären Opposition Natur-Kultur, die eines der frühen feministischen Anliegen ist, sehr wichtig. (12) Das heißt, dass nicht nur die Biologie des Geschlechts von Menschen gemacht ist (bzw. oft von Männern gemacht ist, was wiederum eine eigene Komplikation darstellt), sondern dass auch unsere Wahrnehmung von Natur zutiefst sozial, historisch, kulturell und ökonomisch geprägt ist (vgl. Cronon, 1995; Fine, 1994). Geschichtlich gesehen wurde die Natur von den Ansätzen einer Soziologie des Wissens ausgeklammert – jetzt jedoch nicht mehr (vgl. Aronson, 1984; Hess, 1997). Heute werden «Natur» und die Naturwissenschaften der Rubriken der Biologie und Biomedizin, die sie erforschen, zumindest von den Feministinnen in der Technoscience und auch von vielen anderen als soziale, historische, kulturelle und ökonomische Konstrukte verstanden. Zu begreifen, auf welche vielfältigen Weisen das geleistet wurde, ist eine fundamentale Voraussetzung für die Re-Theoretisierung von Frauen, Gesundheit und Heilung.

Die Natur existiert nicht außerhalb der Kultur. Das bedeutet nicht, dass das, was wir vielleicht Bäume nennen, nicht das bilden, was wir vielleicht Wälder nennen oder dass man eventuell nicht stirbt, wenn man aus einem Fenster im 21. Stock fällt. Aber es *bedeutet*, dass Bäume und Wälder ganz bestimmte historische, kulturelle, soziale, ökonomische und diskursive Bedeutungen haben. Sogar der Tod selbst kann vielfach konstruiert werden und wird es auch (vgl. Karma-glin-pa, 1987; Hogle, 1999; Watson-Verran/Turnbull, 1995). Durch heterogene Kulturen und gesellschaftliche Organisationen mit vielseitigen und sich ständig verändernden Repertoires und Quellen sozialer, kultureller, sexueller und anderweitiger Bedeutungsprägung sprudelt eine Vielzahl von Konstrukten nach oben.

Menschliches – Nichtmenschliches

Zwei weitere binäre Oppositionen rufen Zwistigkeiten und Probleme hervor. Donna Haraway (1989, 1991, 1992) und Bruno Latour (1993) haben im vergangenen Jahrzehnt darauf bestanden, dass wir in unseren Analysen das Nichtmenschliche ebenso ernst nehmen wie das Menschliche. Zuerst lenkten sie unsere Aufmerksamkeit auf das analytische Hervorstechen lebendiger und nichtlebendiger materieller Einheiten in den Welten, in denen wir und unsere Forschungsobjekte situiert sind. Wir sind nicht allein. Wie auch alle Arten von menschlichen Organisationsbestrebungen, so bestimmen nichtmenschliche materielle Einheiten um uns herum unsere Situiertheit. Bis jetzt haben wir diesen Heterogenitäten nicht genügend Aufmerksamkeit geschenkt.

Zweitens problematisieren Haraway und Latour die Unterscheidung bzw. binäre Opposition menschlich – nichtmenschlich, indem Haraway (1985, 1991, 1997) über «Cyborgs» und Latour (1993) über «Hybriden» redet. Das bedeutet, dass sie eine weitere binäre Opposition einführen und dann damit spielen: Reinheit – Mischung und die Kraft der Kontinuitäten, also mit dem Nichtmenschlichen an Stelle der normalerweise vorausgesetzten Disjunktionen. Haraway (1985, 1991) entwickelt in ihrem viel zitierten und oft neu aufgelegten «Manifesto for Cyborgs» einen kritischen und sehr fruchtbaren Ansatz über die Mittel und Ziele der Technoscience, mit dem sie uns Werkzeuge für das Leben in einer Zukunft, die zur Gegenwart wird, an die Hand zu geben versucht. Die Mischlinge bzw. Hybriden sind wir. Reinheit war, wie die Unschuld, eine (bewusste oder unbewusste) Pose. Latour (1993) siedelt Menschen, Nichtmenschen und Hybriden in einer wechselhaften Amoderne an und bietet eine Reihe von nützlichen Orientierungshilfen und Kartographierungstechniken.

Wie wir als Nächstes sehen werden, bauen Konzepte wie Cyborg, Hybride, Kreolisierung, und Métissage für die feministische Theoriebildung entscheidende Brücken über die Abgründe der Verschiedenheiten (Felski, 1997). Binäre Oppositionen als zweiseitige Rahmenwerke haben sich in vielseitige, flexible, aber komplizierte Labyrinthe aufgelöst. Orientierungshilfen werden immer wichtiger.

2.2.2 Verschiedenheit(en)

Das in letzter Zeit festzustellende neue Verständnis von Verschiedenheit basiert auf der Dekonstruktion und Komplikation der binären Oppositionen, geht aber weit darüber hinaus. Dieses Verständnis spürt die Verschiedenheiten *innerhalb* von Gruppierungen, die bislang für homogen gehalten wurden (die Geschlechter, Rassen, Ethnien, Sexualitäten und einfach jede Identitätsbasis), auf und nimmt sie ernst, und es spürt die Verschiedenheiten *innerhalb* von Individuen, denen man ein einzigartiges, authentisches, kohärentes aufgeklärtes «Ich» zugesprochen hat (wenn sie nicht auf irgendeine Weise ihrer Bürgerrechte beraubt waren), auf und nimmt sie ernst. Die umfassende Kritik afroamerikanischer Wissenschaftlerinnen und Aktivistinnen (13) am weißen Feminismus hat bewirkt, dass man sich bemüht, der Problematik der Verschiedenheiten innerhalb von Gruppierungen durch integrierte Analysen der unlösbaren und simultanen Dynamik von Rasse, Gender und Klasse gerecht zu werden. Diese Analysen stehen in diesem Jahrzehnt im Mittelpunkt von sowohl Mikrostudien, wie zum Beispiel Laborverfahren, als auch von symbolischen/semiotischen/kulturellen Studien. (14)

Die Destabilisierung individueller Identität und Subjektivität hat nicht nur für ein multiples Ich (an Stelle einer authentischen Version des Ichs mit einer Reihe falscher Masken) Raum geschaffen, sondern auch für vielfältig erlebte Ichs, für Subjektivitäten, die auf multiplen Ichs basieren, für die multiplen Subjekt-Positionierungen in der heterogenen Topographie des modernen Lebens. (15) King (1994) sieht eine hoffnungsvolle Ironie in der Art, wie «multiple Identitäten und uneinheitliche Subjekte politische Engagements über mehrere Abgründe hinweg zusammenführen» und das innerhalb von Feminismen, die bislang brückenlos geblieben sind. Die Möglichkeiten zu koalieren vervielfältigen sich.

Ironischerweise wurden manche dieser Destabilisationen durch empirische Arbeiten ausgelöst, aber es war eher ein qualitativer/interpretativer als ein quantitativer und messender Forschungsansatz daran beteiligt. (16) In qualitativen feministischen Arbeiten werden die komplizierten Artikulationen, die Meinungsänderungen und die historisierten Umschwünge (sowohl die schnellen als auch die langsamen) routinemäßig vor unseren Augen von den Menschen, die wir studierten, «aufgeführt» (Goffman, 1959; Butler, 1990) und damit zu unseren Daten. Im Gegensatz dazu wird die positivistische Empirie der quantitativen und messenden Forschung in der Regel (aber nicht immer) von Multiplizitäten zutiefst in Frage gestellt, und im Zentrum dieser Forschung finden sich oft Schlüsselpositionen eines Widerstands gegen die poststrukturalistische Wende, insofern es Positionen der, wie Foucault sie nennt, «Surveillance» sind. Forschungsansätze sind Theorie/Methode-Päckchen und beinhalten ihre eigenen Epistemologien und Ontologien. (17) Unser Verständnis der ontologischen Fragen kann nur wichtiger werden.

Das aufklärerische Ideal eines selbstbestimmten, selbstbewussten politischen Subjekts löst sich ebenfalls auf. Es stellt sich heraus, dass hinter der Menschheit und den Staaten doch nur der Mensch steckt (Barrett/Phillips, 1992; Brown, 1995). Politik wird mittlerweile als etwas wahrgenommen, das selbst aus Interessen *besteht*, statt diese nur zu repräsentieren. Auch der Glaube an eine reine Vernunft und Rationalität gilt auf Grund der Verwundbarkeiten, die er generiert, inzwischen als naiv und sogar gefährlich. Im Zeitalter der Cybersimulakra und der politischen Hyperhypes wirken groß angelegte Pläne der Gesellschaftsreform, wie «The War on Poverty», «The Great Society» oder einfach geschichtlicher «Fortschritt», lächerlich. Aber noch ist nicht alles verloren.[4]

2.2.3 Neue Perspektiven

Verschiedenheiten

Wenn wir Verschiedenheit(en) ernst nehmen, was dann? Einige neue Perspektiven haben sich aufgetan:

> Feministinnen haben sich wegbewegt von der großen Theorie hin zu lokalen Studien, von interkulturellen Analysen des Patriarchats zu dem komplexen, historischen Zusammenspiel von Geschlecht, Rasse und Klasse, von festen Ansichten über weibliche Identität oder Interessen hin zu einer Instabilität der weiblichen Identität und der aktiven Schaffung und Neuerschaffung weiblicher Bedürfnisse und Anliegen. (Barrett/ Phillips, 1992)

Bisweilen durch Foucault beeinflusst, wenn ihn nicht sogar übertreffend, haben sich Feministinnen mit Einsatz und Enthusiasmus kulturellen und wissenschaftlichen Diskursanalysen zugewandt. Lange haben wir uns dafür interessiert, wie wir, die Frauen, das Weibliche, das Feminine, von anderen konstruiert werden, und neue Formen der Diskursanalyse haben diese Leidenschaft gefördert. Fraser (1997) bemerkt, dass *Hegemonie* «Gramscis Ausdruck für die diskursive Seite der Macht ist […], die Macht den ‹gesunden Menschenverstand› oder die ‹Doxa› einer Gesellschaft zu bestimmen, diesen Fundus an Beschreibungen gesellschaftlicher Wirklichkeit, der normalerweise für selbstverständlich gehalten wird […]. Eine Verwendungsmöglichkeit einer Diskurskonzeption läge für die feministische Theoriebildung darin, die Prozesse zu beleuchten, durch die die soziokulturelle Hegemonie dominanter Gruppen erreicht und erkämpft wird.» Dann fragt sie: «Auf welche Weise beeinflusst das alles durchdringende Geflecht aus Dominanz und Unterordnung die Produktion und Verbreitung gesellschaftlicher Inhalte?

---

4 Anm. d. Übers.: «The War on Poverty» und «The Great Society» sind Begriffe, die von US-Präsident Lyndon B. Johnson 1964/65 geprägt wurden und für Programme zur Verbesserung der Lebensqualität stehen. Darunter fielen eine verbesserte Gesundheitsversorgung, die staatliche Förderung der Bildung und Künste, die Einrichtung eines Ministeriums für Wohnungsbau und Stadtentwicklung sowie der Kampf gegen die Armut.

Welchen Einfluss hat eine Schichtenbildung entlang der Linien von Gender, Rasse und Klasse auf die diskursive Konstruktion sozialer Identitäten und die Formierung gesellschaftlicher Gruppen?»

Die Antwort feministischer Analysen war laut und deutlich. Im Vordergrund und im Zentrum standen Studien über die Massenmedien. (18) Die Naturwissenschaften und die Biomedizin waren ebenfalls Hauptziele, und es ist faszinierend, wie die neuen Konsumstudien mit Materialitäten umgehen (vgl. DeGrazia, Furlough, 1996). (19) Naples (1997) bezieht sich auf Dorothy Smiths Arbeit über institutionelle Ethnographie und verwendet eine neue Konzeption diskursiver Strukturen, um die Wohlfahrtsreform zu analysieren. (20) Solche Strukturen setzen in politischen Debatten Themen ein, die voller populärer Ideologien sind und die die alltägliche Konstruktion politischer Strategien durchziehen – zentrale Ansatzpunkte der Diffraktion. Sicherlich sind Aktionen, die destruktive diskursive Konstruktionen von Frauen in Frage stellen und destabilisieren, in Ordnung.

Aber was ist mit Aktionen «für» etwas? Moira Gatens (1992) vertritt den Standpunkt, dass die französische feministische Theorie der «écriture féminine» in Bezug auf die Verschiedenheit keine essenzialistische Position bezieht, sondern sogar noch radikaler verfährt, indem sie die binäre Opposition Gleichheit/Verschiedenheit destabilisiert. Felski (1997) stellt fest, dass «Verschiedenheit» ein unantastbarer Wert geworden ist, und dass eine Gefahr in der grundsätzlichen Verherrlichung der Verschiedenheit liegt, denn dann behaupten sich an ihrer Stelle die Instabilitäten der Hybridität, der Kreolisierung und der Métissage, die den Vorteil haben, dass sie «die Verschiedenheit ihrer absolut privilegierten Position entheben».[5] Braidotti und Kolleginnen (1997) sind ebenfalls bestrebt, die Verschiedenheit in weniger reinen und strikten Formen beizubehalten. (21)

Einige Theoretikerinnen haben Möglichkeiten gefunden, durch die wir mit der einen Hand weiter an den entscheidenden Unterschieden der Verschiedenheit festhalten können, während wir mit der anderen sehr vernünftige, wenn auch in höchstem Maße einseitige und zeitlich befristete Positionen finden, auf denen wir stehen und *für* etwas kämpfen können. Wenn es keine großen, umfassenden Theorien gibt, dann kann es auch keine großen, umfassenden Lösungen für die komplizierten Probleme geben, die uns als Frauen und Menschen bedrängen. Wie soll man also fortfahren? Im Folgenden werden kurz einige Beispiele beschrieben.

---

5 Anm. d. Hrsg.: Kreole: 1. Nachkomme weißer romanischer Einwanderer in Südamerika (auch weißer Kreole); 2. Nachkomme von Negersklaven (in Brasilien; schwarzer Kreole); hybrid: gemischt, von zweierlei Herkunft, aus verschiedenem zusammengesetzt, durch Kreuzung, Mischung entstanden (Duden Band 5, Dudenverlag, Mannheim, Wien, Zürich 1997); Métissage: Rassenmischung (Langenscheidts Schulwörterbuch Französisch, Langenscheidt, Berlin 1988).

Beispiele für einen neuen Umgang mit Verschiedenheiten

Audre Lorde (1984) fordert in «Racism, Sexism and Homophobia», dass wir lernen, über Verschiedenheiten hinweg Beziehungen zu entwickeln. Scott (1992) steht auf dem Standpunkt, dass wir als Feministinnen die Opposition von Gleichheit und Verschiedenheit zu Gunsten einer auf Verschiedenheit basierenden Gleichheit verweigern sollten, anstatt Verschiedenheiten angeblich auszuradieren. Um es mit Evans (1995) zu sagen: «Wenn man Leute gleichwertig behandeln will, kann es *erforderlich* sein, sie nicht gleich zu behandeln.» Das heißt, dass es bei Gleichheit nicht um die gleiche Weise, mit etwas oder jemandem umzugehen, geht, sondern um die Gleichwertigkeit, die man diesem Etwas oder Jemand zuspricht.

Spivak und Rooney (1997) betonen die Notwendigkeit eines «Bauens für Verschiedenheiten». Spivak benutzt außerdem den hilfreichen, wenn auch problematischen Begriff «strategische Essenzialismen», der als Möglichkeit zur Schaffung einer positiven Grundstruktur von Frau/Frauen interpretiert wird, die für politische Zwecke benutzt werden kann, ohne dass Feministinnen weit gehende ontologische Zugeständnisse machen müssten. Spivak betont, dass sie stattdessen gemeint hat, eine beharrliche Kritik *unvermeidlicher* Essenzialismen sei unabdingbar und impliziere, dass die praktische Seite der Politik sowohl der Essenzialismen als auch fortwährender Kritik bedarf.

Alcoff (1997) paraphrasiert Nicholson (1997), indem sie «die Subjektivität» als «innerhalb spezifischer diskursiver Konfigurationen platziert» auffasst, sie aber auch als etwas sieht, das durch reflexive Verfahrensweisen (wir würden sagen: mittels Verfahren der Diffraktion) zur Rekonstruktion fähig ist. Außerdem versteht sie die Vorstellung von weiblichen Bedürfnissen nicht als etwas, das elementaren Grundgegebenheiten entspringt, sondern als etwas, das aus spezifischen gesellschaftlichen (und man könnte hinzufügen: kulturellen) Kontexten entsteht. Alcoff propagiert dann «eine historisierte Subjektivität, die in der Lage ist, sich selbst neu zu bestimmen» und damit dort eine instabile, aber brauchbare Form der Identitätspolitik ermöglicht, «wo Identität sich auf reale Strukturen und Bedürfnisse bezieht, aber auch als ‹in Relation zu einem sich ständig verändernden Kontext› verstanden wird». Das Wirkungsfeld politischer Aktionen liegt *innerhalb* spezieller Kontexte. Wir sollten ferner klarstellen, dass «Lösungen» der Probleme, so einseitig und zeitlich befristet sie auch sein mögen, nur innerhalb dieser speziellen Kontexte gesucht werden können.

Fraser (1997) vertritt die Meinung, dass die feministische Theorie über ihr Ziel hinausgeschossen ist und nun einer politischen Lähmung erliegt, weil man zum einen mit der Auslöschung des Kontexts und der vom Strukturalismus verursachten Situiertheit nicht kritisch genug umgegangen ist und zum andern die vom Strukturalismus verursachte Situiertheit im Poststrukturalismus neu zum Ausdruck gebracht wurde. Sie verurteilt deshalb *beides* aus Gründen, die den Argumenten Stars (1983) gegen die Vereinfachung gleichen. Ferner befürwortet Fraser ein pragmatisches Sprachmodell, das Sprache als etwas sieht, das in verschiedenartigen, voneinander abhängigen und wechselnden Diskursen offenbar wird. «Es würde uns befähigen, individuelle Identität und die Formung gesellschaftlicher Gruppen als komplex und wechselhaft zu sehen. So würde es uns auch gestatten, Konflikte und Machtverhältnisse zwischen gesellschaftlichen Gruppen zu thematisieren» (Nicholson, 1997). Diskursive Konstruktionen und bedeutungsbestimmende Verfahren können dann als konstitutive Faktoren und nicht als Determinanten behandelt werden.

Feministische Rechtstheorien

Wenn es darum geht zu erläutern, wie Gleichheiten auf Verschiedenheiten beruhen können, stehen zeitgenössische feministische und antirassistische Rechtstheoretiker an vorderster Front. Littleton (1987) und Minow (1987) präsentieren Modelle rechtlicher Gleichheit, die der Verschiedenheit Rechnung tragen. Cornells «Konzeption der Äquivalenz» (1992) bezieht sich auf etwas, das gleichen Wert hat, aber nicht notwendigerweise auf «Ähnlichkeit» oder «Übereinstimmung» beruht, während Crenshaw (1995) und andere sich der Problematik der Schnittstellen zwischen Rasse und Gender widmen. (22) In Anbetracht der jüngsten Infragestellungen der affirmativen Vorgehensweisen, die praktiziert werden, und dem gleichzeitigen, immer breiter angelegten sozialen Engagement der amerikanischen Bevölkerung für Chancengerechtigkeit und -gleichheit, sind im Bereich des Rechts beträchtliche Diffraktionen und Aktionen zu erwarten. Arbeiten auf dem Gebiet des Rechts sollten auch zu neuen Rahmenbedingungen für rechtliche Gleichberechtigung beitragen, die auf den Verschiedenheiten in der Gesundheitspolitik im Allgemeinen basiert und im Speziellen auf den Verschiedenheiten der Gesundheitspolitik in Bezug auf Frauen fußt.

Postkoloniale feministische Studien

Postkoloniale feministische Studien sind ebenfalls ein wichtiges Feld für die theoretische Diffraktion und zudem nicht unbedingt bequem oder einfach für jene, die sich damit beschäftigen oder jene, die zu verstehen versuchen, was das bedeuten mag. Narayan (1997) und Mohanty (1988) beispielsweise, drängen darauf, dass westliche Feministinnen und andere die nichtwestlichen Nationalstaaten und Kulturen nicht verallgemeinern oder essenzialisieren. Solche Ansätze wären in diesem Zusammenhang genauso zweifelhaft wie im Bereich Gender oder Rasse. In (post)kolonialen Kontexten käme beides einer Rekolonialisation gleich. Eine Anerkennung der Heterogenität, der Geschichte und des kulturellen Kampfes konterkariert dagegen die hegemonischen Praktiken alter Imperialismen und neuer Globalisierungen sowie die sexistischen Praktiken alter und neuer Nationalismen.

Daher versuchen Feministinnen auf vielen Gebieten das, was getan wird, in Theorie zu fassen, Subjektivitäten zu entwerfen, die nicht von einheitlichen Subjekten ausgehen, die Politik über eine Klarstellung eines «Kernwesens» hinaus zu retheoretisieren und diskursive Konstruktionen einzubeziehen ohne zu verdinglichen. Wie können wir eine Politik entwickeln und betreiben, ohne aufklärerische Fixpunkte zu haben? Sind «freedom projects», wie Haraway sie nennt, möglich? Was geschieht, wenn wir sie als Verfahrensweisen, statt als Ereignisse oder etwas Seiendes betrachten?

Zusammenfassung

Summa summarum dient dieser sehr kursorische Überblick dazu, zu zeigen, dass eine Art theoretische Akkordarbeit im Gange ist, bei der ältere und neuere konzeptionelle Erkenntnisse und Analysemethoden zusammengeschustert werden und auf einem theoretischen Wühltisch landen, der vielleicht die richtigen Werkzeuge für einige politische Arbeitsfelder liefert. Mit diesen neuen Erkenntnissen und Analysemethoden können wir vermutlich «alte» Problematiken neu bewerten und mit «neuen» Problematiken ringen sowie neue Vorgehensweisen in Bezug auf Erkenntnisse, Wissen und hoffentlich auch in Bezug auf einen situierten Aktivismus entwickeln. Die Frauengesundheit ist eines dieser in höchstem Maße politischen Arbeitsfelder.

2.3 Frauen, Gesundheit und Heilung

> Die Re-Vision, das Zurückschauen mit anderen Augen oder das Eindringen in einen Text aus einer neuen kritischen Richtung, ist für Frauen mehr als ein Kapitel in der Kulturgeschichte, es ist für sie überlebenswichtig. (Rich, 1979)

Dieses Buch will den Zugang zu alten Texten über Frauengesundheit öffnen, um diese neu zu begreifen. Die hier diskutierten Komplikationen schließen Problematiken der Frauengesundheitsbewegungen und -institutionen ein, die durch bestimmte Erfolge Feministinnen in weitaus heterogenere Positionen versetzt haben, als das vor über 20 Jahren noch der Fall war. Die Verschiedenheit der Frauen auf dem Gebiet der Gesundheit findet zunehmend Anerkennung, und davon wird mehr benötigt. Dennoch greifen Wissenschaft, Technologie und Medizin durch neue Entwicklungen der Biomedizin immer mehr auf unser Leben über. Die observierende Medizin schafft eine neue Kultur des Risikos und neue Belastungen in der Nutzung von Gesundheitsdienstleistungen, von denen speziell Frauen betroffen sind. Nicht zuletzt taucht «der Körper» als feministische Problematik – als «unsere Körper» – wieder auf und wurde im letzten Jahrzehnt umfassend überdacht. Es ist angebracht, darauf bei einer Neudefinition von «Frauen», «Gesundheit» und «Heilung» Bezug zu nehmen.

2.3.1 Frauengesundheitsbewegungen und -institutionen

Die Vergangenheit ist ständig gegenwärtig, aber dies geschieht weder auf eine einfache noch auf eine direkte Weise. In feministischen Welten müssen wir stets bedenken, dass die Geschichten unserer Arbeit, unseres Aktivismus und unserer Institutionen nicht besonders oft oder besonders hörbar erzählt wurden. Diejenigen, die neu in unsere Welten kommen, springen deshalb in eine Flut von Themen und Erkenntnissen, die einiger Klärung bedürfen – deshalb hier ein klein wenig Geschichte. (23)

Im Jahre 1970 erschien eine Broschüre, die die Entwicklung der Frauengesundheit auf dem gesamten Globus veränderte. «*Our Bodies, Our Selves*» (1970, 1976, 1984, 1994) vom «Boston Women's Health Book Collective» kennzeichnete den Anfang der zweiten Welle des feministischen Frauengesundheitsaktivismus des 20. Jahrhunderts. (24) Dieser Bereich, der in eine breite Frauengesundheitsbewegung münden würde, überschnitt sich mit Bewegungen für bessere Geburtsbedingungen, für eine Legalisierung der Abtreibung, für Gesundheit und Sicherheit am Arbeitsplatz und viele andere und unterwarf sie neuen feministischen Konzeptionen.

In den letzten Jahrzehnten des 20. Jahrhunderts hat dann eine große Bandbreite feministischer Organisationen eine ganze Reihe von Zielen der Frauengesundheit verfolgt, von verbesserten Gebrauchsinformationen bei Kontrazeptiva bis zum «Informed Consent» und verbesserten Patientenrechten, von besseren Geburtsbedingungen bis zu einer qualifizierten lesbischen Gesundheitsversorgung, von der Einbeziehung von Frauen in klinische Tests bis zum Erhöhen der Anzahl weiblicher Ärzte. (25) Es gab drei Hauptarten feministischer Organisationen. Die erste war autonom und/oder arbeitete mit feministischen Frauengesundheitszentren zusammen, die Frauen eine direkte Gesundheitsversorgung zur Verfügung stellten, so wie «The Federation of Feminist Women's Health Centers» und Hunderte unabhängiger Kliniken. Hier lag der Hauptaugenmerk auf der Wissensvermittlung über Frauengesundheit und anderen Ausprägungen der Patientenselbstbestimmung. (26) Die zweite Art von Frauengesundheitsorganisation konzentrierte sich auf feministische Frauengesundheitspolitik und Bildung. Dazu zählen «The National Women's Health Network», «The Boston Women's Health Book Collective», «The Reproductive Rights National Network» und viele andere lokale und nationale Gruppen. Die dritte Art besteht aus professionellen oder semiprofessionellen Organisationen, wie der «American Medical Women's Association» (AMWA), und weniger offiziellen Netzwerken von Frauen in Gesundheitsberufen, insbesondere – aber nicht ausschließlich – in Washington (**Abb. 2-4** auf S. 56). (27)

Das vermutlich wichtigste Merkmal dieser Bewegungen ist in letzter Zeit ihre Globalisierung, an der eine Reihe von Faktoren beteiligt ist: das Aufkommen

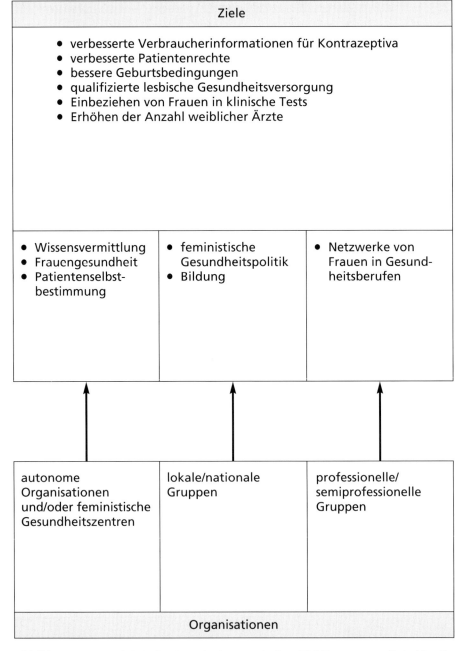

Abbildung 2-4: Feministische Organisationen mit dem Ziel Frauengesundheit (Quelle: Uhländer-Masiak)

neuer Frauengesundheitsbewegungen, die Ausdehnung des feministischen Aktivismus auf konkrete Gesundheitsthemen und die Verdichtung des Netzes feministischer Aktivistinnen über nationale Grenzen hinweg (vgl. Doyal, 1996; Yanco,
1996). Begünstigt wurde dies bis zu einem gewissen Grad auch durch das von den
Vereinten Nationen ausgerufene Jahrzehnt der Frau und durch internationale
nichtstaatliche Organisationen wie «Health Action International» und «The International Congress on Women's Health». (28) In einigen Ländern, wie z. B. Australien, waren Feministinnen in der Politik in Bezug auf staatliche Bürokratie und
Frauengesundheit so erfolgreich, dass man sie «Femokraten» nannte (Broom,
1991). In anderen Ländern wurden wichtige Veränderungen durch bestimmte
Ereignisse oder durch Produkte für Frauengesundheit, wie z. B. Norplant, ausgelöst (vgl. Barroso und Corea, 1995).

Diese Bewegungen sind bislang erstaunlich wenig erforscht worden und warten
dringend darauf, untersucht und verglichen zu werden. Was glauben wir ist/sind
die Frauengesundheitsbewegung(en) heute überhaupt? Was ist wichtig und für
wen? Hirsch und Fox Keller (1990) lenken unsere Aufmerksamkeit auf *«Conflicts
in Feminism»*, aber mit der Untersuchung der Konflikte über Reproduktion und
andere Themen der Frauengesundheit hat man gerade erst begonnen (vgl. Stanworth, 1990; Clarke/Montini, 1993; Ruzek et al., 1997). Wie können wir außerdem die Brustkrebsinitiative der Elite- und Arztfrauen analysieren, durch die
die Krankheit für Firmen- und Privatspender zur «guten Sache» des Jahres 1996
wurde und deren gesammelte Spendengelder einer Biomedizin zugute kamen, die
sich weigert, sich um Ursachen und Prävention zu kümmern? Wenn man davon
ausgeht, dass die Geschichte ihre eigenen Lektionen erteilt, brauchen wir solche
Arbeiten, um zu verstehen, welche Bandbreite von Positionen es bei Feministinnen und anderen gibt, warum sie diese Positionen einnehmen, welche Ziele
sie verfolgen und wie sie ihre Bemühungen selbst einschätzen. All das ist für die
Diffraktion unverzichtbar. (29)

Zu den jüngeren Erfolgen der Bewegungen zählen die bundesweite Anerken-
nung der Frauengesundheit als ein wichtiges Forschungsgebiet und der Aufbau
staatlicher Institutionen für die Durchführung entsprechender Projekte. Viele
Aktionen haben bewirkt, dass es nun innerhalb der «National Institutes of
Health» (NIH) das «Office for Women's Health Research» gibt (zuerst von der
Exekutive, dann durch die Legislative organisiert). Dies wiederum führte dazu,
dass in den wichtigsten Krankenkassen der Bundesstaaten solche «Offices» oder
Koordinationsstellen geschaffen wurden. Das Ziel all dessen ist es, die Aktivitäten
auf Frauengesundheitsbelange zu konzentrieren und einen Austausch zu ermöglichen. Über ein besonderes Potenzial verfügt dabei die «Women's Health Initiative», ein nationales Netzwerk der «Centers of Excellence in Women's Health»,
durch die die bundesstaatlich geförderte Forschung organisiert wird. Zu einem
der Anfangserfolge, der natürlich auch wieder seine ganz eigenen Probleme gene-

rierte, zählt die Einbeziehung von Frauen – auch im gebärfähigen Alter – in klinische Tests und andere Forschungsprojekte. Darüber hinaus wurde im «Revitalization Act» der NIH 1993 verfügt, dass Frauen und farbige Menschen ausdrücklich in Subventionsanträgen, die menschliche Themen betreffen, genannt werden sollen oder dass ausführlich erläutert wird, warum sie nicht genannt werden. Weiße Männer dienten bis dahin sowohl in Bezug auf den Sprachgebrauch als auch im figurativen/diskursiven Sinne als «Modellkörper» (s. u.). Nun werden konkrete Forschungsprojekte zu Frauengesundheitsbelangen ehrgeizig durchgeführt. In einer der ersten geförderten Studien wurde die Langzeitwirkung von Hormonersatzpräparaten bei Frauen in den Wechseljahren untersucht. Bedauerlicherweise ist eine Studie zur Osteoporoseprävention, die die Wirkung von Vitaminen und Sport einbeziehen sollte, nicht zu Stande gekommen, und viele der Frauengesundheitsbüros sind relativ provisorisch und schließen schnell wieder. (30)

Dennoch sind auf Feministinnen, die sich für die Verbesserungen in Frauengesundheit und Heilung engagieren, gerade durch die Erfolge neue Belastungen und Probleme zugekommen: Neben der Durchführung der eigentlichen Forschungsarbeit müssen die Forschungsarbeit und die Spendengelder überwacht und in richtige Bahnen gelenkt werden. Bekennende Feministinnen engagierend sich in allen Bereichen, obwohl sie natürlich bei weitem nicht die Einzigen sind, die sich engagieren. Es ist in der Tat so, dass es unter Feministinnen sehr viel unterschiedliche Positionen in Bezug auf den gesamten Gesundheits- und Heilungsbereich gibt, als das vor 20 Jahren der Fall war und sie sind innerhalb, außerhalb und am Rande der Arenen bundesstaatlicher Politik und Forschung, der Krankenhäuser und der wissenschaftlichen Forschung vielfältig positioniert. Aber Feministinnen sind sich in Fragen der Frauengesundheit – welche Forschung ist wünschenswert, welche Arten von Krankenversicherung sind am wichtigsten usw. – nicht notwendigerweise einig.

In den USA beispielsweise kann man die Hauptforschungsarbeit der «Women's Health Initiative» als eine gesellschaftliche Integration der Kosten für pharmazeutische Testreihen sehen. Das heißt, dass der Anfangsschwerpunkt, den die bundesstaatliche Förderung der Frauengesundheitsforschung auf pharmakologische Eingriffe in die Frauengesundheit gesetzt hat, für viele von uns nach alten Ruhigstellungsgeschichten unter dem Motto «Gebt den Frauen mehr Medikamente» klingt, die schon vor Jahrzehnten von Feministinnen kritisiert wurden (vgl. Prather/Fidell, 1975). Der Unterschied hier ist nur, dass die Regierungen der Bundesstaaten an Stelle der Pharmaunternehmen für die Forschungsarbeit bezahlen, so wie es beispielsweise bei der Pille der Fall war. Pharmaunternehmen versuchen seit langem, die Last der Arzneimittelforschung auf die Regierungen der Bundesstaaten abzuwälzen (Djerassi, 1981; Mastroianni et al., 1990). Die «Women's Health Initiative» kann als eine sehr rentable Chance angesehen werden.

Andere verstanden die «Women's Health Initiative» und die «Centers of Excellence» als ein «doing it for themselves» der Ärztinnen, um es mit den Worten Aretha Franklins zu sagen. Sie schufen innerhalb der NIH eine weibliche biomedizinische Infrastruktur, in deren Zentrum die Frauengesundheit stand und in der über ein neues, separates Spezialgebiet der medizinischen Grundversorgung für Frauen nachgedacht wurde. Es gibt mittlerweile einiges an ambitionierter Literatur, in der weibliche und männliche Ärzte im Hinblick auf medizinische Grundversorgung, Patientenzufriedenheit usw. verglichen werden. (31) Was bedeutet es, wenn sich das Gesicht einer Frau am anderen Ende des Foucault'schen Spekulums befindet? Die größere feministische Frage, die sich stellt, lautet, ob und in welchem Umfang Ärztinnen jetzt und in Zukunft (wenn sie in höherem Maße eine kritische Masse in der Medizin sein werden) innerhalb des biomedizinischen Modells, in dem sie ausgebildet wurden (und werden), bleiben oder ob sie dieses Modell auf eine Weise in Frage stellen und umgestalten werden, wie sie schon lange von Feministinnen, die sich mit Frauengesundheit beschäftigen (einschließlich feministischer Ärztinnen), gefordert wird.

Eine simple Kritik an korporativem Opportunismus oder professioneller Überheblichkeit wird hier als theoretisch fundierte Analyse aber nicht genügen. Genau zu diesem Zeitpunkt wird in den Diskussionen eine Theoriebildung zur Verschiedenheit laut und deutlich. Krieger und Fee (1996) liefern ein sehr überzeugendes Argument, wenn sie sagen, dass die historischen Konstruktionen von «Rasse» und «Geschlecht» als biomedizinische Schlüsselbegriffe tief in den Bemühungen des 19. Jahrhunderts, die Minderwertigkeit von Schwarzen und Frauen nachzuweisen, verwurzelt sind und diese Begriffe als biologische Kategorien naturalisiert haben. Sie stellen fest, dass die Gesundheit farbiger Frauen und Männer sowie die nicht reproduktionsbezogene Gesundheit weißer Frauen weit gehend ignoriert wurde. «Es ist eine kritische Sache, diese Auslassungen eher als einen Beweis für eine Logik der Verschiedenheit zu verstehen, als das Voraussetzen einer Ähnlichkeit» (Krieger und Fee, 1996). Verschiedenheit wird hier historisch als Minderwertigkeit aufgefasst. Diese Themen bedürfen heute einer erneuten Hinterfragung, für die die Basis laut Krieger und Fee in der «unterdrückten und verdrängten Kategorie» gesellschaftlicher Klassen und in den Komplikationen von Rassen und Ethnien liegt.

Verschiedenheiten von Frauen in Bezug auf Rasse, Klasse, Gesundheitssituation und medizinische Situation überschatten auch unsere Wahrnehmung der Forschung und der Behandlung. Frauen haben schon lange ihre Angelegenheiten gegenüber der Biomedizin selbstständig vertreten und dabei auf die Biomedikalisation ihres Zustands gedrängt. (32) Manche Frauen brauchen bestimmte Medikationen, wie zum Beispiel Östrogenersatzpräparate, und viele von uns warten vielleicht auf den Wissenstand, den uns klinische Tests versprechen. Aber wir müssen fragen, warum nicht auch präventive Strategien verfolgt werden. Außerdem ist zu fragen, welche Erkenntnisse die Pflege zu bieten hat und inwiefern sich das für gewöhnlich patientenbezogene und von Frauen generierte, pflegerische Wissen vom biomedizinischen Wissen unterscheidet (33):

- Generieren Ärztinnen und biomedizinische Forscherinnen mit Kenntnissen über den Feminismus eine fundamental andere Art von Wissen als ihr männlicher Gegenpart?

- Sind ihre Forschungsvorhaben anders, auch wenn die Methoden dieselben bleiben?

Wir sehen uns als Feministinnen mit der belastenden Aufgabe konfrontiert, im «Inneren» der Biomedizin zu versuchen, diese von relativ neuen und schwierigen Wahrnehmungs- und Aktionsfeldern aus zu verändern. Das Risiko einer Kooptation ist natürlich in dieser Situation am größten (Ruzek, 1980). Gordon (1995) bemerkt, dass «die Kooptation nicht automatisch ein politische Niederlage bedeutet, aber die Leistungen des Feminismus erfassen kann. Verfechtet man die Theorie, dass eine Kooptation für gesellschaftliche Veränderungen notwendig ist, so heißt das im Gegenzug, dass gesellschaftliche Regulierungen niemals ausschließlich in Bezug auf Repressionen verstanden werden können sondern auch [neue] Schauplätze des Kampfes eröffnen.»

Wie können wir wissen, wann der Zeitpunkt für eine Kooptation gekommen ist? Wie können wir das erforschen und dazu Theorien bilden?

In jüngster Zeit haben unter anderem feministische Historikerinnen außergewöhnliche Arbeiten vorgestellt, in denen sie zu verstehen versuchen, wo, warum und wie der frühe feministische Aktivismus erfolgreich war oder versagt hat – auch in seinen eigenen Augen. Gordon (1994) und Quadagno (1994) beispielsweise haben analysiert, wie die Feministinnen der progressiven Ära der Wohlfahrts- und Gesundheitspolitik Hierarchien von Gender und Rasse wieder zugeschrieben haben.

Wie wird die «Women's Health Initiative» in ein, zwei Jahrzehnten damit Schritt halten? Was wird sie wieder zuschreiben?

Aber es stellt sich auch die Frage, wie wir eine feministische Denkweise von einer Vielzahl von Standpunkten aus aufrecht erhalten können – von außerhalb liegenden Machtzentren (die natürlich nicht machtlos sind), von verschiedenen Grenzbereichen und von den Zentren der bundesstaatlichen Bürokratie aus.

Wie können wir weiterhin unsere Außenseiterhaltung proben, die uns so lange den analytischen Biss verlieh?

Was könnten wir durch diese neuen Positionierungen gewinnen *und verlieren?*

Wie können und werden sich jetzt schon unsere Formen der Erkenntnis und Analyse in Anbetracht dieser wechselnden Positionierungen verändern?

Wenn es so viele Standpunkte unter den politisch aktiven und in der Frauenge-sundheit tätigen Feministinnen gibt, welche Standpunkte nehmen die Frauen ein, die in dieser Politik nicht präsent, aber impliziert sind? (34)

2.3.2 Verschiedenheiten in der Frauengesundheit

«Der Spätkapitalismus hat sich in die Verschiedenheit verliebt» (Clarke, 1995), und die Verschiedenheit findet Einzug in die Medizin – ebenso das Kapital. Für das, was Hooks (1992) als «Wirtschaftsfaktor der Verschiedenheit» bezeichnet, gibt es viele Beispiele. So arbeiten amerikanische Sozialwissenschaftlerinnen und Medizinerinnen, hauptsächlich aus Stadtgebieten, seit langem an der Entwicklung einer «kuturadäquaten Gesundheitsversorgung», die die Kultur der Patienten, ihrer Familien und Freunde erkennt und sensibel damit umgeht. Diese Gesund-heitsversorgung wird zwar aus Respekt geleistet, kann aber trotzdem für die Eroberung schwarzer/ethnischer Marktsegmente auch zu einem Wirtschafts-faktor werden.

Es wurde eine Reihe anderer Probleme entdeckt. Kulturelle Patentrezepte funktionieren nicht besonders gut in der klinischen Praxis. Kulturen sind weder einheitlich noch statisch – und Menschen sind es auch nicht. Einige Varianten der kuturadäquaten Gesundheitsversorgung (bzw. einige der Leute, die versuchen diese zu leisten) führen Traditionen wieder ein, und zwar auch vom Gender geprägte patriarchalische Traditionen. Das Alte wieder einzuführen, wird von einigen Feministinnen als Rekolonialisierung angesehen (vgl. Mohanty, 1988; Narayan, 1997). Ein krasses Beispiel ist in dieser Hinsicht eine Klinik für Ge-schlechtsbestimmung im pazifischen Nordwesten, die mit ihrer Werbung gezielt asiatisch-indische Gemeinschaften ansprach. Sie warb damit, ihre Dienste würden den Frauen «ermöglichen», das Geschlecht ihres Fötus zu bestimmen und in Anbetracht der kulturell bedingten Präferenz männlicher Nachkommenschaft auch «ermöglichen», um einen Schwangerschaftsabbruch nachzusuchen, wenn es sich um einen weiblichen Fötus handeln sollte.

Wir als Feministinnen müssen uns theoretisch und praktisch mit den Kompli-kationen in diesem Bereich auseinander setzen. Empirisch gesehen wissen wir, dass manche Frauen aus solchen Gemeinschaften das Geschlecht ihrer Nachkom-menschaft bestimmen wollen, weil sie, als Verantwortliche für ihr eigenes Leben, kulturelle Traditionen befolgen wollen, insbesondere wenn sie sich in der Dias-pora befinden. Andere finden «neu gegenderte» Lösungen (del Castillo, 1993) für das, was sie als ihre eigene Hybridität oder Métissage ansehen. Einige Ärzte bieten vielleicht noch andere Programme an. Als beispielsweise ein neuer Arzt sah, dass ich (Adele Clarke) eine Soziologin vom UCSF war, sagte er ungefähr so etwas wie «Oh, toll! Wir müssten dringend wissen, welche Patienten und Familien patriarchalisch sind und welche matriarchalisch. Wir müssen wissen, wer die Rechnungen bezahlt.» Komplikationen kommen manchmal wirklich aus ganz unerwarteten Richtungen auf uns Feministinnen zu.

Innerhalb der feministischen Theorie wurde viel über die Verschiedenheit debattiert, über das Ausgleichen der Spannungsfelder zwischen dem Nicht-gekennzeichnet-Sein und dem Gekennzeichnet-Sein, über das bewusste Einnehmen solcher Standpunkte (farbig, weiblich, fett, behindert, andere Körpermerkmale) oder über die diskursive Konstruktion, der man unterliegt, sodass von vornherein nichts von dem, was man sagt, gehört werden kann, wenn man den performativen Charakter, das «Schaffen», von Gender oder Rasse berücksichtigt. (35) Dies ist nicht die Stelle, an der diese Debatten wiederholt werden sollten. Aber was Zinn und Dill (1996) als das «Verschiedenheitsprojekt» der Feminismen bezeichnen, ist und wird ein zentraler Punkt in der Revision von Frauen, Gesundheit und Heilung sein. Eine Reihe von Arbeiten über die Gesundheit farbiger Frauen beweist dies. (36) Das genannte Buch wird beispielsweise laut Adele Clarke aufzeigen, dass Stellen, an denen Diskurse und deterministisch-kausalistische Kräfte aufeinander treffen, wichtige Ansatzpunkte für Diffraktion und Revision sein können. Der zentrale Punkt ist, dass es unter Frauen nicht nur Verschiedenheiten der «Identität», sondern auch Verschiedenheiten der Theorie gibt, die sich in den unterschiedlichen Auffassungen von Gesundheit und Heilung ausdrücken.

Es gibt außerdem einen sehr wichtigen neuen Forschungsbereich, der in seinen Projekten eine grundsätzliche Unterscheidung vornimmt zwischen Rasse als Eigenschaft bestimmter Individuen, die sich in ihrem Gesundheitszustand und ihrem Verhalten widerspiegelt, und *Rassismus* als Auswirkung auf das Leben farbiger Menschen, die sich sowohl im Gesundheitszustand (z. B. Blutdruck) als auch im Verhalten (was Menschen tun und was sie nicht tun) niederschlägt. Das heißt, dass Rassismus als *Ursache* gesundheitlicher Probleme endlich erforscht und dargestellt wird. In der Vergangenheit wurden gesundheitliche Probleme in *Beziehung* dazu gesetzt, dass jemand ein Mensch mit einer bestimmten Hautfarbe und Teil einer bestimmten Gemeinschaft war – womit genau der abwertende Unterschied gemacht wurde, den Krieger und Fee (1994) beschreiben. Bis vor kurzem hat man die Möglichkeit, dass in der Tat der Rassismus und nicht die Verschiedenheit der Rassen einige dieser Umstände verursacht haben könnte, kaum in Betracht gezogen. (37) In einigen biomedizinischen Umfeldern haben sich interdisziplinäre Arbeitsgruppen zusammengefunden, um solche Phänomene zu untersuchen, woran man unter anderem erkennen kann, dass eine «Critical Mass» interessierter Wissenschaftler in der Entwicklung begriffen ist. Ihr Projekt in der Biomedizin ist vergleichbar mit der kritischen Rassentheorie im Bereich des Rechts. (38)

Nimmt man Verschiedenheit(en) in der Gesundheit ernst, so stellen sich natürlich neue Probleme ein. Verschiedenheit war und wird immer ein Schlüsselbegriff der Surveillance sein (s. u.) und bestimmte Gruppen in Bezug auf verschiedene Disziplinarmaßnahmen noch verwundbarer machen. (39) Für die Zukunft ist grundsätzlich danach zu fragen, welche Unterschiede Verschiedenheiten mit sich bringen und wie wir sie umgestalten können.

2.3.3 Neue Biomedizinierung

Die wahrscheinlich größte Komplikation, der wir als Feministinnen, die sich mit Frauen, Gesundheit und Heilung beschäftigen und eine Legitimation der Verschiedenheit anstreben, gegenüberstehen, ist die Tatsache, dass in diesem Bereich in Bezug auf Theoriebildung und Kritik ein Mangel herrscht, während er zunehmend einer wachsenden Biomedizin unterliegt. (40) Es geht hier nicht nur um die Notwendigkeit, uns einer Vereinnahmung feministischer Ansätze zu widersetzen, sondern auch um die Notwendigkeit einer Neukonzeptionalisierung der Biomedizin selbst. Es kann mit Sicherheit behauptet werden, dass man dabei mit einer neuen Kritik der Biomedizin anfangen muss, da diese sich in den vergangenen Jahrzehnten so dramatisch verändert hat. Noch in den letzten Jahren haben sich radikale Veränderungen im Bereich der Gesundheitsdienstleistungen eingestellt, die genetische Ursachenforschung und die Möglichkeiten eines Eingriffs wurden neu konzeptionalisiert, und die Pflege hat sich vom Krankenhaus in das Zuhause, von professionellen Pflegedienstleistern (zurück) zu Familie und Freunden verschoben.

Nun aber einige Definitionen. Wir verwenden den Ausdruck Biomedizin, um anzudeuten, dass die Technoscience bei der Schaffung medizinischer Welten im Zentrum steht, ebenso wie viele andere Institutionen der Gesundheitsdienstleitung (z. B. Krankenhäuser, Kliniken, Arztpraxen, die Hersteller medizinischer Produkte). Die Entstehung dieses Buches beruht auf dem Umstand, dass in der Vergangenheit, Gegenwart und Zukunft der enormen Bedeutung der Wissenschaften und Technologien *in* der Medizin keine Beachtung geschenkt wurde und wird. Dieser Mangel an Beachtung ging dabei nicht nur von der medizinischen Anthropologie, der Soziologie der Gesundheit und Krankheit und sogar von der Geschichte der Medizin und Gesundheitswissenschaften (41) aus, auch der Feminismus hat diesen Umstand bis vor kurzem noch ignoriert. Jetzt leisten wir jedoch Pionierarbeit bei der Verbindung von Wissenschaft und Technologie mit dem Bereich der Anwendung – den Krankenhäusern und Praxen. Unser Wissensdurst im Hinblick auf ein besseres Verständnis dafür, wie bestimmte Diagnosen, Behandlungen, Visualisierungstechnologien usw. in ihrer Konstruktion und Anwendung so sexistisch werden konnten, hat diese Forschung vorangetrieben. Und es hat uns in die Computertechnik und die Informatik getrieben, wo wir die Klassifikationssysteme untersuchen, die die Organisation des biomedizinischen Wissens strukturieren. (42)

Zum Beispiel müssen die Reproduktionswissenschaften, die Molekularbiologie oder die Geburtenkontrolle in biomedizinische Anwendungen übertragen werden. Die Biomedizinierung des Lebens selbst (von Menschen, Pflanzen und Tieren) ist der soziale Vorgang, der zwar alles umfasst, dabei aber normalerweise für selbstverständlich gehalten wird und zumeist unsichtbar bleibt. (43) Biomedizinierung bedeutet die fortwährende Ausdehnung der Biomedizin und Technologie auf neue und bislang unmediziniert gebliebene Aspekte des Lebens. Dies wird oft als eine Attacke technologischer Imperative gesehen (Koenig, 1988), die klare Kennzeichen westlich geprägter Biomedizin tragen (Gordon, 1988). Seit dem Zweiten Weltkrieg haben in den USA Institutionen, die staatlich unterstützt werden, wie zum Beispiel die National Institutes of Health, «mit Nachdruck an der Verbindung von Wissenschaft, Therapie und Politik gearbeitet», wodurch sie fast «zum Monopolisten auf [biomedizinischem] Forschungsgebiet wurden» (Pauly, 1993). Diese Verbindung, die jetzt schon seit einem halben Jahrhundert besteht, hat eine sehr hartnäckige Biomedizinierung des Lebens geschaffen, wie die letzten Versuche, die Organisation des Gesundheitswesens zu verändern, gezeigt haben.

Viele neue Arbeiten über den Körper beschäftigen sich mit diesen Themen. Duden (1991) stellt fest, dass «die Schaffung des modernen Körpers zu erforschen bedeutet, die schrittweise Entfaltung von etwas zu studieren, das jetzt offensichtlich ist. [...] Die Genese des modernen Körpers findet ihre Übereinstimmung mit anderen Aspekten des modernen Menschenbildes, dem *homo oeconomicus.*» Den «rational ökonomischen Menschen» hat Folbre (1994) vor kurzem dekonstruiert, rekonzeptionalisiert und dann als «unvollkommen rationale und irgendwie ökonomische Personen» bezeichnet und uns damit ins Gedächtnis gerufen, auf welch chaotische und unberechenbare Weise Kultur entsteht. Viele von uns, die in Naturwissenschaften und Biomedizin forschen, haben festgestellt, dass in Zukunft oder bereits jetzt «die Natur zum Wohle der Gesellschaft ‹operationalisiert› wird» (Lock, 1993). Die Reproduktion wird zum «Unternehmen» (Strathern, 1992). In der aufstrebenden Industrie der Biotechnologie «erstreckt sich die Politik der Fruchtbarkeit [jetzt] vom Boden bis zum Krieg der Sterne» (Franklin, 1995 a). Es ist unsere Aufgabe, diese Vorgänge weiterhin zu untersuchen.

Einen Weg zum besseren Verständnis bietet das Konzept eines «[bio]medizinischen Industriekomplexes», wie es in den achtziger Jahren durch Relman et al. (1987) vorgestellt wurde, das einen dem militärischen Industriekomplex parallelen wirtschaftspolitisch-institutionellen Sektor bezeichnet (der diesem durchaus verwandt ist). Darüber hinaus wird dieser medizinische Industriekomplex globalisiert. Im Großen und Ganzen wird die westliche biomedizinische Weltsicht zusammen mit den Unternehmen exportiert, die die zahlreichen, oft der Technoscience zuzuordnenden, Erzeugnisse produzieren, die wiederum unerlässlich für eine, in dieser Weltsicht, vernünftige Gesundheitspflege sind (Gordon, 1988).

HMO-Praxen[6] und Krankenhausgesellschaften werden rasch zu multinationalen Unternehmen.

Doch was um die Biomedizin herum geschieht, ist kompliziert und geht in eine Vielzahl von Richtungen. In unser Konzept der Biomedizin schließen wir (noch) nicht die traditionellen Heilungsmethoden ein, die historisch gesehen nicht Teil der westlichen Auffassung von Medizin sind. Oft «alternative» Heilungsmethoden genannt, existieren Akupunktur, Chiropraktik, Hydrotherapie, Homöopathie und andere seit dem frühen 20. Jahrhundert am Rande und werden als «anders», fremd, exotisch und von der «normalen» Medizin oft als Quacksalberei bezeichnet. In einer der großen Zeitschriften der Biomedizin, einer Zeitschrift, die von Wissenschaft über Politik bis zur Ökonomie und Organisation des Gesundheitswesens alles abdecken will, ist kürzlich ein Artikel erschienen, der in dieser Hinsicht einen Wandel vorschlug, da die «alternative» Medizin verglichen mit der Biomedizin einen großen Teil der Barausgaben der für die Gesundheit ausgegebenen Dollars in den USA einheimst. Der Verkauf pflanzlicher Heilmittel beispielsweise überschritt in den USA 3 Milliarden Dollar pro Jahr, und einer von drei Amerikanern hat sich nichtkonventionellen Heilverfahren zugewandt (Pearlman, 1998; s. auch Eisenberg et al., 1993). Gleichzeitig sind zahlreiche Studien über Wirksamkeit und Kosten-Nutzen-Relation vieler solcher Praktiken erschienen. (44)

Es gibt jetzt auf bundesstaatlicher Ebene, in der NIH-Abteilung für ergänzende und alternative Medizin, ernsthafte Bemühungen, diese Heilverfahren in die Biomedizin zu integrieren – insbesondere in Pflegeverwaltungsinstitutionen. HMO-Praxen bieten immer häufiger chiropraktische Behandlungen und Akupunktur an, weil sie in der Schmerztherapie oft wirksamer und billiger sind, als eine fortgesetzte Behandlung mit westlichen Mitteln oder durch Operationen. Aber wie sollen diese alternativen Methoden in die westliche Biomedizin integriert werden? Wie wird die westliche Biomedizin danach aussehen? Wir werden an die Vereinnahmung feministischer Institutionen erinnert, diese «women's health clinics», die jetzt in den meisten Gesundheitszentren auftauchen, manchmal mit «women's outreach clinics» in den Finanzvierteln großer Städte. Völlig losgelöst von ihrer feministischen Herkunft, Intention und Handlungsweise, stellen diese «women's health clinics» einfach weibliche Ärzte ein, streichen alles lila, und öffnen ihre Pforten. (45) Es gibt sogar einen «UBS Women's Health Index» an der Börse, zu dem 26 Firmen gehören, und man sagt, dass «Frauengesundheits-

---

6 Health Maintanance Organisation, Managed-Care Organisation, die ausschließlich Versicherte des Medicaid- Programms versorgt. HMOs haben Verträge mit den dafür zuständigen Bundesstaaten und erhalten für ihren Versorgungsauftrag meist Kopfpauschalen.

aktien versuchen, sich wieder beliebt zu machen» (Hays, 1997). Erwartet die «alternativen» Heilverfahren ein ähnliches Schicksal? Westliche biomedizinische Wissenschaften versuchen zwar – man kann vielleicht sogar sagen normalerweise – andere Bereiche und Arten der Wissensproduktion und Heilung zu verdrängen, doch die Vereinnahmung ist auch eine übliche Reaktion, eine weitere Seite der Biomedizinierung der Gesellschaft und des Ausverkaufs der Wissenschaft (Nelkin, 1987). Doch die Abtrennung epistemologischer und sogar ontologischer Wurzeln ist ein hoher Preis für eine Integration.

Fragen für die Zukunft lauten jetzt unter anderem: Welche Auswirkungen hat die Biomedizinierung der Frauengesundheit? Kann die Biomedizinierung kontrolliert oder reguliert werden? Kurz vor der Drucklegung dieses Buches berichtete die New York Times, dass sich seit den Bemühungen Hillary Rodham Clintons, das «Gesundheitssystem» neu zu organisieren, die Krise des Gesundheitswesens dermaßen verschlimmert hat, dass sich auf staatlicher und nationaler Ebene ein Widerstand regt, der zunehmend nach einer Regulierung der HMOs, PPOs[7] und anderer Versicherungssysteme verlangt. Die New York Times berichtet, dass wir uns auf eine Version von «Hillary Lite» einrichten können (Passell, 1997). Die meisten Feministinnen fanden Hillary [Clinton] von vornherein ein wenig zu «lite» und versuchen zurzeit einzuschreiten, damit die Veränderungen mehr zu Gunsten der Frauen ausfallen. (46) Das wird sich noch oft wiederholen.

Observierende Medizin und Gesundheitsdienstleistungen auf der Grundlage einer Risikoanalyse

Die neue Biomedizinierung beinhaltet zum Teil auch das, was nun «observierende Medizin» genannt wird, die Schaffung *potenziell* erkrankter Personen durch Risikoanalysen von Individuen, Gemeinschaften und Bevölkerungen. Armstrong (1995), Lupton (1994) und andere argumentieren im Sinne Foucaults, wenn sie sagen, dass zusätzlich zu der wachsenden Biomedizinierung in der klinischen Medizin eine neue Art von Medizin praktiziert wird, die sich in Zukunft dramatisch ausweiten wird. Die neue, observierende Medizin basiert auf Risikofaktoren – gewonnen aus groß angelegten relationalen Datenbanken, die durch Computer erst möglich wurden – und beinhaltet eine grundsätzliche Neuorientierung im Bereich der Krankheit. In der traditionellen westlichen Medizin sind Symptome Indikatoren für eine zu Grunde liegende pathologische Läsion im Körper

---

7 Preferred Provider Organisation (PPO) Typ eines Managed-Care Plans, bei dem die Mitglieder finanzielle Anreize (z.B. weniger Zuzahlungen) haben, Leistungen von solchen Leistungserbringern in Anspruch zu nehmen, mit denen der Kostenträger spezielle Verträge abgeschlossen und in der Regel Diskounts bei der Vergütung nach Einzelleistungen ausgehandelt hat. Eine PPO ist kein pauschalierter Versorgungsplan.

eines bestimmten, individuellen Patienten – lokalisierbar und spezifizierbar. Dagegen ersetzt die observierende Medizin mittels pathologisierender und observierender Strategien klinische Kategorien von gesunden und kranken Personen durch neue Kategorien von Individuen, für die ein Risiko besteht, Risikogruppen und ganzen Bevölkerungen, die einem Risiko ausgesetzt sind.

In der klinischen Medizin basieren Schlussfolgerungen auf oberflächlichen Symptomen und Tiefensymptomen (innere/äußere). In der observierenden Medizin basiert die Diagnose auf einer Anordnung von Vorhersagefaktoren, und es müssen überhaupt keine Symptome oder Krankheiten vorhanden sein. «Die observierende Medizin entsteht in einem außerkörperlichen, zeitlichen Raum. Zum Teil ist dieser neue Raum der Krankheit die Gemeinschaft» (Armstrong, 1995). Die Aufzeichnung geschieht mit Hilfe von Datenbanken und in den USA zeigen Versicherungsgesellschaften ein großes Interesse daran. «Krankheit wird zu etwas *ständig Werdendem*, wobei die observierende Medizin eine andere Form der Identität entwirft [...] innovative Räume des *Krankheitspotenzials*» (Armstrong, 1995, Hervorhebung hinzugefügt). Was Ogden (1995) das «riskante Selbst» nennt, ist oft Teil einer «Risikogruppe», die selbst zum Ziel werden kann. Es ist kein Zufall, dass die observierende Medizin auf diesem Planeten zur am schnellsten wachsenden Wissensindustrie gehört, zur medizinischen Informatik. Während wir an unseren eigenen theoretischen Destabilisationen arbeiten, wird unsere potenzielle Materialität in Bits und Bytes festgehalten.

Offensichtlich werden das «Human Genome Project» und seine vielen Ableger am meisten zu der Entwicklung der observierenden Medizin des 21. Jahrhunderts beitragen. Ein «Risiko in sich zu tragen» wird jetzt umgewandelt in «biomedizinische Prävention/Intervention brauchen». Zum Beispiel hat die Diagnose, das «Brustkrebs-Gen» zu haben, gesunde Frauen zu doppelten Mastektomien veranlasst (Altman, 1996). Als Reproduktionsstätten sind Frauen auch hier besonders betroffen (Rothenberg/Thompson, 1994). In der Tat greift Rayna Rapps Aufsatz in diesem Band genau solche Probleme auf. [Anm. d. Bearb.: Hier beziehen sich Clarke und Olesen auf den Band, dem auch der hier übersetzte Artikel entnommen ist: Clarke, Olesen (Hrsg.): Revisioning Women, Health and Healing: Feminist. Cultural, and Technoscience Perspectives. Routledge, New York, 1999.]

Eine ähnliche Entwicklung, die evidenzbasierte Medizin, greift für das, was als «Ergebnisforschung» bekannt wird, ebenfalls auf große Datenbanken zurück. Hier werden die Sicherheit und Wirksamkeit bestimmter Therapien auf der Grundlage einer Unmenge von Daten von Patienten und Gesundheitsdienstleistern bewertet. Versicherungsgesellschaften und HMOs sind bereits so weit, nur solche Behandlungen zu «genehmigen», die durch diese Forschung ihre «Validität» bewiesen haben. Diese Entwicklung wird voraussichtlich vielerlei einschneidende Veränderungen in der Frauengesundheit mit sich bringen.

«Unnötige» Hysterektomien und Kaiserschnitte, wie sie seit langem von Feministinnen kritisiert werden, werden im Kreuzfeuer stehen. Dennoch, die Diskretion der Gesundheitsdienstleister in Bezug auf die Behandlung in individuellen Fällen, der Schutz der Privatsphäre der Patienten und die Einbeziehung der Patienten in die Entscheidungsprozesse bei der Behandlung werden vermutlich relativ begrenzt bleiben. Die evidenzbasierte Medizin wird zu einem weiteren Gebiet werden, das Feministinnen scharf beobachten müssen.

Die observierende Medizin und Genforschung zusammengenommen haben den Konsumenten von Gesundheitsdienstleistungen bereits neue Belastungen aufgebürdet. Diese zeigen sich in dem unglaublichen Wissen, das vorausgesetzt wird. Insbesondere in der Prävention und erst recht, wenn Risikofaktoren im Spiel sind, wird von Laien erwartet, dass sie über die Gesundheit Bescheid wissen und dementsprechend handeln. Aber so weit wir sehen können, besteht für uns alle irgendein Risiko. Edgley und Brissett (1990) haben einige Aspekte davon auf Grund der faschistischen Art, mit der manche Erwartungen an das Gesundheitsverhalten aufgezwungen werden, «Gesundheitsnazismus» genannt. Was immer das bedeuten mag und als «Gesundheit» zählt – was daran am meisten Angst macht ist, dass aus einem bestimmten Risikofaktor «bereits vorhandene Beschwerden» im versicherungstechnischen Sinne gemacht werden könnten, wodurch ein neuer Bevölkerungsteil geschaffen wird, der kein Anspruchsrecht oder vielleicht dauerhafte Einschränkungen im Hinblick auf seine gesundheitliche Absicherung in Kauf nehmen muss. Viele dieser Probleme sind Probleme von Frauen und überschneiden sich dementsprechend mit weiteren Bereichen, in denen koaliert werden sollte, obwohl dies bekanntlich viele organisatorische Schwierigkeiten birgt (Clarke und Wolfson, 1990).

2.3.4 (Neu-) Definition von Frauen, Gesundheit und Heilung

Dieses Buch entstand, weil wir glauben, dass ein historischer Zeitpunkt für die Revision gekommen ist [Anm. d. Hrsg.: Hier bezieht sich Clarke auf das amerikanische Original]. In Amerika ist innerhalb des medizinischen Establishments und in verwandten Bereichen eine gesellschaftliche und kulturelle (Re)formation der Frauengesundheit im Gange – einhergehend mit Diskussionen rund um HIV/ Aids, einer Gesundheitsreform und (dem Dauerthema) Abtreibung. All das sind natürlich Gesundheitsthemen der Frauen und Feministinnen. Aids-Aktivistinnen orientierten sich in ihrer Arbeit an der Arbeit früher Frauengesundheitsaktivistinnen (Epstein, 1996), und heute nehmen sich Brustkrebsaktivistinnen ein Beispiel an Aids-Aktivistinnen. Wir möchten feststellen, dass diese Bewegungen sowohl klar voneinander zu unterscheiden als auch einander bedingend sind, obwohl das von den Medien meist nicht erkannt wird. Grundlegende Kenntnisse über *alle* diese Bewegungen und ihre Verflechtungen untereinander ist für eine Revision von Frauen, Gesundheit und Heilung absolut unabdingbar.

Wir können zwar nicht in vollem Maße vorausahnen, in welche zahlreichen neuen Richtungen uns ein ernsthafter Revisionsversuch letztendlich treiben wird, aber bestimmte Themen sind zu diesem Zeitpunkt bereits klar. Wahrscheinlich am wichtigsten wird ein Überdenken der Bedeutung der elementaren Begriffe unserer Diskussion – Frauen, Gesundheit und Heilung – sein. Das heißt: Wenn wir Identitäten als gleichzeitig multiple und integrierte Variationen in allen Dimensionen verstehen wollen, müssen wir auch in Worte fassen, wie man mit solchen Komplexitäten umgehen soll.

Wie können wir damit anfangen, Frauen, Gesundheit und Heilung zu überdenken, während wir durch die im vergangenen Jahrzehnt von Kulturwissenschaften, feministischer Forschung und Gender-Technoscience-Studien frisch geschliffenen Lupen schauen?

Was bedeutet es für Gesundheit und Heilung, dass in feministischen und postkolonialistischen Studien «entdeckt» wurde, dass Rasse, Klasse und Gender spezifiziert, unteilbar und in bestimmte Lebenssituationen eingebettet sind?

Welche Botschaften werden von verschiedenen Standpunkten aus gesendet, insbesondere von den Standpunkten, die farbige Feministinnen entwickelt haben?

Wie kann die Vielfalt situierten Wissens wirksam bei einer Rekonzeptionalisierung des Gesundheitswesens, für die Produktion von Gesundheit, statt für eine Verbesserung der Zustände von Gewalt, Krankheit und Verzweiflung eingesetzt werden?

In unserem Vorhaben, Frauen neu zu definieren, um die Verschiedenheiten, die in Bezug auf Gesundheit und Gesundheitswesen wichtig sind, deutlich zu machen, müssen wir über simple und stereotype Vorstellungen hinausgehen. Doch die Zusammenhänge werden immer tief greifender, wenn wir darangehen Recht, Gesundheit und auch Heilung (neu) zu definieren, zu erschließen bzw. neu zu bestimmen.

Können wir Gesundheit neu konzipieren?

Wie lauten die empirischen Parameter der «Gesundheit», wenn sie nicht durch Normalwerte ausradiert werden?

Das heißt: Könnte die Gesundheit pluralistisch konzipiert werden und so die Bandbreite der Variationen von Körpern und Situationen mit berücksichtigen? Wir wissen, dass die Vorstellungen von Gesundheit und Krankheit gesellschaftliche und kulturelle Konstrukte sind. (47)

Können wir sie neu konstruieren und damit gegen die Homogenisierung dieses Lebensbereichs ansteuern?

Außerdem wollen wir nicht nur auf der konzeptionellen und praktischen Ebene der individuellen Frau die Definitionsmöglichkeiten von Frauen, Gesundheit und Heilung erweitern. Wir streben eine Re-Vision auch innerhalb und unter den bedeutungsbestimmenden Gemeinschaften und Kollektiven an, durch die wir nicht nur unsere facettenreichen Identitäten aufbauen, sondern in denen wir auch leben und unser Leben sowie das Leben anderer besser und «gesünder» machen wollen. Eines unserer Ziele ist es, der Vorstellung von der atomisierten Frau als Objekt der Gesundheitsversorgung zu widersprechen und sie stattdessen als ein Subjekt ihrer Heilung und der anderer darzustellen, das in dem Beziehungsgeflecht und den Strukturen seiner größeren und dabei situierten sozialen Welten steht.

Anstatt «Kontexte» zu Gunsten von Abstraktionen auszulöschen, können sie als *Situationen* angesehen werden, in denen Politik geprägt wird. Unsere Analysen müssen situiert und zumindest zum Teil kontextbezogen sein. Gemeinsamkeiten, die manche Frauen haben, können das sein, womit sie fertig werden müssen – Gemeinsamkeiten der Situation, an Stelle von gemeinsamer Identität oder anderen Aspekten der Person. Das bedeutet, dass Frauen Aspekte ihrer Identität mit mehreren Gruppen und Aspekte ihrer Situation mit Frauen anderer Identitäten teilen können. Will man daher politische Grundsätze konstruieren, die auf Gemeinsamkeiten der Situation basieren, dürfen Identitäten weder auf das Wesentliche reduziert noch ausgelöscht werden. Selbstverständlich müssen jedoch die Betroffenen selbst solche Gemeinsamkeiten erkennen und anerkennen, sie dürfen ihnen nicht einfach von anderen zugeschrieben oder aufgezwungen werden.

Beispielsweise befinden sich viele Immigrantinnen, arme und afroamerikanische Frauen in Situationen, in denen andere Frauen Geburtenkontrolle würden ausüben wollen. *Situierter Aktivismus* würde in diesem Fall bedeuten, dass auf heterogene und dialogische Weise versucht würde, den Frauen mehr Kontrolle über ihr reproduktives Leben zu geben, selbst wenn das einseitig und widersprüchlich sein mag. Darüber hinaus könnten diskreditierende diskursive Konstruktionen, wie die «Wohlfahrtsmutter», als situationsbedingt behandelt und damit als etwas angesehen werden, dem besondere Aufmerksamkeit geschenkt werden muss und zwar nicht nur in Analysen, sondern auch in der Formulierung politischer Zielsetzungen, die auf spezifische Situationen eingehen. Um es noch einmal zu sagen, wir mögen die naive Hoffnung auf die eine große Lösung für die komplizierten, verzweigten Probleme von Frauen, Gesundheit und Heilung aufgegeben haben, doch Pläne, die Verbesserungen in nur bestimmten Bereichen betreffen, können bescheidene «freedom projects» sein.

2.4 Re-Visionen[8]

«Ich denke, was die zusammengewürfelte Gemeinschaft bescheidener Zeugen, genannt feministische Forschung, zusammenhält, ist das, was Bell Hooks «Sehnsucht» nennt. Die Sehnsucht in der Technoscience gilt Wissensprojekten und «freedom projects», und zwar auf eine polyglotte, sich ständig neu formulierende und dennoch praktische und handfeste Weise, gepaart mit dem quälenden Bewusstsein, dass es mit den Frauen und Milliarden von Nichtfrauen, die nicht in das verzerrte Koordinatensystem der Neuen Weltordnung GmbH und Co. KG passen, nicht zum Besten steht.» (Haraway, 1997)

Die Konferenz und das Buch spiegelten in einem Maße, das über das, was wir in diesem historischen Moment erwartet hatten, hinausging, das gemeinsame Anliegen wider und organisierten sich beinahe von selbst. Wir beginnen mit einigen allgemeinen «Theoretischen Spekulationen/Interventionen», die unserem Projekt Form geben und eine gemeinsame Terminologie für die Revision schaffen. Teilweise geht es in diesem Projekt um *Destabilisierungsmethoden*, wobei die Veränderungen in unserer Art, Wissen über Frauengesundheit (und alles andere, was uns am Herzen liegt), zu produzieren, widergespiegelt werden. Hier stoßen wir nicht nur auf epistemologische, sondern auch auf ontologische Probleme und werden mit unseren kulturellen, sozialen und beruflichen Ichs konfrontiert.

Der Abschnitt *«Die (Re)konstruktion der Erfahrung: Die Suche nach dem Ich»* beinhaltet noch tiefer gehende (weil noch persönlichere) Konfrontationen mit dem Ich. Dazu gehört die Öffnung der privaten, inneren Welt als ein Teil der öffentlichen, professionellen Arbeit. Früher haben wir uns von der feministischen Parole «Das Persönliche ist politisch» leiten lassen. Hier sind nun verschiedene Beiträge zu finden, in denen «Das Persönliche» als Einsatzgebiet der Diffraktion betrachtet wird, um unsere eigenen Prozesse der Wissensproduktion neu zu beleuchten – das Persönliche als Bedingung für das Professionelle zu zeigen.

Die Reproduktion nimmt in der Frauengesundheit einen unbequemen Platz ein, da Frauengesundheit traditionell auf Gynäkologie und Obstetrik – reproduktive Gesundheit – reduziert wurde, während die nichtreproduktiven Aspekte der Frauengesundheit ignoriert wurden (vgl. Krieger und Fee, 1994). Dennoch gehörte die Reproduktion zu den frühesten feministischen Themen, sowohl in

---

8 Anm. d. Hrsg.: Der Überblick über das gesamte Werk und alle Autorinnen, die hier in den USA zu Frauengesundheit arbeiten, ist – wie im Original – an dieser Stelle belassen worden, um zum einen Trends in der US-amerikanischen Forschung zu beobachten und zum anderen auf auch für uns in Deutschland wichtige Entwicklungen, relevante Forschungsfragestellungen und möglicherweise zukünftige Arbeits- bzw. Forschungsschwerpunkte hinzuweisen.

Bezug auf feministische Theorie als auch in Bezug auf Frauen, Gesundheit und Heilung. Die Reproduktion selbst, hat sich in den vergangenen Jahrzehnten so tief greifend verändert, dass zahlreiche neue Projekte der «Infragestellung der reproduktiven Regeln der Neuen Welt» entstehen. Die Reproduktion wurde kulturell und wissenschaftlich einer Diffraktion unterzogen, und in den Beiträgen werden diese Prozesse untersucht.

In einigen der Beiträge werden aufs Neue «Agenden der Revision und des Umsturzes in der Frauengesundheit» konstruiert, in deren Mittelpunkt Schlüsselthemen und die Frage stehen, wie man neue theoretische Kenntnisse darauf anwenden kann. Wenn «wir» jetzt die wichtigsten Produzenten des Wissens über Frauengesundheit sind, was müssen wir dann über die Gesundheit lesbischer Frauen wissen? Über die Gesundheitsreform? Über die Lebensmitte, statt «nur» Menopause? Und, zuletzt, wie wollen wir über das Nachdenken über die Zukunft denken?

2.4.1 Feministische Revision

Donna Haraway nennt ihre Theorie, mit der sie uns die Neue Weltordnung gemeinsam untersuchen und überdenken lässt, *das virtuelle Spekulum*. Dabei wirft sie die stets komplizierte Frage der Benennung als Teil des Sehens auf, denn die Benennung hat immer eine Auswirkung auf die Zukunft, auf das Handeln. Das ist ein grundsätzliches Thema des gesamten Buches. Die unglaublichen Brüche in der feministischen Theorie der letzten beiden Jahrzehnte haben jeglicher Unschuld, die wir in Bezug auf Frauen, Feminismen und Sprache hatten, ein Ende bereitet: Das virtuelle Spekulum ist Diffraktion und Frage. Es fragt: ‹Ist es das, was Feministinnen unter freier Wahl, Selbstbestimmung, Leben, Kreativität verstehen? Worum geht es hier für wen? Wer und was sind die menschlichen und nichtmenschlichen Zentren des Handelns? Wessen Geschichte wird hier erzählt? Wen kümmert das?›

Von einer bisweilen zu arroganten, oft unpassenden und zu einseitigen Benennung hat uns die feministische Theoriebildung durch komplizierte Territorien geführt und uns ermutigt, auf die gelebten Details von Identitäten, Ichs und Gemeinschaften zu schauen. Wir haben gelernt, Verschiedenheiten zu sehen. Wir haben uns von der Vereinfachung zur Komplikation und Reflexion hin bewegt. Aber können wir darüber sprechen? Können wir in unseren heterogenen Lebenssituationen überhaupt eine Gesundheitspolitik entwerfen, die Frauen *erklärt* und ihnen gegenüber *verantwortbar* ist?

Letztendlich ist das die Frage, die Haraway stellt – und beantwortet. Sie fordert, dass zukünftige Feminismen von vielfach positionierten Frauen ausgehen und den vielfachen *und widersprüchlichen* Verwundbarkeiten Rechnung tragen. Haraway drängt uns dazu, durch neue «freedom projects» die Gerechtigkeit in den Vordergrund zu stellen. Bei genauem Lesen der Arbeit von Charlotte Rutherford und Nancy Scheper-Hughes entpuppen sich statistische Analysen und Ethnographie als feministische Methoden der Kritik, mit denen überzeugende Darstellungen der Reproduktion der Ungleichheiten geschaffen werden können. (48) Haraway macht klar, dass Sozial- und Gesundheitspolitik aus der Sicht derjenigen konstruiert werden muss, die am meisten unter der anhaltenden Reproduktion von Ungleichheiten leiden.

Emily Martin stellt uns eine neue Frau vor: *Die Frau in dem flexiblen Körper.* Sie erklärt, dass die sich um Gesundheit und Körper drehende Metaphorik der nordamerikanischen Gesellschaft zunehmend ein internationales Leben führt und zusammen mit der Flut an Waren, Werbung, Bildern und Menschen in die Welt getragen wird. Dabei besteht das Risiko, dass der flexible, anpassungsfähige, anmutige, fließende, leicht reagierende, immunologisch robuste Körper/Arbeiter/ Mensch diese neue Art des In-der-Welt-Seins als «Befreiung empfindet, auch wenn man einen Drahtseilakt vollführt». Doch nur wenige sind erfolgreich auf dem Drahtseil und niemand bleibt lange dort oben.

Martins Aufsatz steckt voller kultureller Bilder und zeigt, wie sich diese in Geschichte und Gegenwart verschieben und verändern, um uns wieder in uns selbst zu verwandeln. Diese medienbasierte Metaphorik des Flexiblen gibt damit neue Kriterien für berufliche und anderweitige Schichtenbildung und Normalisierung vor. Immunsysteme können wie Genmaterial bewertet werden: Sie können auf Grund bereits vorhandener Beschwerden oder Prädispositionen sofort für mangelhaft oder ein Risiko in sich tragend befunden werden. Martin macht sich Sorgen über die Verführungskraft der neuen Metaphern des Versprechens. In einem provokanten Schlusswort schlägt sie vor: Während wir dem Flexiblen, Mageren und Agilen nachjagen, sollten wir uns an die Tugenden des Stabilen, Üppigen und Ruhigen erinnern.

2.4.2 Destabilisierungsmethoden

Feministische Methodologie ist deutlich dadurch gekennzeichnet, dass sie schwer zu fassen ist und in den Alltag einfließt. Die Grenzen zwischen Forschung und dem täglichen Leben werden routinemäßig und manchmal gedankenlos überschritten, nur um uns kurz vor der Publikation wieder vor Augen zu stehen und die Heucheleien einiger traditioneller wissenschaftlicher Behauptungen zu stören, sodass wir immer wieder dazu gezwungen werden, die Blackbox der Methoden zu öffnen. *Rayna Rapp* berichtet, wie ihr das während einer Studie über pränatale genetische Beratung zur Amniozentese in New York City klar wurde. Rapps innovatives Vorgehen bestand darin, eine neue Reproduktionstechnologie in einer

Vielzahl von betroffenen Bereichen zu untersuchen. Sie spürte also einem ethno-graphischen Verständnis dieser Technologie an vielen Orten und bei sehr unter-schiedlichen Leuten nach – Laborangestellten und -technikern, genetischen Bera-tern, schwangeren Frauen und ihren Partnern – und sie benutzte unterschiedliche Arten von medizinischen Dienstleistern, Genetikern, Selbsthilfegruppen für Eltern von Kindern mit Trisomie 21 usw. Stück für Stück entwarf sie auf diese Weise ein vielschichtiges Bild davon, wo die Kraftfelder der Amniozentese auf-einander treffen und erklingen. (49)

In diesem Zeitalter der Information nahm sie alles, wie es kam, stellte mehr Fragen, empfahl Leuten neu entdeckte Dienste, sprach mit Befragten, Kollegen, Freunden darüber, und alle suchten nach Worten, mit denen sie die neuen Situa-tionen, in denen sie sich befanden, beschreiben und bewältigen konnten – ein durchgängiges Problem. Rapp kam mehr und mehr zu dem Schluss, dass sie selbst sich auf einem Schnittpunkt all dessen befand, und dass es für sie keine Stelle mehr gab, die nicht *verunreinigt* bzw. mit ethischen und/oder politischen Fragen geladen war. Sie hatte immer wieder die Regeln der Forschung durchbrochen, um moralische/politische Verpflichtungen zu erfüllen und um die Befragten zu unter-stützen und ihnen zu helfen, wo es möglich war. Außerdem wurde sie gebeten, bei der Verbesserung der genetischen Beratung, die sie zu anderen Zwecken unter-suchte, zu helfen. Sie geht mit diesen Konflikten und «Verunreinigungen» in der Form um, dass sie sie ganz ausdrücklich auf den Tisch bringt, sodass alle sie sehen können. Wir werden so zur Jury und zum Richter, aber nicht nur über einen For-schungsbericht, sondern auch über die Arbeitsweise und das Leben der Forsche-rin. Der Forschungsprozess und das Produkt sind nicht austauschbar.

In einer der vielen Stellen dieses Buches, wo die Echos verschiedener Beiträge zu einem Chor verschmelzen, gibt *Patti Lather* ihrem Beitrag den Titel «Naked Methodology: Researching the Lives of Women Living with HIV/AIDS». Dieser Aufsatz beinhaltet eine Reflexion – eigentlich Diffraktion – ihrer Gemeinschafts-studie (Lather/Smithies, 1997) über eine Selbsthilfegruppe und der Erfahrungen, die sie gemacht hat, als sie in verschiedenen Zusammenhängen über dieses For-schungsprojekt sprach. Hier wie dort beginnt sie mit einer Offenlegung des Pro-zesses und des Produkts und geht dabei davon aus, dass die Methodologie eine Ruine bzw. Rune ist. Sie will eine Theorie der Nacktheit beschreiben, die auf die Generierung einer Theorie der Repräsentation abzielt und so selbst die methodo-logischen Imperative Lathers strukturiert. Sie sucht den Blick in den Abgrund, indem sie Schicht um Schicht ablöst, um an «die nackte Wahrheit» zu gelangen, die natürlich nicht da ist.

Doch am produktivsten ist diese Suche in Bezug auf die Darstellung «der methodologischen Verfahrensweisen, die am Rande dessen arbeiten, was zurzeit zur Verfügung steht, und sich auf eine *Sozialwissenschaft* zubewegt, *die*, bezogen auf die Komplexitäten der Sprache und der Welt, *über mehr Rechenschaft abzu-*

legen weiß». Lathers Ziel ist nicht, eine bessere Repräsentation abzuliefern, sondern herauszufinden, wie Forscher «für den Kampf der Menschen um Selbst-Repräsentation und Selbstbestimmung verantwortlich gemacht werden können» (Visweswaran, 1988). Lather bemüht sich in ihrer zuletzt veröffentlichten Arbeit einschließlich ihres Beitrags hier, mit Hilfe alternativer Textverfahren die Stimmen und Anliegen der Teilnehmer klarer und deutlicher von ihrer eigenen Stimme und ihren eigenen Anliegen zu unterscheiden. Sie erforscht auch die Verwendung der «erhobenen Daten» sowie die Fragen, die sie aufwerfen – was die Studienobjekte selbst über das Forschungsprodukt (Aufsatz, Buch, was auch immer) zu sagen haben. So sind beide, Lather und Rapp, in einer produktiven Weise von den Risiken der Forschung besessen und teilen uns mit, dass «Richte keinen Schaden an!» vielleicht das wichtigste Gebot für zeitgenössische Humanwissenschaftler und Gesundheitsdienstleister sein sollte.

Denise Segura und *Adela de la Torre* dagegen üben in ihrem Beitrag ausführlich Kritik an bestimmten Auffassungen der quantitativen Forschung über die Gesundheit von Latinas in den USA. Im Zentrum ihrer Aufmerksamkeit stehen das statische Wesen empirischer Akkulturationsmodelle und die Art, auf die in solchen Modellen die Eigenverantwortung der Frauen in Bezug auf ein neues Aushandeln und ein neues Erfinden ihrer Identitäten und Gender-Positionen, insbesondere auf Grund von Immigrationserfahrungen geleugnet werden. Noch schlimmer, sie stellen fest, dass die US-amerikanische Gesundheitspolitik eingewanderte Latinas ermutigt, bestimmte «gute» Gesundheitspraktiken, die sie von «zu Hause» mitgebracht haben, aufrecht zu erhalten. Damit verstärkt sie tatsächlich wieder die ausbeutenden und patriarchalischen Elemente einer kulturell idealisierten Weiblichkeit, wie sie in der Ikone der «La Sufrida» zum Ausdruck kommt – dem Sinnbild der bereitwillig für ihre Familie und andere Mitglieder ihrer Gemeinschaft Leidenden. Statt das Bild der «La Sufrida» zu verstärken, decken Segura und de la Torre durch eine Untersuchung neuerer ethnographischer Arbeiten eine ganze Reihe von Gender-Strategien auf, die heute von Latinas eingesetzt werden, um ihr Leben so zu rekonstruieren, dass es in eine neue Richtung weist, eine, die sie selbst als befreiender empfinden. (50) Kulturelle Identitäten sind und waren schon immer fließend und widersprüchlich, aber sie sind keine Ikonen, die man um jeden Preis bewahren muss. Westliche Wissenschaft und Biomedizin stoßen nur allzu leicht in ihrem eigenen Interesse auf patriarchalische Elemente anderer Kulturkreise.

Marjorie DeVault liefert einen weiteren kritischen methodologischen Moment, indem sie behauptet, dass selbst feministische Forscherinnen die so genannten «Frauenberufe» im Bereich der Ernährung (und wir würden den Bereich der Pflege hinzufügen) zu stark vereinfacht und kategorisch abgetan haben. Bei näherer Betrachtung stellt sie fest, dass solche «vermittelnden» oder «untergeordneten» Berufsbereiche sehr viel komplizierter sind, und dass es speziell Bereiche sind, in denen durch die aktive Eigenverantwortung von Frauen, die in ihrem beruflichen Leben unter diversen männlichen und anderen Fuchteln stehen, Revision und Reform in der täglichen Arbeit emporquellen können.

Typischerweise ergreifen Frauen, die in einem Identitätswandel stecken, der ihnen sehr viel Kraft gibt, solche Berufe. Oft verwenden sie ihre neue Stärke, um gefährdete Sozialprogramme durch eine schwierige Zeit zu bringen, neue ins Leben zu rufen und Curricula zu entwickeln, mit denen sie die Agenden anderer zu ihren Gunsten umstürzen. So wie feministische Wissenschaftlerinnen wichtige Nischen für unsere Arbeit – oft in feindlicher Umgebung – geschaffen haben, haben viele Frauen (feministische und andere) in diesen beruflichen Welten gewirkt. (51) Die Arbeit von Segura und de la Torre und die von DeVault fordert Forscherinnen somit auf, der Eigenverantwortung und dem Handeln von Frauen, die ihr privates und berufliches Leben weit entfernt von den Spitzen westlicher Hierarchien führen, mehr Beachtung zu schenken.

2.4.3 Die (Re-)Konstruktion der Erfahrung

In einer Anfangsszene der TV-Serie «Dragnet» sagt Police Detective Jack Webb mit angewidertem Gesichtsausdruck in den Telefonhörer: «Bitte, nur die Fakten, Ma'am.» Seine nasale Stimme trieft dabei vor Verachtung für das Emotionale und das Kontextuelle, die Elemente, die Feministinnen mit ihrer Arbeit zurück in die Humanwissenschaften bringen wollten.[9] *Sharon Traweeks* Aufsatz zeigt, wie bitter die *reinen Fakten* sein können. Wie so vieles können Fakten, insbesondere medizinische Fakten und Erfahrungen, stark vom Gender geprägt sein. Traweek befragt sich selbst und andere, sie greift zurück auf die Biografien einer Kohorte von Freunden und Kollegen, die in Japan, England und in den USA mit den Praktiken der Obstetrik und Gynäkologie in Berührung gekommen sind.

Traweek fragt, wie wir uns auf eine bewusste und klare Weise, jenseits einer Weber'schen «Problemselektion», wieder in unsere Forschung hineinleben und die Forschungsgebiete auswählen können, die uns persönlich am Herzen liegen. Wie können wir schreiben und abseits der Form individueller Memoiren, die zurzeit so populär ist, präsent sein? Indem wir nur die Fakten schreiben und als Leserinnen die Emotionen und Kontexte wieder hinzuaddieren, lautet ihre verblüffende Antwort.

---

9 Anm. d. Übers.: Die TV-Serie «Dragnet» wurde in den USA von 1952 bis 1959 und dann in einer Neuauflage von 1967 bis 1970 gesendet. In Deutschland strahlte die ARD die Serie unter dem Titel «Polizeibericht» in den siebziger Jahren aus.

Ruth Behar erforscht in ihrem Beitrag *The Girl in the Cast* ebenfalls die Verwendung gelebter Erfahrungen. Sie beginnt damit, aus zwei Perspektiven von einem Autounfall zu erzählen, bei dem das Bein der neunjährigen Ruth gebrochen wird: Aus Sicht eines fehlerhaften Zeitungsartikels und aus ihrer Erinnerung. Ein Jahr in einem Gips mit einer Stange in der Mitte, die ihre Beine auseinander hielt und sie zum Sturz brachte, wenn man daran festhielt, ein Jahr, in dem sie immer nur die Bettpfanne benutzen konnte, ein Jahr, in dem ihr Blickfeld durch die optische Beschränkung regelrecht schrumpfte. Doch es war auch das Jahr eines Hauslehrers, «eines Lehrers ganz für mich allein», und eines Bücherstapels auf ihrem Bett; das Mädchen, das dann zur Schule zurückkehrte, hatte sich in eine Englisch sprechende, zukünftige Wissenschaftlerin verwandelt. Ein altes Tagebuch aus dieser Zeit führt Behar und uns Leserinnen auf direkterem Weg zurück in diese Zeit und das frühere Ich. Wir sind umringt von Stücken unserer selbst. Wir werden immer noch mit der Frage konfrontiert, wie wir solche gelebten Erfahrungen aus dem Getto befreien können, denn es sind Erfahrungen, die wir auch in unsere Forschungsgebiete, in unsere Arbeit, einbringen.

Françoise Verges geht in ihrem Aufsatz über *(Post)koloniale Psychiatrie* kritisch mit dem Ich um. Eine ganze Reihe von bestimmten Umständen in der Geschichte der Psychiatrie haben verschiedene «Ichs» und verschiedene Verantwortlichkeiten der «Kultur(en)» postuliert sowie die Schaffung und Auflösung des kolonisierten Ichs verursacht. Trotz der Veränderungen und Infragestellungen innerhalb und außerhalb der Postkolonien widmet sich die postkoloniale Psychiatrie bis heute der Assimilation von Nichteuropäern zu dem, was man für die höchste Stufe der psychologischen Entwicklung hält: dem modernen westlichen «Ich». Globale Hierarchien gibt es im Bereich der Psyche genauso wie auf Märkten.

Verges greift zurück auf die Arbeiten von Monnoni (die erstmals das Augenmerk auf die Psychologie der Kolonisierer richtete), Fanon (die die Psychologie des kolonialen Rassismus erforschte) und Memmi (die die Untersuchung der Psychologie der Kolonisierer fortführte) und untersucht die Arbeit kolonialer männlicher Psychiater auf der Insel Réunion, einem französischen Überseedepartement im Indischen Ozean. Sie stellt einen Fall vor, «in dem verschiedene ethnische Gruppen, die in einer nach Klasse und Rasse unterteilten Gesellschaft leben, pathologisiert werden, Männer werden feminisiert und Frauen dämonisiert», während *gesellschaftliche und ökonomische* Zustände zu *psychiatrischen* Symptomen umgemünzt werden. Letztendlich existieren nichteuropäische Praktiken in der postkolonialen Psychiatrie «nur als Unterstützung der Kritik an westlicher Psychiatrie und nicht innerhalb ihrer eigenen Logik». Die Psychiatrie bleibt zutiefst kolonialistisch. Eine Dämonisierung der Frauen, insbesondere farbiger Frauen, verbreitet sich nur allzu leicht.

2.4.4 Schöne neue Welt? – Reproduktive Regeln

In der heutigen feministischen Theorie wird oft darüber diskutiert, dass die Reproduktion nie im Zentrum der Gesellschaftstheorie stand, dort aber sicherlich hingehört. Dieser Mangel wurde durch eine lange Reihe von Versuchen hervorgerufen, die Wichtigkeit von Frauen, Reproduktion und sogar Verwandtschaft auszulöschen. In neueren feministischen Arbeiten wird dies korrigiert und die Theorie ausgeweitet, indem Colens (1989) Konzept der «schichtabhängigen Reproduktion» darin eingeschlossen wird, das sich auf die Machtverhältnisse bezieht, durch die manche Kategorien von Menschen bei der Reproduktion und beim Großziehen des Nachwuchses ermutigt und unterstützt werden, während andere entmutigt und entmachtet werden. (52) Solche *Ungleichheiten der Reproduktion* (Ginsberg/Rapp, 1995) werden oft als naturgegeben und unvermeidlich dargestellt, womit sie die soziale Schichtenbildung in anderen Bereichen, vor allem in denen der Rasse und Klasse widerspiegeln.

In diesem Buch nehmen eine Reihe von Beiträgen diese theoretische Herausforderung an. [Anm.: Clarke und Olesen beziehen sich auch hier auf das amerikanische Original, dem dieser Artikel entnommen ist.] Sie untersuchen sowohl die materiellen als auch die diskursiven Reproduktionsregeln der neuen Welt und erforschen, inwiefern diese Regeln co-konstitutiv sind. In mancher Hinsicht haben sich diese Regeln dramatisch verändert, während sie in anderen Dingen unverändert und weiterhin tödlich geblieben sind.

Anne Balsamo führt die Reihe an, indem sie die kulturwissenschaftlichen Fragen, die sich hier stellen zusammenfasst: In welchem Verhältnis stehen die «cultural narratives» und die sozialen Bedingungen von Frauen zueinander? Welche materiellen Folgen haben diskursive kulturelle Repräsentationen? Dazu gibt es viele feministische Positionen. Balsamo geht in ihrem Aufsatz der öffentlichen Natur von Schwangerschaften nach und fragt, inwiefern «cultural narratives» über die Beobachtung des schwangeren Körpers heute normativ wirken. Doch viele schwangere Körper werden auf Grund eines mangelnden Zugangs zu medizinischer Pflege gar nicht erst beobachtet. Neue Reproduktionstechnologien werden benutzt um materielle weibliche Körper zu disziplinieren, als wären sie alle potentiell mütterliche Körper und mütterliche Körper, als wären sie alle potentiell kriminell. Balsamo verfolgt diese Themen in einer Analyse von «*The Handmaid's Tale*» als eine spekulative Ethnographie der Gegenwart. Bezeichnenderweise schlägt sie vor, Reproduktionstechnologien als *Formierungen* in und von sich selbst zu betrachten und technologische Formierungen als bestimmte *kulturelle Formierungen*, die somit komplexe feministische Analysen erfordern, in denen den stark voneinander abweichenden Situationen der betroffenen und implizierten Frauen Rechnung getragen wird.

Solche Abweichungen können durch Ansätze der Technoscience beleuchtet werden. Balsamo untersucht den Einsatz der Laparoskopie (eine medizinische Visualisierungstechnologie), die Problemschwangerschaften zu öffentlichen Spektakeln machen kann und dadurch bisweilen Fälle von mütterlicher «Vernachlässigung» konstruiert, indem sie die Verfehlungen der zukünftigen Mütter «zeigt». Crack zu konsumieren war in den achtziger Jahren ganz bestimmt eine Verfehlung, und die von Rassenvorurteilen geprägte Karikatur der Wohlfahrtsmutter wurde verbreitet. (53) Wer mit Hilfe der neuen Reproduktiontechnologien wann und warum beobachtet wird, sind feministische Schlüsselfragen.

Valerie Hartouni benutzt einen Ansatz der Kulturwissenschaften, um drei scheinbar unzusammenhängende kulturelle Produkte zu untersuchen: eine Werbung für Mineralwasser, die eine schwangere weiße Frau zeigt, einen obersten Gerichtshof, der über die Belagerung einer Abtreibungsklinik urteilt und eine CD-ROM mit dem Titel «*Nine Month Miracle*». «Eingebettet in eine Reproduktionslandschaft, die sich im Laufe des letzten Jahrzehnts durch eine Fülle neuer Formen und Praktiken Schritt für Schritt verändert hat, sind diese Texte konstitutive Bestandteile dieser Landschaft.» Hartouni zeigt, wie durch diese Bestandteile bestimmte Formen der Familie, Eltern, Schwangerschaften, Babys, Körper und schließlich auch Welten ermächtigt werden, während andere Formen entmachtet werden. Weitere Produkte des Herstellers von «*Nine Month Miracle*», der A.D.A.M. Software Inc., veranschaulichen Bell Hooks Bedenken in Bezug auf «die Verschiedenheit als Wirtschaftsfaktor» – diese Produkte ermöglichen es den Benutzern, die Rasse der abgebildeten Figuren zu bestimmen, indem sie Haare und Gesichtszüge «anpassen», während der Rest nur farblich retuschiert wird. (54) Das wirklich Neue, was diese drei Kulturprodukte vermitteln, betrifft Gender. Frauen sind natürliche, wenn auch potenziell gefährliche Mütter, Uteri sind öffentliche Räume, und Föten sind nun sprechende Subjekte – in der Werbung, im Gerichtssaal und auf CD-ROMs. Solche Föten sind, natürlich alle weiß, und ihre Mütter sind zum Schweigen verurteilt.

Patricia Hill Collins Aufsatz trägt den Titel *Will the ‹Real› Mother Please Stand Up?: The Logic of Eugenics and American National Family Planning*. Sie stellt darin fest, dass traditionelle Vorstellungen von der idealen Familie im amerikanischen Diskurs auch die Auffassung von «richtiger» Mutterschaft bestimmen und somit National- und Mutterschaftsidentitäten schafft, die zutiefst von Rassenvorurteilen geprägt sind. Dies wiederum nährt eine Eugenik, mit der die Nation «für ihre Gesundheit sorgen» will, und zwar mit Hilfe einer Reproduktionspolitik, deren «social engineering» das Gebären und Großziehen von Kindern bei denen, die als dafür «geeignet» eingestuft werden, steigert und bei den als «ungeeignet» Eingestuften senkt.

Collins behauptet, dass es durch Rasse und Klasse klar voneinander abgegrenzte amerikanische «Nationalfamilien» gibt. Einige davon sind durch politische und ähnliche Diskurse sowie durch die Sozialpolitik privilegiert, während andere über keinerlei Privilegien verfügen und sogar angegriffen werden. Es sind eben doch nicht alle Mütter gleich. In drei untersuchten aktuellen Fällen wurden weiße Familien und Mütter der Mittelschicht als biologisch und kulturell geeignet, also fähig zur Reproduktion wünschenswerter Bürger, angesehen – damit sind sie privilegiert. Weiße Mütter aus der Arbeiterklasse wurden für weniger geeignet befunden – biologisch fähig, aber kulturell weniger geeignet. Sie werden zwar ermutigt, Kinder zu bekommen, erhalten aber weit weniger Unterstützung bei der Erziehung. Afroamerikanische Arbeiterfamilien und Mütter wurden sowohl in biologischer als auch kultureller Hinsicht für ungeeignet gehalten, sie werden entmutigt Kinder zu bekommen und erhalten so gut wie gar keine Unterstützung bei der Erziehung. Nur wenige Mütter lässt man als «richtige» Mütter gelten.

Beth Richie führt uns in ihrem Beitrag auf die nächste Ebene mit ihrer Frage danach, wie makrosoziologische Strukturelemente der Wirtschaftspolitik die mikrosoziologischen Prozesse der Elternschaft strukturieren. Diese Prozesse machen schwarze Mütter der Arbeiterklasse zutiefst empfänglich für eine Stigmatisierung und Marginalisierung als unzureichende Mütter – dabei werden sie nicht nur in den Augen der dominanten weißen Kultur herabgesetzt, sondern auch in den Augen ihrer eigenen Familien und Gemeinden, also in ihrem konkreten Leben sowie in lokalen Diskursen und Praktiken. Der Titel von Richies Arbeit lautet *The Social Construction of the Immoral Black Mother: Social Policy, Community Policing, and Their Effects on Youth Violence.*

Richie dokumentiert darin einen Teufelskreis: Arme schwarze Mütter sind in ihren Erziehungsfähigkeiten durch begrenzte ökonomische und soziale Ressourcen eingeschränkt, deshalb fürchten sie die Vormundschaft über ihre Kinder zu verlieren, was die Kinder ausnutzen können, und sie sind in ihren Gemeinden selbst jugendlicher Gewalt ausgesetzt. Ihre Loyalität gegenüber Familie und Gemeinde macht sie sowohl durch Kritik verletzbar als auch unfähig, sich dagegen zu wehren, ohne selbst die Familie und Gemeinde zu kritisieren – insbesondere was Sexismus betrifft. Und zuletzt: Wenn sie kritisieren und sich aktiv für Gewaltverhinderungsprogramme engagieren, fühlen sich diese Frauen noch isolierter, marginalisierter und gehen ein größeres körperliches Risiko ein.

Weit entfernt von jeglicher Mutteridylle zeigt Richie, wie die Mutterschaft schwarzer Frauen für eine Unmenge von akuten gesellschaftlichen Problemen verantwortlich gemacht wird: pathologische Familien, das Erschöpfen sozialer Ressourcen, das Großziehen ungewollter Kinder, die wiederum eine Bedrohung für die Gesellschaft darstellen. Speziell ihre Mutterschaft wird als radikal anders und pervers beurteilt. (55) Viele Elemente der von Verges beschriebenen Konstruktion der dämonisierten kreolischen Mutter durch die postkolonialistische Psychiatrie auf Réunion sind in populären und «wissenschaftlichen» Diskursen über schwarze Mütter in der Vereinigten Staaten nur allzu lebendig. Rassen- und klassenübergreifend werden Frauen durch Diskurse über zukünftige Mütter und Mutterschaft unterminiert und herabgesetzt. Nur weiße Frauen der Mittelschicht erfahren diskursive Bestätigung und Unterstützung, doch selbst das geschieht oft nur trivialisierend, einseitig und unter Vorbehalten.

2.4.5 Revisions- und Umsturz-Agenden

In gewisser Weise stellt das gesamte Buch[10] Agenden der Revision und des Umsturzes in der Frauengesundheit vor und sollte auch als eine solche verstanden werden. Von Haraways virtuellem Spekulum bis zu Richies Müttern, die in einer gewalttätigen Zeit zu überleben versuchen, tauchen überall Agenden zur Revision von Problemen und zu Revisionsprogrammen auf. Im letzten Abschnitt dieses Buches werden drei speziellere Agenden formuliert.

Zuerst drängt *Sheryl Burt Ruzek* drauf, dass wir die Interessen der Frauen an einer Gesundheitsreform ernsthaft über- und durchdenken sollten. Ihr Aufsatz behandelt einige der komplizierten Kostenfragen und die radikalen Veränderungen in der Bereitstellung von Gesundheitsversorgung, die oben diskutiert wurden. Ruzek gibt dann einen Überblick über die Agenda der Koalition aus feministischen Bewegungen und Frauenbewegungen, die als Antwort auf Pläne der Gesundheitsreform die «Campaign for Women's Health» ins Leben gerufen hat und über hundert Organisationen und 8 Millionen Frauen repräsentiert. Renommierte feministische Gesundheitsaktivistinnen haben gezeigt, dass Frauen zu Gesundheitsthemen sehr schnell mobilisiert werden können.

Doch Ruzek kritisiert auch, dass diese Kampagne für Frauengesundheit der Kostenfrage nicht genug Beachtung geschenkt hat und versicherungstechnische sowie Einkommensunterschiede der Frauen verharmlost hat. Ruzek warnt in Gleichklang mit Hardings (1993: 3) Konzept der «überprivilegierten Eliten», dass einige sehr schwierige Verhandlungen, Kompromisse und sogar Opfer von manchen zurzeit sehr privilegierten Frauen vonnöten sein könnten, um eine gerechtere und gleichmäßigere Verteilung einer primären, präventiven, gesundheitlichen Grundversorgung zu ermöglichen. Einige der zur «boutique medicine» zählenden Leistungen müssen vielleicht gestrichen oder gekürzt werden, will man auf breiter Ebene eine Grundversorgung sichern. Ruzek trifft den wunden Punkt, dass für «boutique medicine» aus eigener Tasche bezahlt werden sollte und dass eine Wahlmöglichkeit in der Gesundheitsversorgung», die über die Grundversorgung hinaus geht, purer Luxus ist – sogar für amerikanische Frauen (s. Kap. 3).

10 Siehe Fußnote 8

Bitter muss *Jennifer Terry* feststellten, dass ihre langjährige Erfahrung in der Erforschung der Geschichte der medizinischen Konstruktion von Lesben sowie lesbischer Gesundheit und Krankheiten, sie nicht auf die Unzulänglichkeiten heutiger biomedizinischer Auffassungen und Praktiken vorbereitet hat. Von lesbisch-feministischer Selbsthilfepolitik in den siebziger Jahren bis zu neuen Formen lesbischen Gesundheitsaktivismus in den Neunzigern beleuchtet Terry sowohl die Kontinuitäten als auch die Veränderungen, in dem was als lesbisch, als Gesundheit und als ein zufrieden stellendes Verhältnis zwischen Aktivismus und Sachverstand aufgefasst wurde.

Terrys zusammenfassende Analyse der Texte lesbischer Gesundheitsaktivistinnen zeigt, in welchen Beziehungen psychologische, physiologische und gesellschaftliche Faktoren zueinander stehen, die zentrale Punkte einer adäquaten Auffassung von lesbischer Gesundheit sind. Die Rückeroberung der Sexualität in den achtziger Jahren war ebenfalls notwendig. (56) Wie Ruzek problematisiert Terry die Frage der Kosten und der Verfügbarkeit von Gesundheitsdienstleistungen in einer Zeit des Abschwungs und merkt an, dass viel von der heute relevanten Arbeit in einer Zeit des Aufschwungs geleistet wurde. Die Herausforderungen durch HIV/Aids, denen sich lesbische und schwule Gemeinden stellen müssen, sowie die Problematik der ausgeprägten Sensibilität von Lesben in Bezug auf das Thema Brustkrebs sind gleichzeitig ausgearbeitet worden. Heute haben wir die Ära der Forschung erreicht, und Lesben beteiligen sich selbst aktiver den je an der Wissensproduktion. (57)

Über die Gesundheit von Frauen mittleren Alters gibt es mehr zu sagen als nur die Menopause, lautet *Nancy Fugate Woods* Hauptargument. Was Coney (1994) als «The Menopause Industry» (58) bezeichnet hat, setzt sich aus allen Akteuren (menschlichen und nichtmenschlichen) der Menopause zusammen: von Frauen mittleren Alters bis zu pharmazeutischer Forschung und Entwicklungswissenschaftlern, Premarin-Tabletten, Ärzten, alternativen Gesundheitsdienstleistern, Herstellern von Slipeinlagen, das «National Institute on Aging» usw. (59) Woods beschäftigen sowohl die diskursiven als auch die materiellen Konsequenzen: Während eine ganze Industrie von den Vorstellungen über die Menopause lebt, beeinflussen diese unbemerkt das Bild, das Frauen von sich selbst und ihren Körpern haben und das auf eine Art, die letztendlich Frauen unterminieren kann.

Die Biomedizin reduziert die Lebensmitte auf die Menopause und die Menopause auf Krankheit und Risikofaktor, und um dies zu beschreiben, schafft die Biomedizin neue Termini der observierenden Medizin, wie zum Beispiel die «Endokrinopathie». In deutlichem Kontrast dazu haben die Studien von Woods und anderen bewiesen, dass sich die Selbstsicht der Frauen grundlegend von diesen Konzeptionen unterscheidet und sogar im Konflikt damit steht. Nur wenige Frauen definierten die Menopause als medizinisches Ereignis, sondern eher als Ende der Perioden und der Fruchtbarkeit sowie als körperliche Veränderung.

In einem Anklang an Martins (1987) frühere Arbeit scheint die Selbstsicht der Frauen sich gegen die biomedizinische Sichtweise zu wehren oder außerhalb dieser Sicht zu stehen. Woods argumentiert, dass wir über diese Phase im Frauenleben neues Wissen produzieren müssen, das unbelastet von alten Kategorien etablierter Theorie und Biomedizin ist.

Zuletzt noch zu «Resisting Closure, Embracing Uncertainties, Creating Agendas». Wir möchten abschließend versuchen, unseren Einsatz für dieses Buch der Diffraktion zu unterziehen und Raum für die Destabilisationen schaffen, die es hoffentlich hervorruft. Wir wünschen uns, dass dieses Buch den konzeptionellen Panzer durchbricht, der unsere Vorstellungen über Leben, Wohlbefinden, Gesundheit, Zufriedenheit und sogar Glücklichsein hat erstarren lassen. Probleme, bei denen es um Frauen, Gesundheit und Heilung geht, sind heute nicht nur praktische Fragen nach dem «Wie» sondern mit wachsender Dringlichkeit auch generelle, soziale, kulturelle und theoretische Fragen nach der Art, in der wir leben und leben wollen sowie nach der Richtung, die nach unseren Vorstellungen der feministische Gesellschaftswandel einschlagen sollte.

2.5 Anmerkungen

1 Val Hartouni, Patti Lather und Lisa Jean Moore gilt besonderer Dank für das schnelle Durchlesen und die konzeptionelle Hilfe bei dieser Einführung.

2 Siehe als weiteres Beispiel Star und Griesemer (1989): «boundary objects» (Grenzobjekte).

3 Das Gute der Praktiken liegt in den Details. Siehe Ruzek et al., 1997; Dan, 1994; Fee/Krieger, 1994; Fogel/Woods, 1994; Moss, 1996; Rosser, 1994; Adams, 1995; Bair/Cayleff, 1993; White, 1990; Apple, 1990; Corea, 1985; Hooks, 1994; de la Torre/Pesquera, 1993; Smith, 1995; Mastroianni et al., 1994a; Bayne-Smith, 1996; Lorber, 1997; McClain, 1989; Olesen/Stacey, 1993.

4 Siehe zu Gender-Themen z. B. Hawksworth, 1997; Annandale/Clark, 1996; Butler, 1990, 1993; Fraser, 1989; Gatens, 1996; McKenna et al., 1997; Visweswaran, 1997; Jaggar und Bordo, 1989.

5 Siehe Carby, 1982; MacNeil/Franklin, 1991; Franklin et al., 1991; Traweek, 1993; Franklin, 1995b; Balsamo, 1996; Gordon, 1995.

6 Wir meinen dies sowohl im Derrida'schen als auch im philosophisch-pragmatischen Sinne einer Implikation durch Involviert-Sein. Praktiken wirken konstitutiv; Opposition ist eine Form des Engagements. Siehe Derrida, 1991; Clarke/Fujimura, 1992; Rorty, 1991; Fraser, 1989.

7 Siehe z. B. Fausto-Sterling, 1993, 1999; Oudshoorn, 1994; Stone, 1991, 1996; Gatens, 1992; Jordanova, 1989; Schiebinger, 1989, 1993; Terry, 1990.

8 Siehe ISNA, 1995–1998; Angier, 1997; Dreger, 1997; Park/Daston, 1995.

9 Siehe z. B. Foucault, 1978; Seidman, 1996; Stone, 1991, 1996; Rubin, 1993.

10 Siehe z. B. Bell, 1994; Clarke, 1998; Duden, 1991; Harding, 1991; Longino, 1990; Jordanova, 1989; Keller, 1995; Martin, 1987; Moscucci, 1990; Oudshoorn, 1994; Schiebinger, 1989, 1993; Stepan, 1986.

11 Siehe oben, Anmerkung 4.

12 Siehe z. B. Rosaldo und Lamphere, 1974. Ortners Aufsatz «Is Female to Male as Nature is to Culture?» darin ist ein Klassiker. In ihrer Aussage, dass Frauen der «Natur» nicht näher sind als Männer, schimmert bereits der Gedanke durch, dass die Natur selbst ein kulturelles Konstrukt ist.

13 Siehe z. B. Carby, 1982; Collins, 1990; Davis, 1990; Hooks, 1992; Hurtado, 1989; Moraga/Anzaldua, 1981; Anzaldua, 1987; Mohanty, 1988; Segura/Pierce, 1993; James/Busia, 1993.

14 Siehe z. B. Richie, 1994, 1996; Hartouni, 1997; Ong, 1995. Ong (1995: 1243) beispielsweise untersucht, inwiefern asiatisch-amerikanische Ärzte und Khmer- Flüchtlinge «gleichermaßen verstrickt sind in das Machtgeflecht aus Kontrolle und Täuschung, Aneignung und Widerstand, Verhandlung und dem Erlernen der biopolitischen Lektion, was es für eine unterprivilegierte asiatische Gruppe bedeuten kann Amerikaner zu werden.»

15 Siehe z. B. Mahoney/Yngvesson, 1992.

16 Zur feministischen qualitativen Forschung siehe Olesen, 1994; Behar, 1996; Lather, 1995; Lather/Smithies, 1997; Visweswaran, 1994, 1997.

17 Siehe Fujimura, 1997; Star, 1991.

18 Feministische Diskursstudien zu Massenmedien wären Hartouni, 1991, 1997; Penley, 1997; Bertin/Beck, 1996.

19 Siehe z. B. Martin, 1987, 1994; Schiebinger, 1989, 1993; Oudshoorn, 1994; Bell, 1995; Bertin/Beck, 1996; Duden, 1991; Franklin, 1995a, 1997; Hammonds, 1994, 1997; Haraway, 1989, 1991, 1997.

20 Zu institutionellen Ethnographie siehe Smith, 1990; Campbell/Manicom, 1995.

21 Zur Verschiedenheit siehe z. B. Barrett, 1987; Gatens, 1992; Rhode, 1990; Scott, 1988; Felski, 1997; Braidotti et al., 1997; Zinn/Dill, 1996; Terry/Urla, 1995. Über die Schaffung von Verschiedenheiten siehe West und Fenstermaker, 1995; Collins et al., 1995. Zu «doing gender» siehe auch West und Zimmerman, 1987.

22 Siehe z. B. Harris, 1993; Littleton, 1987; Minow, 1987; Crenshaw et al., 1995; Matsuda, 1996.

23 Die Themen der ersten Welle des feministischen Aktivismus im frühen 20. Jahrhundert, die von unterschiedlichen Gruppen aufgegriffen wurden, lauteten Geburtenkontrolle und die Gesundheit von Mutter und Kind. Siehe z. B. Chesler, 1992; Marieskind, 1980. Das erste und letzte Programm zu Ansprüchen, die Mütter und Kinder automatisch geltend machen konnten, wurde durch den Sheppard-Towner Act, kurz nachdem Frauen das Wahlrecht bekommen hatten, wirksam und war von 1922 bis 1929 gültig, dann machten es die Konservativen rückgängig.

24 Vor kurzem hat eine der wichtigsten soziologischen Fachzeitschriften eine Liste der zehn einflussreichsten Bücher des letzten Vierteljahrhunderts aufgestellt. «Our Bodies, Ourselves» war neben Werken wissenschaftlicher Größen wie Michel Foucault, Clifford Geertz und Edward Said unter diesen zehn. Siehe auch Seaman, 1969; Ehrenreich/English, 1979.

25 Zu Frauengesundheitsbewegungen siehe Ruzek, 1978, 1980; Dreifus, 1978; Scully, 1980; Simmons et al., 1984; Zimmerman, 1987; Worcester/Whatley, 1988; Avery, 1990; Boston Women's Health Book Collective, 1994; Doyal, 1994; Fee/Krieger, 1994; Norsigian, 1994, 1996; Moss, 1996.

26 Siehe Federation of Feminist Women Health Centers, 1981a, b. Diese sind nur zu bekommen bei The Federation, 633 East Eleventh Ave., Eugene, Oregon 97401 USA (503-344-0966).

27 Für Auflistungen größerer US-amerikanischer sowie anderer nationaler und internationaler Organisationen siehe The Boston Women's Health Book Collective (1992: 709712, 730-732), P. O. Box 192, Somerville, MA 02144 USA (617-625-0271), E-Mail: bwhbc@igc.apc.org. Siehe auch The National Women's Health Network, 514 Tenth St., Suite 400, Washington DC 20004 (202-347-1140).

28 Die letztere Gruppe traf sich 1998 in Kairo und 2000 in San Francisco in der letzten Januarwoche. Informationen zu dem San Francisco Treffen gibt Professor Afaf Meleis MHCAN, Box 0608, UCSF, San Francisco, CA 94143-0608 (415-476-1775), E-Mail: meleis@itsa.ucsf.edu, fax 415-476-6042.

29 Zu Brustkrebs siehe z. B. Altman, 1996 und Belkin, 1996; und zu neueren geschichtlichen Werken über Frauen und den Wohlfahrtsstaat z. B. Abramowitz, 1988; Gordon, 1994; Quadagno, 1994.

30 Umfassende Diskussionen der Situation und Initiativen in den Bundesstaaten sind zu finden bei Mastroianni et al., 1994 a, b; Rosser, 1988, 1994; Dan, 1994; Dickersin/Schnaper, 1996; Ruzek et al., 1997; Benderly, 1997.

31 Siehe Teil I von Dan, 1994.

32 Siehe Riessman, 1983; Figert, 1996.

33 Siehe z. B. Dan, 1994; Fogel/Woods, 1994.

34 Zu neueren Fassungen der Standpunkttheorie siehe Heckman, 1997; Hartsock et al., 1997.

35 Zur Verschiedenheit siehe Anmerkung 21.

36 Siehe z. B. Adams 1995; Bair/Cayleff, 1993; White, 1990; Hooks, 1994; de la Torre, 1993; Smith, 1995.

37 Siehe z. B. Williams, 1995; Williams/Collins, 1995; Gamble/Blustein, 1994; Krieger et al., 1993; Krieger und Fee, 1994.

38 Siehe z. B. Harris, 1993; Crenshaw et al., 1995; sowie Matsuda, 1996.

39 Siehe Terry, 1990; Terry/Urla, 1995; Armstrong, 1995; Lupton, 1994.

40 Siehe z. B. Estes/Binney, 1989; Gordon, 1988; Koenig, 1988.

41 Zu medizinischer Anthropologie siehe Casper/Koenig, 1996; zur Soziologie der Gesundheit und Krankheit siehe Lupton, 1994; Casper/Berg, 1995; zur Geschichte der Medizin siehe Warner, 1995.

42 Siehe z. B. Forsythe, 1992; Bowker/Star, 1994.

43 Zur Biomedizinierung siehe Zola, 1976; Conrad/Schneider, 1980; Riessman, 1983; Estes/Binney, 1989.

44 Siehe z. B. MacFraquhar, 1997. Eine neue Zeitschrift mit dem Titel «The Scientific Review of Alternative Medicine» ist gerade die ersten Male erschienen.

45 Siehe Worcester/Whatley, 1988; Simmons et al., 1984; Ruzek, 1980.

46 Siehe Norsigian, 1994, sowie Teil VII in Ruzek et al., 1997, und Ruzeks Beitrag in diesem Buch.

47 Siehe Herzlich/Pierret, 1986; Crawford, 1985; Lupton, 1994; Armstrong, 1995. Zum Konzept sozialen Leidens siehe Green, 1998.

48 Auch die Geschichte bietet eine interessante Möglichkeit, die Reproduktion der Ungleichheit zu verstehen. David Kertzers (1994) Studie über die Verbindung zwischen Staat und Kirche in Italien und anderen Teilen Europas bis in das 20. Jahrhundert ist dafür exemplarisch. Durch diese Verbindung wurde der erzwungene Kindesentzug bei allein stehenden und anderen Frauen organisiert und sanktioniert, das betraf in manchen Gegenden fast die Hälfte aller Geburten. Arme Frauen wurden gezwungen, in staatlichen/kirchlichen Kinderheimen als Ammen zu dienen, doch die Kindersterblichkeitsrate war sehr, sehr hoch. Das System, so Kertzer, beschützte speziell allein stehende, aber auch verheiratete Männer vor der Belastung durch ungewollte Heirat und Kinder. Heute hat Italien die niedrigste Geburtenrate der Welt.

49 Siehe Marcus, 1995; Visweswaran, 1994.

50 Und solche Bemühungen, Gender neu auszuhandeln, liegen den USA keineswegs fern. Siehe z. B. Adelaida del Castillos (1993) Arbeit über Mexiko. Eine neue Konzeptionalisierung interkultureller Vorgänge siehe bei Heilemann, 1996.

51 Siehe auch Stage, 1997; Tsing, 1993.

52 Zu feministischen Ansätzen zur Reproduktion siehe Ginsberg/Rapp, 1995; Franklin, 1995a, 1997; Clarke, 1995, 1998; Casper, 1994, 1998; Strathern, 1992; Rubin, 1975; Cussins, 1996; Dixon-Mueller, 1993; Greenhalgh, 1995, 1996; Hartouni, 1991, 1997; Kertzer, 1994; Oudshoorn, 1996; Petchesky, 1990; Rothman, 1984; Rapp, 1998; Stanworth, 1987.

53 Siehe auch Young, 1994; Hartouni, 1991.

54 Siehe Moore/Clarke (in Vorbereitung).

55 Siehe auch Roberts, 1995.

56 Siehe auch Rubin, 1993.

57 Siehe z. B. Ponticelli, 1998.

58 Dies ist eine Parallele zu Estes (1979) «The Aging Enterprise» und Clarkes (1998) «reproductive enterprise». Zur Menopause siehe auch Vines, 1994.

59 Wir fassen hier Coney und Woods weiter, um Erkenntnisse der Technoscience-Studien in Bezug auf die fundamentale Wichtigkeit des Nichtmenschlichen mit einzubeziehen. Haraway (1992) und Latour (1993) haben beide bei solchen Neukonzeptionalisierungen Pionierarbeit geleistet und uns daran erinnert, wie sehr es in der materiellen Welt um «Substanz» geht.

2.6 Literatur

Abramowitz, M.: Regulating the Lives of Women: Social Welfare Policy from Colonial Times to the Present. Southend Press, Boston 1988.

Adams, D. L. (ed.): Health Issues for Women of Color: A Cultural Diversity Perspective. Sage, Thousand Oaks 1995.

Alcoff, L.: Cultural Feminism versus Post-Structuralism: The Identity Crisis in Feminist Theory. In: Nicholson, L. J. (ed.): Second Wave: A Reader in Feminist Theory. p. 330–355. Routledge, New York 1997.

Altman, R.: Waking Up/Fighting Back: The Politics of Breast Cancer. Little Brown Company, Boston 1996.

Angier, N.: New Debate over Surgery on Genitals. New York Times, May 13: B7, 1997.

Annandale, E.; Clark, J.: What is Gender? Feminist Theory and the Sociology of Human Reproduction. Sociology of Health and Illness, 18 (1996) 1: 17–44.

Anzaldua, G.: Borderlands/La Fronters: The New Mestiza. Spinsters/Aunt Lute, San Francisco 1987.

Apple, R. (ed.): The History of Women, Health and Medicine in America: An Encyclopedic Handbook. Garland Press, New York 1990.

Arditti, R.; Duelli Klein, R.; Minden, Sh. (ed.): Test Tube Women: What Future for Motherhood? Pandora/Routledge & Kegan Paul, Boston 1984.

Armstrong, D.: The Rise of Surveillance Medicine. Sociology of Health and Illness, 17 (1995) 3: 393–404.

Aronson, N.: Science as Claimsmaking: Implications for Social Problems Research. In: Schneider, J.; Kitsuse, J. (ed.): Studies in the Sociology of Social Problems. p. 1–30. Ablex, Norwood 1984.

Avery, B. Y.: Breathing Life into Ourselves: The Evolution of the National Black Women's Health Project. In: White, E.: The Black Women's Health Book. p. 4–10. Seal Press, Seattle 1990.

Bair, B.; Cayleff, S. E. (ed.): Wings of Gauze: Women of Color and the Experience of Health and Illness. Wyne State University Press, Detroit 1993.

Balsamo, A.: Technology of the Gendered Body; Reading Cyborg Women. Duke University Press, Durham, NY 1996.

Barret, M.: The Concept of Difference. Feminist Review 26 (1987) 29–41.

Barret, M.; Phillips, A. (ed.): Destabilizing Theory: Contemporary Feminist Debates. Stanford University Press, Stanford 1992.

Barroso, C. u. Corea, S.: Public Servants, Professionals and Feminists: The Politics of Contraception in Brazil. In: Ginsberg, F. u. Rapp, R. (Hrsg.): Concerning the New World Order. S. 292–322. University of California Press, Berkley 1995.

Bayne-Smith, M. (Hrsg.): Race, Gender and Health. Sage, Thousand Oaks 1996.

Behar, R.: The Vulnerable Observer: Anthropology that Breaks Your Heart. Beacon, Boston 1996.

Belkin, L.: Charity begins at… The Marketing Meeting, the Gala Event, The Product Tie-In. New York Magazine, December 22, 1996: 40–57.

Bell, S.: Translating Science to the People: Updating the New Our Bodies, Ourselves. Women's Studies International Forum, 17 (1994) 1: 9–18.

Benderly, B. L., for the Institute of Medicine: In Her Own Right: The Institute of Medicine's Guide to Women's Health Issues. National Academy Press, Washington, DC 1997.

Bertin, J. E.; Beck, L. R.: Of Headlines and Hypotheses: The Role of Gender in Popular Press Coverage of Women's Health and Biology. In: Moss, K. L. (ed.): Man-Made Medicine. p. 37–56. Duke University Press, Durham, London 1996.

Blumer, H.: Symbolic Interactionism: Perspective and Method. University of California Press, Berkeley 1993.

Boston Women's Health Books Collective: Our Bodies, Our Selves. New England Free Press, Boston 1970.

Boston Women's Health Books Collective: Our Bodies, Our Selves. Simon and Schuster, New York 1976.

Boston Women's Health Books Collective: The New Our Bodies, Our Selves. Simon and Schuster, New York 1984.

Boston Women's Health Books Collective: Our Bodies, Our Selves. Simon and Schuster, New York 1994.

Bowker, G.; Star, S.L.: Knowledge and Infrastructure in International Information Management: Problems of Classification and Coding. In: Bud-Frierman, L. (ed.): Information acumen. Routledge, London 1994.

Braidotti, R.; Cornell, D.; Ang, I.; Felski, R.: Comment and Response to Felski's «The Doxa of Difference». Signs: Journal of Women in Culture and Society, 23 (1997) 1: 23–46.

Broom, D.H.: Damned if We Do: Contradictions in Women's Health Care. Allen and Unwin, Sidney 1991.

Brown, W.: States of Inquiry: Power and Freedom in Later Modernity. Princeton University Press, Princeton 1995.

Butler, J.: Gender Trouble: Feminism and the Subversion of Identity. Routledge, New York 1990.

Butler, J.: Bodies that Matter. Routledge, New York 1993.

Campbell, M.; Manicom, A. (ed.): Knowledge, Experience and Ruling Relations: Studies in the Social Organization of Knowledge. University of Toronto Press, Toronto 1995.

Carby, H.: White Women Listen! Black Feminism and the Boundaries of Sisterhood. In: Paul Gilroy/The Race and Politics Group (ed.): The Empire Strikes Back. Century Hutchinson Ltd., London 1982.

Casper, M.: Reframing and Grounding Nonhuman Agency: What makes a fetus an Agent? American Behavioral Scientist 37 (1994) 6: 839–856.

Casper, M.: The Making of the Unborn Patient: Medical Work and the Politics of Reproduction in Experimental Fetal Surgery, 1963–1993. Rutgers University Press, New Brunswick, NY 1998.

Casper, M.; Berg, M.: Constructivist Perspectives on Medical Work: Medical Practices and Science and Technology Studies. Science, Technology and Human Values, 20 (1995): 395–407.

Casper, M.; Koenig, B.: Reconfiguring Nature and Culture: Intersections of Medical Anthropology and Technoscience Studies. Medical Anthropology Quarterly, 10 (1996) 4: 523–536.

Chesler, E.: Women of Valor: Margaret Sanger and the Birth Control Movement in America. Simon and Schuster, New York 1992.

Clarke, A.E.: Women's Health over the Life Cycle. In: Apple, R. (ed.): The History of Women, Health, and Medicine in America. p. 3–39. Garland Press, New York 1990.

Modernity, Postmodernity and Human Reproductive Process c. 1890-1990, or «Mommy, Where do Cyborgs Come from Anyway?». In: Hables Gray, C.; Figueroa-Sarriera, H. J.; Mentor, St.: The Cyborg Handbook. p. 139–155. Routledge, New York 1995.

Clarke, A.E.: Disciplining Reproduction: Modernity, American Life Sciences and the «Problems of Sex». University of California Press, Berkeley 1998.

Clarke, A.E.; Fujimura, J.H. (ed.): The Right Tools for the Job: At Work in Twentieth Century Life Sciences. Princeton University Press, Princeton 1992.

Clarke, A. E.; Montini, T.: The Many Faces of RU486: Tales of Situated Knowledges and Technological Contestations. Science, Technology and Human Values, 18 (1993) 1: 42–78.

Clarke, A. E.; Wolfson, A.: Reproductive Rigths Organizing. In: Hansen, K.; Phillipson, I. (ed.): Women, Class and the Feminist Imagination. p. 258–267. Temple University Press, Philadelphia 1990.

Colen, S.: «Just a Little Respect»: West Indian Domestic Workers in New York City. In: Chaney, E. M.; Castro, M. G.: Muchachas No More: Household Workers in Latin America and the Caribbean. Temple University Press, Philadelphia 1989.

Collins, P. H.: Black Feminist Thought: Knowledge, Consciousness and the Politics of Empowerment. Unwin Hyman, Boston, MA 1990.

Collins, P. H.; Maldonado, L. A.; Tagaki, D. Y.; Thorne, B.; Weber, L.; Winant, H.: Symposium on West and Fenstermaker's «Doing Difference». Gender and Society, 9 (1995) 4: 491–513.

Coney, S.: The Menopause Industry: How the Medical Establishment Exploits Women. Hunter House, Alameda, CA 1994.

Conrad, P.: Medicalization and Social Control Annual Review of Sociology, 18 (1992) 209–232.

Conrad, P.; Schneider, J.: Deviance and Medicalization: From Badness to Sickness. C. V. Mosby, St. Louis, MO 1980.

Corea, G.: The Hidden Malpractice: How American Medicine Mistreats Women. Harper Colophon, New York 1985.

Cornell, D.: Gender, Sex and Equivalent Rigths. In: Butler, J.; Scotts, J. (ed.): Feminist Theorize and the Political. p. 280–286. Routledge, New York 1992.

Crawford, R.: A Cultural Account of «Health»: Control, Release and the Social Body. In: McKinley, J. B.: Issues in the Political Economy of Health Care. p. 60–105. Tavistock, London 1985.

Crenshaw, K. et al. (eds.): Critical Race Theory: The Key Writings. New Press/Norton, New York 1995.

Cronon, W. (ed.): Uncommon Ground: Toward Reinventing Nature, Norton, New York 1995.

Cussins, Ch.: Ontological Choreography: Agency Through Objectification in Infertility Clinics. Social Studies of Science, 26 (1996) 575–610.

Dan, A.: Framing Women's Health: Multidisciplinary Research and Practice. Sage, Thousand Oaks, CA 1994.

Davis, A.: Sick and Tired of being Sick and Tired: The Politics of Black Women's Health. Sage, Thousand Oaks, CA 1994. In: White, E.: The Black Women's Health Book. p. 18–26. Seal Press, Seattle 1990.

de Garzia, V.; Furlough, E.: The Sex of Things: Gender and Consumption in Historical Perspective. University of California Press, Berkeley 1996.

de la Torre, A.: Key Issues in Latina Health: Voicing Latina Concerns in the Health Financing Debate. In: Alarcon et al. (ed.): Chiana Critical Issues. p. 157–168. Third Women Press, Berkeley, 1993.

de la Torre, A.; Pesquara, B. (eds.): Building with Our Hands. University of California Press, Berkeley 1993.

del Castillo, A.: Covert Cultural Norms and Sex/Gender Meaning: A Mexico City Case. Urban Anthropology 22 (1993) 3–4: 237–257.

Derrida, J.: A Derrida Reader: Columbia University Press, New York 1991.

De Vault, M.: Feeding The Family: The Social Organization of Caring as Gendered Work. University of Chicago Press, Chicago 1991.

Dickersin, K.; Schnaper, L.: Reinventing Medical Research. In: Moss, K. L. (ed.): Man-Made Medicine. p. 57–78. Duke University Press, Durham, London 1996.

Dixon-Mueller, R.: Population Policy and Women's Rights: Transforming Reproductive Choice. Praeger, New York 1993.

Djerassi, C.: The Politics of Contraception: Birth Control in the Year 2001. W. H. Freeman, San Francisco 1981.

Doyal, L.: Women, Health, and the Sexual Division of Labor: A Case Study of the Women's Health Movement. In: Fee, E.; Krieger, N. (eds.): Women's Health Politics, and Power. p. 61–77, Baywood, Farmingdale, NY 1994.

Doyal, L.: The Politics of Women's Health: Setting a Global Agenda. International Journal of Health Services, 26 (1996) 1: 47–65.

Dreger, A.: Ethical Problems in Intersex Treatment. Medical Humanities Report, 19 (1997): 1.

Dreifus, C.: Seizing our Bodies: The Politics of Women's Health. Vintage/Random House, New York 1978.

Duden, B.: The Women Beneath the Skin: A Doctor's Patients in Eighteen-Century Germany. Harvard University Press, Cambridge 1991.

Edgley, C.; Brisset, D.: Health Nazis and the Cukt of the Perfect Body: Some Polemical Observations. Symbolic Interaction, 3 (1990) 257–280.

Ehrenreich, B.; English, D.: For Her Own Good: 150 Years of the Experts' Advice to Women. Anchor/Doubleday, Garden City 1979.

Eisenberg, D. et al.: Unconventional Medicine in the United States. New England Journal of Medicine, 328 (1993) 246–252.

Epstein, St.: Impure Science: AIDS, Activism and the Politics of Knowledge. University of California Press, Berkeley 1996.

Estes, C.: The Aging Enterprise. Jossey-Bass, San Francisco 1979.

Estes, C.; Binney, E.: The Biomedicalization of Aging: Dangers and Dilemmas. The Gerontologist, 29 (1989) 5: 587–596.

Evans, J.: Feminist Theory Today: An Introduction to Second Wave Feminism. Sage, Thousand Oaks, CA, 1995.

Fausto-Sterling, A.: The Five Sexes. The Sciences, March-April (1993) 20–25.

Fausto-Sterling, A.: Body-Building: How Biologists Construct Sexuality. Basic Books, New York 1999.

Federation of Feminist Women Health Centers: A New View of a Women's Body. Simon and Schuster, New York 1981 a.

Federation of Feminist Women Health Centers: How to Stay Out of the Gynecologist Office. Women to Women Publications, Los Angeles 1981 b.

Fee, E.: Women and Health Care: A Comparison of Theories. In: Fee, E. (ed.): Women and Health: The Politics of Sex in Medicine. Baywood, Farmindale, NY 1983.

Fee, E.; Krieger, N. (eds.): Women's Health, Politics, and Power: Essays on Sex/Gender, Medicine and Public Health. Baywood, Amityville, NY 1994.

Felski, R.: The Doxa of Difference. Signs: Journal of Women in Social and Society, 23 (1997) 1–22.

Figert, A.: Women and the Ownership of PMS: The Structuring of a Psychiatric Disorder. Aldine de Gruyter, New York 1996.

Fine, G. A.: Wild Life: Authenticity and the Human Experienc of «Natural» Places. In: Ellis, C.; Flaherty, M. (eds.): Investigating Subjectivity: Research on Lived Experience. Sage, Thousand Oaks, CA 1994.

Fisher, S.: In the Patient's Best Interest: Women and the Politics of Medical Decisions. Rutgers University Press, New Brunswick, NY 1986.

Fisher, S.: Nursing Wounds: Nurse Practitioners, Doctors, Women Patients and the Negotiation of Meaning. Rutgers University Press, New Brunswick, NY 1995.

Fogel, C. I.; Woods, N. F. (eds.): Women's Health Care: A Comprehensive Handbook. Sage, Thousand Oaks, CA 1994.

Folbre, N.: Who Pays for the Kids? Gender and the Structures of Constraint. Routledge, New York 1994.

Forsythe, D.: Blaming the User in Medical Informatics. Knowledge and Science: The Anthropology of Science and Technology, 9 (1992) 95–115.

Foucault, M.: The Birth of the Clinic. Vintage, New York 1975.

Foucault, M.: Discipline and Punish. Penguin, Harmondsworth, UK 1977.

Foucault, M.: The History of Sexuality. Volume 1: An Introduction. Vintage, New York 1978.

Franklin, S.: Postmodern Procreation: A Cultural Account of Assisted Reproduction. In: Ginsberg, F.; Rapp, R. (eds.): Conceiving the New World Order. p. 323–345. University of California Press, Berkeley 1995 a.

Franklin, S.: Science as a Culture, Culture of Science. Annual Review of Anthropology, 24 (1995b) 163–184.

Franklin, S.: Embodied Progress: A Cultural Account of Assisted Contraception. Routledge, New York, London 1997.

Franklin, S. et al. (eds.): Off-Centre: Feminism and Cultural Studies. Harper Collins Academic, London 1991.

Fraser, N.: Unruly Practices: Power, Discourses, and the Gender in the Contemporary Theory. University of Minnesota Press, Minneapolis 1989.

Fraser, N.: Structuralism or Pragmatics? On Discourse Theory and feminist Politics. In: Nicholson, L. (ed.): Second Wave: An Reader in Feminist Theory. p. 379–395, Routledge, New York 1997.

Fraser, N.; Nicholson, L.: Social Criticism Without Philosophy: An Encounter Between Feminism and Postmodernism. In: Nicholson, L. (ed.): Feminism/Postmodernism, p. 19–38, Routledge, New York 1990.

Fujimura, J. H.: Crafting Science: A Sociohistory of the Quest for the Genetics of Cancer. Harvard University Press, Cambridge, MA 1996.

Gamble, V.; Blustein, B.: Racial Differentials in Medical Care: Implications for Research on Women. In: Mastroianni, A. C., et al. (eds.): Women and Health Research, vol. 1, p. 174–191, National Academy Press, Washington 1994.

Gatens, M.: Power, Bodies and Differences. In: Barret, M.; Phillips, A. (ed.): Destabilizing Theory: Contemporary Feminist Debates. Stanford University Press, Stanford 1992.

Gatens, M.: A Critique of the Sex/Gender Distinction. In: Imaginary Bodies: Ethics, Power and Corporeality. Routledge, New York 1996.

Ginsberg, F.; Rapp, R. (eds.): Conceiving the New World Order: The Global Stratification of Reproduction. University of California Press, Berkeley 1995.

Goffman, E.: The Presentation of Self in Everyday Life. Anchor Doubleday, Garden City, New York 1959.

Gordon, D. A.: Review Essay: Feminism and Cultural Studies. Feminist Studies 21 (1995) 2: 363–377.

Gordon, D. R.: Tenaciuos Assumptions in Western Medicine. In: Lock, M.; Gordon, D. R. (eds.): Biomedicine Examined. Kluwer, Dordrecht 1988.

Gordon, L.: Pitied but not Entitled: Single Mothers and the History of Wellfare. Free Press, New York 1994.

Gordon, L.; Thorne, B.: Our Bodies – Our Selves – A Book by and for Women. Contemporary Sociology: A Journal for Reviews. 25 (1996) 1: 322–325.

Green, L.: Lived Lives and Social Suffering: Problems and Concerns in Medical Anthropology. Medical Anthropoloy Quarterly, 12 (1998) 1: 3–7.

Greenhalg, S. (ed.): Situating Fertility: Anthroplogy and Demographic Inquiry. Cambridge University Press, Cambridge 1995.

Greenhalg, S.: The Social Construction of Population Science: An Intellectual, Institutional and Political History of Twentieth-Century Demography. Comparative Studies in Society and History, 38 (1996) 1: 126–166.

Grossberg, L.; Nelson, C.; Treichler, P. (eds.): Cultural Studies. Routledge, New York 1992.

Hammonds, E.: Black (W)holes and the Geometry of Black Female Sexuality. Differences, 6 (1994) 126–145.

Hammonds, E.: Toward a Genealogy of Black Female Sexuality: The Problematic of Silence. In: Alexander, M. J.; Mohanty, C. T. (eds.): Feminist Genealogies, Colonial Legacies, Democratic Future. Routledge, New York 1997.

Haraway, D.: A Cyborg Manifesto: Science, Technology, and Socialist-Feminism in the Late Twentieth Century. Socialist Review, 80 (1985) 65–107.

Haraway, D.: Primate Visions: Gender, Race, and Nature in the World of Modern Science. Routledge, New York, 1989.

Haraway, D.: Simians, Cyborgs and Women: The Reinvetion of Nature. Routledge, New York 1991.

Haraway, D.: Promises of Monsters. A Regenerative Politics for Inappropriate/d Others. In: Grossberg, L.; Nelson, C.; Treichler, P. (eds.): Cultural Studies. Routledge, New York 1992.

Haraway, D.: Modess_Witness@Second_Millenium. Female Man(_Meets_Oncomouse™ : Feminist and Technoscience. Routledge, New York 1997.

Harding, S.: Whose Science? Whose Knowledge? Thinking from Women's Lives. Cornell University Press, Ithaca 1991.

Harding, S. (ed.): The «Racial» Economy of Science: Toward a Democratic Future. Indiana University Press, Bloomington 1993.

Harris, C.: Whiteness as Property. Harvard Law Review 106 (1993) 8: 1707–1791.

Hartouni, V.: Containig Women: Reproductive Discourse in the 1980s. In: Penley, C.; Ross, A. (eds.): Technoculture. University of Minnesota Press, Minneapolis 1991.

Hartouni, V.: Cultural Conceptions: On Reproductive Technologies and the Remaking of Life. University of Minnesota Press, Minneapolis 1997.

Hartsock, N. et al.: Comment and Response on Hekman's «Truth and Method: Feminist Standpoint Theory Revisited.» Signs: Journal of Women Culture and Society, 22 (1997) 2: 367–402.

Hawksworth, M.: Confounding Gender. Signs: Journal of Women Culture and Society, 22 (1997) 3: 649–685.

Hays, C.: Women's Health Stocks Try to Be Darling Again. New York Times, May 18 (1997) 1, 6.

Heilemann, M.: Storied Health, Embodied Care: Mexican American Women in the Borderlands. Doctoral Dissertation, University of California, San Francisco 1996.

Hekman, S.: Truth and Method: Feminist Standpoint Theory Revisited. Signs: Journal of Women Culture and Society, 22 (1997) 2: 341–365.

Herzlich, C.; Pierret, J.: Illness: From Causes to Meaning. In: Currer, C.; Stacey, M. (eds.): Concepts of Health and Illness. Berg, Leamington Spa 1986.

Hess, D.: Science Studies: An Advanced Introduction. New York University Press, New York 1997.

Hirsch, M.; Keller, E. (eds.): Conflicts in Feminism. Routledge, New York 1990.

Hogle, L.: Bodies as Materials: Culture, Memory and Medical Practice. Rutgers University Press, New Brunswick, NY 1999.

Hooks, B.: Black Looks: Race and Representation. South End Press, Boston 1992.

Hooks, B.: Sisters of the Yam: Black Women and Self-Recovery. South End Press, Boston 1994.

Hurtado, A.: Relating to Privilege: Seduction and Rejection of Subordination of White Women and Women of Color. Signs: Journals of Women in Culture and Society, 14 (1989) 4: 833–855.

ISNA (Intersex Society of North America) 1995–1996: Hermaphrodites with Attitude: A Quarterly Journal. E-Mail: «mailto:info@isna.org. P.O». Box 31791, San Francisco, CA, 94131.

Jagger, A.; Bordo, S. (eds.): Gender/Body/Knowledge: Feminist Reconstruction of Being and Knowing. Rutgers University Press, New Brunswick, NY 1989.

James, St.; Busia, A. (eds.): Theorizing Black Feminism. Routledge, New York 1993.

Jasanoff, S. et al. (eds.): Handbook of Science and Technology Studies. Sage, Thousand Oaks, CA 1995.

Jordanova, L.: Sexual Visions: Images of Gender in Science and Medicine between the Eighteenth and Twentieth Centuries. University of Wisconsin Press, Madison 1989.

Karma-glin-pa: The Tibetan Book of the Dead. Shambhala Press, Boston 1987.

Keller, E.: Gender and Science: Origin, History and Politics. Osiris, 10 (1995) 27–38.

Kelman, S.: The Social Nature of the Definition Problem in Health. International Journal of Health Services, 5 (1975) 4: 625–41.

Kertzer, D. I.: Sacrificed For Honor: Italian Infant Abandonment and the Politics of Reproductive Control. Beacon Press, Boston, MA 1994.

King, K.: Local and Global: AIDS Activism and Feminist Theory. Camera Obscura, 28 (1992) 79–100.

King, K.: Theory in its Feminist Travel: Conversations in U.S. Women's Movements. Indiana University Press, Bloomington 1994.

Koenig, B.: The Technological Imperative in Medical Practice: The Social Creation of a Routine Treatment. In: Lock, M.; Gordon, D. (eds.): Biomedicine Examined. Kluwer Academic, Boston, Dordrecht 1988.

Krieger, N. et al.: Racism, Sexism and Social Class: Implications for Studies of Health, Disease and Well-Being. American Journal of Preventive Medicine, 9 (6, Supplement) (1996) 82–122.

Krieger, N.; Fee, E.: Man-Made Medicine and Women's Health: The Biopolitics of Sex/Gender and Race/Ethnicity. In: Fee, E.; Krieger, N. (eds.): Women's Health, Politics, and Power. Baywood, Amityville, NY 1996.

Lather, P.: The Validity of Angels: Interpretive and Textual Strategies on Researching the Lives of Women with HIV/AIDS. Qualitative Inquiry, 1 (1995) 41–68.

Lather, P.; Smithies, Ch.: Troubling the Angels: Women Living with HIV/AIDS. Westview, Boulder, CO 1997.

Latour, B.: Science in Action: Following Scientists and Engineers through Society. Harvard University Press, Cambridge, MA 1987.

Latour, B.: We Have Never Been Modern. Harvard University Press, Cambridge, MA 1993.

Lewin, E.; Olesen, V. (eds.): Women, Health and Healing: Toward a New Perspective. Methuen/Tavistock, New York 1985.

Littleton, Ch.: Reconstructing Sexual Equality. California Law Review, 75 (1987) 4.

Lock, M.: Cultivating the Body: Anthropology and Epistemologies of Bodily Practices and Knowledge. Annual Review of Anthropology, 22 (1993) 133–55.

Longino, H.: Science as Social Knowledge: Values and Objectivity in Scientific Inquiry. Princeton University Press, Princeton 1990.

Lorber, J.: Gender and the Social Construction of Illness. Sage, Thousand Oaks, CA 1997.

Lorde, A.: Racism, Sexism and Homophobia. In: Sister Outsider: Essays and Speeches. Crossing Press, Trumansburg, New York 1984.

Lupton, D.: Medicine as Culture: Illness, Disease and the Body in Western Societies. Sage, Thousand Oaks, CA 1994.

MacFarquhar, L.: Andrew Weil, Shaman, M.D. New York Times Magazine, August, 24 (1997) 28–31.

Mahoney, M.; Yngvesson, B.: The Construction of Subjectivity and the Paradox of Resistance: Reintegrating Feminist Anthropology and Psychology. Signs: Journal of Women in Culture and Society, 18 (1992) 44–88.

Marcus, G. E.: Ethnography in/of the World System: The Emergence of Multi-Sited Ethnography. Annual Review of Anthropology, 24 (1995) 95–117.

Marieskind, H. I.: Women in Health System: Patients, Providers and Programs. C. V. Mosby, St. Louis, MO 1980.

Martin, B.; Richards, E.: Scientific Knowledge, Controversy and Public Decision-Making. In: Jasanoff, Sh., et al. (eds.): Handbook of Science and Technology Studies. Sage, Thousand Oaks, CA 1994.

Martin, E.: The Women in the Body: A Cultural Analysis of Reproduction. Beacon Press, Boston 1987.

Martin, E.: Flexible Bodies: Tracking Immunity in American Culture from the Days of Polio to the Age of AIDS. Beacon Press, Boston 1994.

Mastroianni, A. C.; Faden, R.; Federman, D. (eds.): Women and Health Research: Ethical and Legal Issues of Including Women in Clinical Studies. Vol. 1. National Academy Press, Institute of Medicine, Washington, DC 1994 a.

Mastroianni, A. C.; Faden, R.; Federman, D. (eds.): Women and Health Research: Ethical and Legal Issues of Including Women in Clinical Studies. Vol. 2: Workshop and Commissioned Papers. National Academy Press, Institute of Medicine, Washington, DC 1994b.

Mastroianni, L.; Donaldson, P.; Kane, Th. (eds.): Developing New Contraceptives: Obstacles and Opportunities. (National Research Council and Institute of Medicine), National Academy Press, Institute of Medicine, Washington, DC 1990.

Matsuda, M.: Where Is Your Body? And Other Essays on Race, Gender and the Law. Beacon, Boston 1996.

McClain, C. (ed.): Women as Healers. Rutgers University Press, New Brunswick, NY 1989.

McKenna, W. et al.: Comment and Reply on Hawksworth's «Confounding Gender». Signs: Journal of Women in Culture and Society, 22 (1997) 686–713.

McNeil, M.; Franklin, S.: Science and Technology: Questions for Cultural Studies and Feminism. In: Franklin, S., et al. (eds.): Off-Centre; Feminism and Cultural Studies. HarperCollins Academic, London 1991.

Minow, M.: When Difference Has Its Home: Group Homes for the Mentally retarded, Equal Protection and Legal Treatment of Difference. Harvard Civil Rights – Civil Liberties Review 22 (1987) 1.

Mohanty, Ch.: Under Western Eyes: Feminist Scholarship and Colonial Discourses. Feminist Review, 30 (1988) 60-88.

Mohanty, Ch.: Feminist Encounters: Locating the Politics of Experience. In: Barret, M.; Phillips, A. (eds.): Destabilizing Theory: Contemporary Feminist Debates. Stanford University Press, Stanford 1992.

Moore, L.; Clarke, A.: Clitoral Conventions and Transgressions: Graphic Representations in Anatomy Texts, c. 1900–1991. Feminist Studies 22 (1995) 255–301.

Moore, L.; Clarke, A.: Sex/Sexuality/Gender in Cyberanatomies: Clicking on Private Parts in Local and Global Formations. In preparation.

Moraga, Ch.; Anzaldua, G. (eds.): This Bridge Called My Back: Writings by Radical Women of Color. Kitchen Table/Women of Color Press, Latham, NY 1981.

Moscucci, O.: The Science of Women: Gynaecology and Gender in England, 1880–1929. Cambridge University Press, Cambridge, UK 1990.

Moss, K. (ed.): Man-Made Medicine: Women's Health, Public Policy and Reform. Duke University Press, Durham, London 1996.

Naples, N.: The «New Consensus» on the Gendered «Social Contract»: The 1987–1988 US Congressional Hearings on Welfare Reform. Signs: Journal of Women in Culture and Society, 22 (1997) 907–45.

Narayan, U.: Contesting Cultures: «Westernization», Respect for Cultures, and Third-World Feminists. In: Nicholson, L. (ed.): Second Wave: A Reader in Feminist Theory. Routledge, New York 1997.

Nelkin, D.: Selling Science: How the Press Covers Science and Technology. W. H. Freeman, New York 1987.

Nicholson, L. (ed.): Feminism/Postmodernism. Routledge, New York 1990.

Nicholson, L. (ed.): Second Wave: A Reader in Feminist Theory. Routledge, New York 1997.

Norsigian, J.: Women and National Health Care Reform: A Progressive Feminist Agenda. In: Dan, A. (ed.): Reframing Women's Health. Sage, Thousand Oaks, CA 1994.

Norsigian, J.: The Women's Health Movement in the USA. In: Moss, K. (ed.): Man-Made Medicine. Duke University Press, Durham, London 1996.

Ogden, J.: Psychosocial Theory and the Creation of the Risky Self. Social Science and Medicine, 40 (1995) 409–15.

Olesen, V. (ed.): Women and their Health: Research Implications for a New Era. U. S.-Department of Health, Education and Welfare, Washington, DC 1975.

Olesen, V.: Feminist Qualitative Research. In: Denzin, N.; Lincoln, Y. (eds.): Handbook of Qualitative Research. Sage, Thousand Oaks, CA 1994.

Olesen, V.; Lewin, E.: Women, Health and Healing: A Theoretical Introduction. In: Olesen, V.; Lewin, E.: Women, Health and Healing: Toward a New Perspective. Methuen/Tavistock, New York 1985.

Olesen, V.; Stacey, M.: Introduction to Special issue on Gender and Health. Social Science and Medicine, 36 (1993) 1–5.

Ong, A.: Making the Biopolotical Subject: Cambodian Immigrants, Refugee Medicine and Cultural Citizenship in California. Social Science and Medicine, 40 (1995) 1243–1257.

Oudshoorn, N.: Beyond the Natural Body: An Archeology of Sex Hormones. Routledge, London 1994.

Oudshoorn, N.: The Decline of One-Size-Fits-All Paradigm, or How Reproductive Scientists Try to Cope with Postmodernity. In: Lyke, N.; Braidotti, R. (eds.): Between Monsters, Goddesses and Cyborgs: Feminist Confrontation with Science, Medicine and Cyberspace. Zed Books. London 1996.

Park, K.; Daston, L.: The Hermaphrodite and the Orders of Nature: Sexual Ambiguity in Early Modern France. GLQ, 1 (1995) 419–38.

Passell, P.: Backlash: In Medicine, Government Rises Again. New York Times, December 7 (1997) 1, 4.

Pauly, Ph.: Essay Review: the Eugenics Industry – Growth or Restructuring? Journal of the History of Biology, 27 (1993) 131–45.

Pearlman, D.: New Journal to Review Alternative Healing. San Francisco Chronicle, January, 6 (1998) A2.

Penley, C.: NASA/Trek: Popular Science and Sex in America. Verso, New York 1997.

Petchesky, R.: Abortion and Women's Choice: The State, Sexuality and Reproductive Freedom. Longman's, New York 1990.

Pickstone, J.: Ways of Knowing: Towards a Historical Sociology of Science, Technology and Medicine. British Journal of History of Science, 26 (1993) 433–458.

Ponticelli, Ch. (ed.): Gateways to Improving Lesbian Health and Health Care: Opening Doors. Hayworth Press, New York 1998.

Prather, J.; Fidell, L.: Sex Differences in the Content and Style of Medical Advertisements. Social Science and Medicine, 9 (1975) 23–26.

Quadagno, J.: The Color of Welfare: How Racism Undermined the War on Poverty. Oxford University Press, New York 1994.

Rapp, R.: Moral Pioneers: Fetuses, Families and Amniocentesis. Routledge, New York 1998.

Ratcliff, K. (ed.): Healing Technology: Feminist Perspectives. University of Michigan Press, Ann Arbor 1989.

Relman A. et al.: Sounding Board: The Changing Climate of Medical Practice. New England Journal of Medicine 316 (1987) 333–342.

Rhode, D. (ed.): Theoretical Perspectives on Sexual Difference. Yale University Press, New Haven 1990.

Richie, B.: Gender Entrapment. In: Dan, A.: Reframing Women's Health. Sage, Thousand Oaks, CA 1994.

Richie, B.: Compelled to Crime: The Gender Entrapment of Battered Black Women. Routledge, New York 1996.

Riessman, C.: Women and Medicalization: A New Perspective. Social Policy, 17 (1983) 3–18.

Roberts, D.: Motherhood and Crime. Social Text, 42 (1995) 99–123.

Rorty, R.: Objectivity, Relativism and Truth. Cambridge University Press, New York 1991.

Rosaldo, M.; Lamphere, L. (eds.): Women, Culture and Society. Stanford University Press, Stanford 1974.

Rosser, S.: Feminism Within the Science and Healthcare Professions: Overcoming Resistance. Athene/Pergamon, New York 1994.

Rosser, S.: Women's Health: Missing from U.S. Medicine. Indiana University Press, Bloomington 1994.

Rothenberg, K.; Thompson, E. (eds.): Women and Prenatal Testing: Facing Challenges of Genetic Technology. Ohio State University Press, Columbus 1994.

Rothman, B.: The Meanings of Choice in reproductive Technology. In: Arditti, R., et al. (eds.): Test-Tube Women: What Future for Motherhood? Pandora Press/Routledge and Paul Keegan, Boston 1984.

Rubin, G.: The Traffic in Women. In: Reiter, R.: Toward an Anthropology of Women. Monthly Review Press, New York 1975.

Rubin, G.: Thinking Sex. In: Abelove, H., et al. (eds.): The Lesbian and Gail Studies Reader. Routledge, New York 1993.

Ruzek, Sh.: The Women's Health Movement: Feminist Alternatives to Medical Control. Praeger, New York 1978.

Ruzek, Sh.: Medical Response on Women's Health Activities: Conflict, Cooptation and Accomodation. Research in the Sociology of Health Care, 1 (1980) 335–354.

Ruzek, Sh.; Olesen, V.; Clarke, A. (eds.): Women's Health: Differences and Complexities. Ohio State University Press, Columbus 1997.

Schiebinger, L.: The Mind Has No Sex? Women in the Origins of Modern Science. Harvard University Press, Cambridge, MA 1989.

Schiebinger, L.: Nature's Body: Gender in the Making of Modern Science. Beacon Press, Boston 1993.

Scott, J.: Deconstructing Equality-Versus Difference, or the Uses of Post-Structuralist Theory of Feminism. Feminist Studies, 14 (1988) 33–50.

Scott, J.W.: Experience. In: Butler, J.; Scott, J.W. (eds.): Feminists Theorize the Political. Routledge, New York, London 1992.

Scully, D.: Men Who Control Women's Health: The Miseducation of Obstetrician-Gynecologists. Houghton Mifflin, New York 1980.

Seaman, B.: The Doctor's Case Against the Pill. Doubleday, New York 1969.

Segura, D.; Pierce, J.: «Chicana/o Family Structure and Gender Personality: Chodrow, Familism and Psychoanalytic Sociology Revisited.» Signs: Journal of Women in Culture and Society, 19 (1993) 62–91.

Seidman, St.: Queer Theory/Sociology. Blackwell, Cambridge 1996.

Simmons, R.; Kay, B.; Regan, C.: Women Health Groups: Alternatives to the Health Care System. International Journal of Health Services, 14 (1984) 619–634.

Smith, D.: The Conceptual Practices of Power. Northeastern University Press, Boston 1990.

Smith, S.: Sick and Tired of Being Sick and Tired: Black Women's Health Activism in America, 1890–1950. University of Pennsylvania Press, Philadelphia 1995.

Spivak, G.; Rooney, E.: «In A Word»: Interview. In: Nicholson, L. (ed.): Feminism/ Postmodernism. Routledge, New York 1997.

Stage, S.: Rethinking Home Economics: Women and the History of a Profession. Cornell University Press, Ithaka, New York 1997.

Stanworth, M. (ed.): Reproductive Technologies: Gender, Motherhood and Medicine. University of Minnesota Press, Minneapolis 1987.

Stanworth, M.: Birth Pags: Conceptive Technologies and the Threat to Motherhood. In: Hirsch, M.; Keller, E. (eds.): Conflicts in Feminism. Routledge, New York 1990.

Star, S.: Simplification in Scientific World: An Example from Neuroscience Research. Social Studies of Science, 13 (1983) 208–226.

Star, S.: Power, Technologies and the Phenomenology of Conventions: On Being Allergic to Onions. In: Law, J. (ed.): A Sociology of Monsters: Essays on Power, Technology and Domination. Routledge, New York 1991.

Star, S.; Griesemer, J.: Institutional Ecology, «Translations» and Boundary Objects: Amateurs and Professionals in Berkeley's Museum of Vertebrate Zoology, 1907–1939. Social Studies of Science, 19 (1989) 387–420.

Stepan, N.: Race and Gender: The Role of Analogy in Science. Isis, 77 (1986) 261–77.

Stone, S.: The Empire Strikes Back: A Posttranssexual Manifesto. In: Epstein, J.; Straub, K. (eds.): Body Guards: The Cultural Politics of Gender Ambiguity. Routledge, New York 1991.

Stone, S.: The War of Desire and Technology at the Close of the Mechanical Age. MIT Press, Cambridge, MA 1996.

Strathern, M.: Reproducing the Future: Essays on Anthropology, Kinship and the New Reproductive Technologies. Routledge, New York 1992.

Terry, J.: Lesbians under the Medical Gaze: Scientists Search for Remarkable Differences. Journal of Sex Research, 27 (1990) 317–39.

Terry, J.; Urla, J. (eds.): Deviant Bodies: Critical Perspectives on Difference in Science and Popular Culture. Indiana University Press, Indiana 1995.

Traweek, Sh.: An Introduction to Cultural and Social Studies of Sciences and Technologies. Culture, Medicine, and Psychiatry, 17 (1993) 3–25.

Tsing, A.: In the Realm of the Diamond Queen: Marginalities in Out of the Way Places. Princeton University Press, Princeton 1993.

Vines, G.: Raging Hormones: Do They Rule Our Lives? University of California Press, Berkeley 1994.

Visweswaran, K.: Defining Feminist Ethnography. Inscriptions, 3/4 (1988) 27–44.

Visweswaran, K.: Fictions of Feminist Ethnography. University of Minnesota Press, Minneapolis 1994.

Visweswaran, K.: Histories of Feminist Ethnography. Annual Review of Anthropology, 26 (1997) 591–621.

Warner, J.: The History of Science and the Sciences of Medicine. Osiris, 10 (1995) 164–193.

Watson-Verran, H.; Turnbull, D.: Science and Other Indigenous Knowledge Systems. In: Jasanoff, Sh., et al. (eds.): Handbook of Science and Technology Studies. Sage, Thousand Oaks, CA 1995.

West, C.: Reconceptualizing Gender in Physician/Patient Relationship. Social Science and Medicine, 36 (1993) 57–66.

West, C.: Routine Complications: Troubles with Talk Between Doctors and Patients. University of Indiana Press, Bloomington 1984.

West, C.; Fenstermaker, S.: Doing Difference. Gender And Society, 9 (1995) 8–37.

West, C.; Zimmerman, D.: Doing Gender. Gender and Society 1 (1987) 125–51.

White, E. (ed.): The Black Women's Handbook. Seal Press, Seattle 1990.

Williams, D. (ed.): Special Issue on Racism and Health. Ethnicity and Disease, 5, 1995.

Williams, D.; Collins, Ch.: U. S. Economic and Racial Differences in Health. Annual Review for Sociology, 21 (1995) 349–86.

Williams, R.: Key Words. Oxford University Press, New York 1985.

Worcester, N.; Whatley, M.: The response of the Health Care System to the Women's Health Movement: The Selling of Women's Health Centers. In: Rosser, S. (ed.): Feminism within the Science and Health Care Professions, Athene/Pergamon, New York 1988.

Young, I.: Punishment, Treatment, Empowerment: Three Approaches to Policy for Pregnant Addicts. Feminist Studies, 20 (1994) 33–57.

Zimmerman, M: The Women's Health Movement: A Critique of Medical Enterprise and the Position of Women. In: Hess, B.; Feree, M. (eds.): Analyzing Gender: A Handbook of Social Science Research. Sage, Newbury Park, CA 1987.

Zinn, M.; Dill, B.: Theorizing Difference From Multiracial Feminism. Feminist Studies, 22 (1996) 321–31.

Zola, I.: Medicine as an Institution of Social Control. Sociological Review, 20 (1976) 487–504.

3 Vergangenheit und Zukunft der Gesundheitsreform

Sheryl Burt Ruzek

3.1 Überdenken feministischer Ideologien und Aktionen [11]

Da die öffentlichen Bedenken hinsichtlich der medizinischen Versorgung in den USA wachsen, lehnt die Mehrheit der Wahlberechtigten Kürzungen der öffentlichen Gesundheitsausgaben, speziell für die Armen, Alten und Kinder ab. Die derzeitigen offenen Diskussionen darüber, wie Kosten kontrolliert, Qualität gesichert und der Zugang zum Gesundheitssystem erleichtert werden können, bleiben im Morast der Parteipolitik und in ideologischem Treibsand stecken. Die öffentlichen Diskussionen darüber, wie die Gesundheitsversorgung neu belebt und geordnet werden könnte, die schon während Clintons Bemühungen um eine Gesundheitsreform 1993 bis 1994 hätten stattfinden sollen, sind immer noch nicht in Gang gesetzt worden. (Skocpol, 1996: 183–187).

Der Weg, der die allgemeine Zugänglichkeit zum Gesundheitssystem verfehlte, ähnelte sehr der Erfahrung von Alice im Wunderland bei der Teeparty des Hutmachers. So wie die rote und die weiße Königin der amerikanischen Öffentlichkeit überschwänglich versprachen, dass die Gesundheitsreform gleichzeitig Kosten einspare, den Zugang erleichtere und die Qualität aufrechterhalte – ganz ohne «rationierte Versorgung» – schwankten die Partygäste zwischen Skepsis und Verwirrung. Mittlerweile vergifteten Interessengruppen die Teekannen, und Politiker sagten ihre Teilnahme bei der Teeparty ab. Die nationale Enttäuschung schien dadurch gemildert, dass dem Land ein Gesundheitssystem erspart blieb, das wahrscheinlich noch schlechter gewesen wäre, als die Gesundheitsversorgung, die zumindest einige Menschen hatten. Aber die Teeparty war nicht wirklich vorbei – sie wurde nur anders gefeiert.

---

11 Anm. d. Hrsg.: Dieser Text wurde von Ruzek in den neunziger Jahren verfasst. Mit dem «Ende des Jahrhunderts» bezieht sie sich also auf das Ende des 20. Jahrhunderts.

Wir müssen wissen, was schief gegangen ist – und wir müssen sorgfältig die Bedingungen analysieren, welche die einzige westliche Demokratie ohne staatliche Gesundheitsabsicherung in die Lage versetzt, den allgemeinen Zugang zur öffentlichen Gesundheitsversorgung zu gewährleisten. Wenn dieses tatsächlich feministische Priorität hat, eine der Fragen ist, die alle Frauen grundsätzlich betrifft, müssen wir einige fundamentale Annahmen über die Rolle, die Auswahlmöglichkeiten und individuelle Überzeugungen bei der Gestaltung des nationalen Gesundheitsplans spielen, überdenken. Ich glaube, dass einige feministische Ideen und Ideologien nicht kompatibel damit sind, eine allgemeine Zugänglichkeit zur Gesundheitsversorgung zu erreichen. Entweder formulieren wir diese Ideologien neu, oder wir geben die leeren Worthülsen gegenüber weniger privilegierten Frauen in der amerikanischen Gesellschaft auf.

Um langfristige Problemlösungen für den Zugang zum Gesundheitssystem zu finden, wird es erforderlich sein, die Ideologien, die individuelle Wahlmöglichkeiten zum höchsten Gut im Gesundheitswesen erheben, zu überdenken oder sogar aufzugeben. Genauso müssen wir möglicherweise den Nutzen von Gesundheitsmodellen überdenken, die eine Schlüsselkomponente bei der Beschaffung von Gütern, wie z. B. das individuelle Recht, ausblenden, und man muss die Verantwortlichkeit gegenüber dem Wert der Güter und anderer Leistungen vergleichend abwägen. Individualität und Wahlmöglichkeiten sind in den Begriffen des westlichen Feminismus tief verankert. Sie waren die kritischen Punkte bei der Ausweitung reproduktiver Rechte, erweiterter Möglichkeiten in der Geburtshilfe und dabei, z. B. den Eltern ein Entscheidungsrecht zu geben und umfassend informiert zu werden, um ein Mitbestimmungsrecht bei der Behandlung zu haben. So nützlich individuelle Wahlmöglichkeiten in diesen Bereichen auch sein mögen, können diese wirklich so wichtig sein, dass nationale Gesundheitssysteme darauf aufbauen? Gibt es nicht andere kollidierende oder konkurrierende Prinzipien, die gleiche oder größere Beachtung verdienen? Wird ein marktorientiertes Gesundheitsmodell es schaffen, die Ansatzpunkte des Zugangs und der Gleichheit anzusprechen? Inwieweit stehen Individualität und Auswahlmöglichkeit im Konflikt mit dem gesellschaftlichen Bedarf, einen einfachen, finanzierbaren Versorgungsstandard für alle bereitzustellen?

Der Misserfolg von Clintons Bemühungen um eine Gesundheitsreform stürzte die Liberalen in eine ideologische Krise, da sie gezwungen waren, mit Gewalt Alternativlösungen zu den staatlichen «großen Lösungen» für die Lösung sozialer Bedürfnisse zu finden. Wenn die Liberalen in der Lage sind, ihre Bedürfnisse zu überdenken, dann können auch Feministinnen darüber nachdenken, ob ihre Forderung nach uneingeschränkten Wahlmöglichkeiten der wichtigste Grundsatz sein sollte, auf dem die Struktur des Gesundheitssystems aufbaut.

In diesem Kapitel wird argumentiert, dass feministische Forderungen nach breiterer Zugänglichkeit und verbesserter Qualität so lange nicht erreichbar sind, bis anerkannt wird, dass die dringende Notwendigkeit der Kostenreduktion, ein bestimmtes Maß an Rationierung und einige Abstriche bezüglich der individuellen Wahlmöglichkeiten integraler Bestandteil der feministischen Gesundheitsreform sein sollten.

Das schnell wachsende Gesundheitssystem hat sich im Zuge des Misserfolgs der nationalen Gesundheitsreform so unangemessen und kostenintensiv entwickelt, dass es neue Reformbemühungen geben wird, besonders in Anbetracht des wachsenden Kostendrucks infolge der immer älter werdenden Bevölkerung. Die Unzufriedenheit der Verbraucher wächst ebenso wie die Demoralisierung innerhalb der medizinischen Berufsgruppen. Auch wachsen die Bemühungen, regulierend einzugreifen, um sich möglicherweise gewerkschaftlich zu organisieren. Einige Analytiker zweifeln daran, dass eine weit reichende Reform möglich ist, denn die politische Institution Amerikas spielen die verschiedenen Parteien gegeneinander aus (Steinmo/Watts, 1995). Zurzeit bezweifelt niemand, dass nationale Bemühungen unternommen werden müssen, um Medicare[12] und Medicaid[13] zu verbessern und der Zunahme der Zahl der Nicht- und Unterversicherten entgegenzuwirken.

Um für die nächste Runde der Reform gerüstet zu sein, müssen Vertreterinnen einer feministischen Gesundheitspolitik einen Rahmen für die Neugestaltung der Gesundheitsversorgung entwickeln – einen Rahmen, der die Defizite von Clintons Gesundheitsreform ausgleicht und sich auch gegen solche Ideologien richtet, die tatsächlich mit einer generellen Zugänglichkeit nicht kompatibel sind.

3.2 Eine Nation im Streit

Skocpol (1996) behauptet, dass Clintons Bemühungen, den Versicherungsschutz auf alle Amerikaner auszuweiten, wie ein Bumerang zurückkam. Dies zeigte sich in einer ideologischen Kampagne der Wähler gegen das Vermächtnis des «New

---

12 Medicare ist das staatlich finanzierte US-Krankenversicherungsprogramm, das speziell die Kosten für Krankenhausbehandlung und medizinische Versorgung für über 65-jährige, Nierenpatienten und einige Behinderte übernimmt. Die Mitglieder bezahlen einen monatlichen Beitrag. Die Behandlung erfolgt durch bestimmte Krankenhäuser und Ärzte, die am Programm teilnehmen. Parallel dazu gibt es ein Privatversicherungsprogramm, Medigap, das als Zusatzversicherung zu Medicare fungiert.

13 Medicaid ist ein gemeinsames Programm der US-Bundesregierung und der Bundesstaaten, mit dem die stationäre Krankenhausbehandlung und medizinische Versorgung für all diejenigen Personen unter 65 Jahren finanziert wird, die an oder unterhalb der offiziellen Armutsgrenze leben. Die Berechtigungskriterien und die Leistungspalette variieren von Staat zu Staat und können auch Kosten beinhalten, die nicht von Medicare getragen werden.

Deal». In diesem parteipolitischen Abgrund liegt die Unsicherheit, inwieweit Akteure im Gesundheitswesen, nicht nur Politiker, bereit sind, hochgehaltene Überzeugungen über den Wert der Gesundheitsversorgung, verglichen mit anderen sozialen Gütern zu überprüfen. Im Grunde ging es in der Gesundheitsdebatte darum, ob es weise wäre, den Handlungsspielraum der Regierung in der Gesundheitsversorgung auszuweiten. Außerdem zeigten sich strukturelle Grenzen bei der Reform eines Systems, in dem Interessengruppen Schlüsselrollen spielen (Steinmo/Watts, 1995).

Die Reformdebatten der Clinton-Ära setzten zwei verschiedene Dialoge in Gang – einen über Kostenreduktion, den anderen über Zugänglichkeit. Die Diskussionen über die Versorgungsqualität verdeckten die Kriterien der geschlechts- und klassenspezifischen Unterschiede (1). Was in der nationalen Gesundheitsreform falsch lief, zeigte sich nicht nur in einer gegen die Regierung gerichteten Kampagne und einem exzessiven Einfluss von Interessengruppen, sondern auch in «blinden Flecken», sowohl bei denen, die die Kostenreduktion vertraten als auch bei denen, die die Zugänglichkeit verbessern wollten. Diese idealen Stereotypen der Beteiligten sind starke Vereinfachungen, bieten aber eine nützliche Basis für das Verständnis der Vergangenheit.

Seit Jahren warnten Befürworter der Kostenreduktion – meistens männliche Wirtschaftler und Gesundheitssystemanalytiker – den Kongress, die Ärzte und jeden der sonst zuhören wollte, dass die Kostenexplosion der Gesundheitsversorgung nicht länger tragbar sei. Im Allgemeinen verstanden Politiker dies und nahmen unter dem Druck der Wähler diese letzte Reformrunde zum Anlass, um Kosten zu reduzieren. Vertreter einer breiteren Zugänglichkeit, in der Regel Frauen, Feministinnen, Vertreter des Verbraucherschutzes und des öffentlichen Gesundheitswesens, nutzten die Gunst der Stunde und setzten sich nicht nur für die Sicherstellung einer allgemeinen Zugänglichkeit, sondern auch für deren Ausweitung hin zu einer sehr viel breiteren gesundheitlichen Versorgung ein, als selbst die umfassendsten Gesundheitspläne dies überhaupt berücksichtigen konnten. Sowohl diejenigen, die sich für eine Kostenreduktion einsetzten, als auch diejenigen, die sich für eine bessere Zugänglichkeit engagierten, umgingen eine widersprüchliche, aber wesentliche Frage: Wie können Kosten, Qualität und Zugänglichkeit in Einklang gebracht werden?

Politiker verstanden nur zu gut, dass die Ausweitung des Versicherungsschutzes auf mehr Personen die Gesamtkosten erhöhen und nicht erniedrigen würde, solange keine effektiven Mechanismen zur Kostenreduzierung griffen – eine Situation, die sowohl einem sozialen als auch politischen Suizid gleichkam.

Feministinnen und Akteurinnen anderer Interessengruppen erweiterten ihren Anspruch, ohne zu bedenken, wie das wachsende Servicepaket, das als wünschenswert erachtet wurde, bezahlt werden sollte. Sowohl die Gesundheitsakteure als auch die allgemeine Öffentlichkeit scheinen nicht bereit zu sein, die sozialen

Konsequenzen einer Überinvestition in medizinische Güter und Leistungen auf Kosten öffentlicher Investitionen in die Erziehung, die Berufsausbildung, die Wohnraumbeschaffung, das Transportwesen und die ökonomische Entwicklung zu betrachten – die materielle Basis der Lebens- und Arbeitsbedingungen, die die Gesundheit tatsächlich beeinflussen. Kosten sind ein unliebsames Thema für Feministinnen und für Anhänger eines kostenintensiven, ineffizienten, gebühren-finanzierten Gesundheitssystems, das Gier und Profit Vorschub leistet. Während der Ära von Clintons Gesundheitsreform weigerten sich einige Feministinnen, die Notwendigkeit der Kostenreduktion zu diskutieren, mit dem Argument, dass die Verteidigungsausgaben reduziert werden könnten und sollten, um die Gesundheitsversorgung zu bezahlen. Dieses Argument eröffnet die Diskussion darüber, wie viel wir zurzeit im Vergleich zu anderen Industrienationen für die medizinische Versorgung ausgeben.

Die überzogene Darstellung des Problems als eine Wahl zwischen Verteidigungs- und Gesundheitsausgaben, lenkt die Aufmerksamkeit von wesentlichen Fragen ab, die das Gesundheitssystem plagen. Für Feministinnen ist es an der Zeit, sich mit den notwendigen, trockenen Details der Kostenreduktion auseinander zu setzen.

3.2.1 Gründe für Kostenreduktion im Gesundheitswesen

Während der letzten drei Jahrzehnte ist der Anteil des Bruttosozialproduktes (BSP), der für die Gesundheitsversorgung aufgewendet wurde dramatisch gestiegen.[14] Mittlerweile geben die USA pro Person weit mehr als jedes andere Land für Gesundheitsversorgung aus, dennoch gelingt es nicht, alle Frauen mit einer Krankenversicherung zu versorgen. Im Jahre 1993 betrugen die Gesundheitsausgaben der USA pro Kopf 3.331 Dollar oder 3.785 Euro, mehr als das Zweifache anderer Industriestaaten (2). Paul Starr argumentiert, dass langsames ökonomisches Wachstum und Widerstand gegen höhere Steuern nicht dazu beitragen, den Profit des Gesundheitssektors effektiv zu beeinflussen.

Die steigenden Kosten der Gesundheitsversorgung haben außerdem die verfügbaren Ressourcen für andere öffentliche Investitionen, wie Straßen, Brücken und wirtschaftliche Entwicklungsprojekte, stetig reduziert. Zwischen 1945 und 1952 wurden annähernd 7% der öffentlichen Mittel dafür investiert. In den achtziger Jahren verringerten sich die öffentlichen Investitionen auf knapp über 1% der öffentlichen Mittel (Starr, 1994: 12). Bei der momentanen Rate werden sie

---

14 Anm. d. Bearb.: In Deutschland beträgt der Anteil der Gesundheitsversorgung am BIP 8,3 % (Spiegel Almanach, 2002).

gegen Null gehen, ausgerechnet zu einer Zeit, in der der Anteil der arbeitenden Bevölkerung in Relation zur nicht erwerbstätigen Bevölkerung unter 18 Jahren und über 65 Jahren abnimmt. Im Jahre 1950 gab es 16,6 Arbeiter auf jede Person, die Sozialversicherungsleistungen erhielt. Bis 1990 hatte sich diese Zahl auf 3,4 Arbeiter verringert, und Hochrechnungen ergaben, dass 2010 nur noch 2,9 Arbeiter auf jeden Sozialversicherungsfall kommen. Sowohl die Rücklagen der Sozialversicherung als auch das Vermögen von Medicare werden am Anfang des nächsten Jahrhunderts erschöpft sein. Wie soll mit so wenig Erwerbstätigen pro Rentner das öffentliche Sicherheitsnetz weiter bestehen (Bronfenbrenner et al., 1996: 251–253)? Wie soll auf der Basis dieses demografischen Wandels ökonomisches Wachstum gewährleistet sein?

Die meisten Ökonomen betrachten reduzierte öffentliche und private Investitionen als kritisches Hindernis für ökonomisches Wachstum. Solche Investitionen schaffen Arbeitsplätze, die wiederum die materiellen Ressourcen der Gesundheit bereitstellen – Nahrungsmittel, Unterkünfte, Schulen, öffentliche Einrichtungen. Seit 1965 hat sich die Art der Ausgaben deutlich verändert. Damals gaben die USA 6 % des Bruttosozialproduktes (BSP) für die Erziehung, 6 % für die Gesundheitsversorgung und 7,5 % für die Verteidigung aus. Bis 1994 verringerten sich die Militärausgaben auf unter 6 %, für die Erziehung wurden etwas über 7 % ausgegeben, aber für die Gesundheitsversorgung verdoppelte sich der Anteil auf über 14 %, und für das Jahr 2000 wurde der Anteil auf 18 oder mehr Prozent des BSP vorhergesagt. Diese dramatische Änderung der nationalen Ausgaben geschieht ohne die öffentliche Diskussion über die nachteiligen Langzeitauswirkungen für die Gesellschaft (Starr, 1994: 14).

Wenn die sich abzeichnende Krise der Leistungen im sozialen Netz ignoriert wird, dann werden Veränderungen lediglich hinausgezögert. Wenn diese jetzt durchgeführt werden, können massive Leistungskürzungen innerhalb der nächsten zehn Jahre vermieden werden.

Es ist Zeit, dass feministische Schulen mehr tun, als nur das System zu kritisieren. Wir müssen Lösungen für die sozialen, ethischen und ökonomischen Herausforderungen finden, denen alle Industrienationen bei der Neustrukturierung des Gesundheitssystems gegenüberstehen. Die Neustrukturierung ist notwendig, um eine ständig alternde Bevölkerung zu versorgen. Da diese Bevölkerungsgruppe in Industriestaaten überproportional weiblich ist und weil Frauen im Verlauf ihres Lebens viele verschiedene Gesundheitsversorgungsbedürfnisse haben, werden feministische Perspektiven zu einer Neustrukturierung des Gesundheitsversorgungssystems dringend benötigt (3). Die Überarbeitung feministischer Forderungen nach Individualität, Auswahlmöglichkeit, Kostenreduktion und Rationierung können lebensnotwendige Schritte in Richtung eines effektiven Wandels öffentlicher Politik sein. Diese kritische Betrachtung drängender Fragen der Gesundheitsreform und einiger feministischer blinder Flecke bei der Bekämpfung der

Reform will dazu beitragen, dass Feministinnen ihre wichtigsten Grundsätze überdenken. Das könnte einen wichtigen Beitrag zur öffentlichen Diskussion in der nächsten Runde der Gesundheitsreform darstellen.

3.2.2 Öffentlich-private Fragen zur Kostenexplosion

Die versteckten Ausgaben der medizinischen Kostenexplosion bleiben unsichtbar, weil wir es, wie ich annehme, problematisch finden, unsere eigenen individuellen Auswahl- und Entscheidungsmöglichkeiten mit ihren kumulativen, gesamtgesellschaftlichen Konsequenzen genau zu betrachten. Es ist viel einfacher, über neue Biotechnologien zu rätseln oder zu analysieren, als darüber wie die Einschränkung von Kostenerstattungen, die Wahl des Gesundheitsdienstleisters oder die Erstattungspolitik sich auf soziale Ungleichheiten auswirken.

Wir müssen die Konsequenzen von Handlungen näher betrachten, die weitestgehend mit unseren eigenen Interessen übereinstimmen. Dies wird ideologisch als individuelles Recht und Wahlfreiheit untermauert. Die Balance zwischen den Wünschen und Bedürfnissen einiger Frauen und den Wünschen und Bedürfnissen aller Frauen stellt eine Herausforderung an den derzeitigen Feminismus dar. Ziel ist es, eine gemeinsame Basis für eine breitere, allgemeine Zugänglichkeit zur Gesundheitsversorgung zu schaffen. Diese Absicht, dieser schwierige Balanceakt zwischen Rechten und Verantwortlichkeit ist kein exklusiv feministisches Problem. Da viele Zweige des Feminismus soziale Gerechtigkeit und Gleichheit und die Fähigkeit von Frauen, kritische Fragen an die Gesundheitsreform zu richten, gefordert haben, schafft es die Möglichkeit, die Theorie und Ideologie in der Praxis zu beweisen. Am Ende dieses Jahrhunderts scheint die amerikanische Gesellschaft in einer Form von Individualismus gefangen zu sein, der scharfe öffentliche Diskussionen dadurch vermeidet, dass er viele moralische Fragen als individuelle Wahlmöglichkeiten betrachtet (Dougherty, 1996: 28–29).

Wenn Feministinnen soziale Veränderungen voranbringen wollen, müssen wir (als Feministinnen) kritische Fragen dazu stellen, was Frauen sowohl als Individuen, als auch als Nutznießerinnen der Gesellschaft benötigen. Feministische Ideologien, die alles beinhalten und Forderungen, gesundheitliche und medizinische Versicherungsleistungen auf alle Frauen über die Grenzen von Klassen und Ethnien hinaus auszudehnen sind nur dann glaubwürdig, wenn sie erreichbar sind.

Auf der Forderung nach genereller Zugänglichkeit zu beharren, ohne die Steuerausgaben zu berücksichtigen, während ein solcher Versicherungsumfang gesetzlich verankert wird oder man dazu bereit ist, ein gewisses Maß an Komfort oder Wahlmöglichkeit als Bedingung für einen breiteren Zugänglichkeit aufzugeben, lässt eine Dissonanz zwischen Ideologie und Handlung entstehen.

Erwerbstätige Feministinnen wissen wie andere Arbeitnehmer auch oft nicht, wie viel Angestellte für ihren Krankenversicherungsschutz zahlen müssen – in größeren Betrieben im Durchschnitt ca. 3.600 Dollar bzw. rund 4.090 Euro. Zwischen 1991 und 1994 stiegen die laufenden Kosten der Krankenversicherung für eine Arbeitnehmerstunde durchschnittlich um 7,4 %. Viele kleine Unternehmen (in denen zum größten Teil Frauen und «people of color» arbeiten) waren gegen Clintons Gesundheitsreformpläne, weil sie für solche Leistungen ohne entsprechende Subventionen nicht aufkommen konnten. Sowohl im öffentlichen, wie auch im privaten Sektor gibt es enorme Ungerechtigkeiten im medizinischen Versicherungsschutz, der von den Arbeitgebern angeboten wird. Im Jahre 1994 beliefen sich die Kosten medizinischer Leistung zwischen 0,90 Dollar oder 1,01 Euro pro Arbeitnehmerstunde für Nichtgewerkschaftsmitglieder (156 $ bzw. 177 pro Monat) und 2,09 Dollar oder 2,38 Euro pro Arbeitnehmerstunde für Gewerkschaftsmitglieder (362 $ bzw. 411 pro Monat). Die Kosten der medizinischen Versicherung für staatliche und kommunale Verwaltungsangestellte beliefen sich auf 1,95 Dollar bzw. 2,22 Euro pro Arbeitnehmerstunde (340 $ bzw. 386 pro Monat) (National Center for Health Statistics 1996: 247).

Diese dramatischen Unterschiede bezüglich der Medizinleistung stellen einen Anreiz für Arbeitgeber dar, sich aus gewerkschaftlich organisierten Regionen zurückzuziehen, staatliche Leistungen zu privatisieren oder Arbeitnehmer als Saisonarbeiter oder in Teilzeit zu beschäftigen. Um Kosten für Medizinleistungen zu vermeiden, kündigen Arbeitgeber in den USA ihren Arbeitnehmern. Dies führt zu einem Kostenanstieg des öffentlichen Beitrags zur Krankenversicherung und dazu, dass Versorgungsleistungen nicht rückerstattet werden. Wenn Medizinleistungen nicht durch irgendeine Art der Einzelversicherung von der Erwerbstätigkeit getrennt werden, werden wir weiterhin Arbeitsplätze verlieren, vor allem Jobs für weniger qualifizierte Arbeiter.[15] Ohne Arbeitsplätze können wir unsere Gemeinden nicht unterhalten; ohne anständig bezahlte Arbeit sind Arbeitnehmer nicht in der Lage, ihre Familien zu ernähren.

Aus diesem Grund müssen feministische Analysen nicht nur Frauenbenachteiligungen detailliert beschreiben, sondern auch berücksichtigen, dass arbeitgeberfinanzierte Gesundheitsleistungen für Familien und Gemeinden langfristig nachteilig sind (auch hier sind Frauen stark betroffen).

Die Beteiligung der Arbeitgeber an der Krankenversicherung ist rückläufig, weil sie den besser verdienenden Arbeitnehmern (sowohl Frauen als auch Männern) einen unsichtbaren Steuervorteil verschafft. Aus der ökonomischen Isolation resultiert, dass diese Nutznießer des besten Arbeitnehmer-Gesundheitsversicherungsschutzes die beste medizinische Versorgung einfordern; sie selbst

---

15 Anm. d. Hrsg.: wovon hauptsächlich Frauenarbeitsplätze betroffen sind

bezahlen nur wenig für die Versorgung und sehen auch keinen Grund, sparsam zu sein. So wie Arbeitgeber sich gegen die Kostenexplosion im Gesundheitswesen auflehnen, verlieren Arbeitnehmer bezüglich Anbietern und Produktwahl die Übersicht, während Arbeitgeber, Versicherungen und Ärzte die Gewinne in die Tasche stecken (Morreim, 1995).

Dennoch, Ungerechtigkeiten in Gesundheitsleistungen institutionalisieren zusätzlich soziale Ungleichheiten, die nur behoben werden können, wenn die Krankenversicherung vom individuellen Arbeitgeber unabhängig ist. Irgendeine Form von staatlichem Gesundheitsversicherungsschutz muss in den nächsten Jahrzehnten in Angriff genommen werden.

3.2.3 Steigende Medicare- und Medicaid-Kosten

Während des letzten Jahrzehnts ist die Zahl der Frauen und Männer gestiegen, die vom öffentlichen Versicherungssystem – speziell Medicaid – abhängig sind. Zwischen 1984 und 1994 ist der Anteil der Bevölkerung, der von Medicaid erfasst wurde, von 5 % auf 8,6 % aller Männer unter 65 Jahren und von 7,1 % auf 11,7 % aller Frauen unter 65 Jahren gestiegen (National Center for Health Statistics 1996: 260). Im Jahre 1994 gab es insgesamt 35,1 Millionen Medicaid-Begünstigte und 36,9 Millionen Medicare-Mitglieder (National Center for Health Statistics 1996: 263–265). Anders als Arbeitnehmer, die von dem Wohl ihrer Arbeitgeber abhängen, sind Medicare- und Medicaid-Versicherte von Politikern abhängig – diese besetzen Schlüsselpositionen in der Gesundheitsversorgungsindustrie. Die Ausgaben in beiden Programmen werden weithin als außer Kontrolle angesehen (4).[16] Die Regierung kommt zurzeit für ein Drittel aller medizinischen Leistungen auf, und der Kongress behauptet weiterhin, solange man keine dramatischen Modifizierungen in beiden Systemen vornehme, sei niemand in der Lage, das notwendige Wachstum an Serviceleistungen im nächsten Jahrhundert zu gewährleisten. Niedriglohnarbeiter müssen 1,45 % ihres Gehaltes an Medicare abtreten, dies verschafft vielen Älteren einen Vorteil, die schon ein beträchtliches Einkommen haben, während Arbeiter kaum noch für ihren eigenen und den Lebensunterhalt ihrer Familien aufkommen können.

Im Jahre 1993 erreichten die Medicare-Ausgaben 146 Millionen Dollar bzw. 166 Millionen Euro – 8 % des Gesamtbudgets – und voraussichtlich werden sie steigen (U. S. Office of Management and Budget, 1996: 9) (5). Weil die Bevölkerung altert, sehen sich sowohl Medicare als auch Medicaid enormem finanziellen

---

16 Anm. d. Bearb.: Insgesamt ist den Deutschen ihre Gesundheit über 2,556 Mrd. Euro wert. Die Ausgabe der deutschen Krankenversicherer für Gesundheit betrugen im Jahr 2001 907,25 Mio. Euro (Spiegel Almanach, 2002).

Druck ausgesetzt. In nur fünf Jahren, von 1988 bis 1993, haben sich die Kosten der Medicaid-Leistungen fast verdoppelt – von 51 Millionen Dollar (58 Mio.) auf 101 Millionen Dollar (114,8 Mio.) – primär auf Grund steigender Mitgliederzahlen, Inflation medizinischer Preise, steigender Ausgaben pro Leistung und durch die Ausweitung des national vorgeschriebenen Versicherungsschutzes.

Momentan sind zwei von drei Personen, für die Medicaid aufkommen muss, ältere Menschen oder Behinderte (einschließlich einer geschätzten Rate von 40 % aller Versorgungsleistungen für Menschen mit Aids). Medicaid ist der größte Einzelposten im staatlichen Budget, wobei der Staat seine Ausgaben für Bildung und Gesundheit reduziert hat (6). Die Medicaid-Situation ist teilweise sehr komplex, weil Mittelklassefamilien einen Weg gefunden haben, Vermögenswerte auf Verwandte zu übertragen, um das Vermögen «zu verringern» und so Anspruch auf einen durch Medicaid finanzierten Altenheimplatz zu haben.

Diese Vorgehensweise führt dazu, dass der Staat Millionen von Dollar für Personen zahlt, die auch ohne finanzielle Unterstützung in der Lage wären, ihren Aufenthalt in einem Pflegeheim zu finanzieren (Ginzburg, 1994). Die «Kaiser Commission on the Future of Medicaid» (HMO) folgerte, dass es isoliert betrachtet ein Fehler sei, allein die Medicaid-Krise zu bewältigen. Vielmehr ist die reale Krise der steigende Bedarf einer Krankenversicherung für die Armen und Behinderten, explodierende Gesundheitsversorgungskosten und die steuerlichen Nöte der Regierung» (ebd.: 37).

Medicare und Medicaid, beides Programme, die überproportional mehr Frauen versichern, werden in den nächsten beiden Jahrzehnten dramatisch umstrukturiert werden. Einkommensungerechtigkeiten bedeuten für junge Menschen mit niedrigem Gehalt teilweise ungleiche Zugangsmöglichkeiten zum Gesundheitssystem; regressive Besteuerung von wenig- und mittelverdienenden Familien, macht es den Arbeitern unmöglich, selbst für ihre eigene medizinische Versorgung aufzukommen, während sie durch Steuerabgaben für Serviceleistungen anderer aufkommen müssen.

Wie wollen Feministinnen dazu beitragen, dieses riesige Sozialprogramm und die steuerrechtlichen Strukturen zu modifizieren? Werden Werte, die über individuelle Auswahlmöglichkeiten hinausgehen, im öffentlichen Dialog über die unvermeidliche Umstrukturierung des sozialen Sicherheitsnetzes eine Rolle spielen?

3.3 Strategien zur Kosteneindämmung

Trotz der weit reichenden Übereinstimmung, dass Kosten für die Gesundheitsversorgung gekürzt werden müssen, herrscht erhebliche Uneinigkeit über verschiedene inhaltliche Faktoren. Die Experten sind sich uneins, wie sehr die Zahl der Rechtsverstöße, die älter werdende Bevölkerung, die Verbraucheransprüche, die Ausweitung des Versicherungsschutzes, Arzthonorare, allgemeine administrative Kosten und technologische Entwicklungen zur medizinischen Kosteninflation beitragen. Die Forschung hat gezeigt, dass mehr als ein Viertel der medizinischen Versorgung von zweifelhaftem oder fragwürdigem Nutzen für die Patienten ist (Davis, 1993: 289). Einige Befürworter der Kosteneindämmung haben durch Regulationen erfolglos versucht, die Kosten zu kontrollieren, sie betrachten den Marktwettbewerb und die systemweite Berichterstattung über finanzielle Anreize als einzige Wege, um die Kosten zu kontrollieren.

In der Theorie kann die Kosteninflation kontrolliert werden, indem sich finanzielle Anreize verschieben, sodass Ärzte und Krankenhäuser finanziell dafür belohnt werden, weniger zu tun (in der Vergangenheit lohnte es sich, mehr zu tun). Patienten sorgen sich aber darum, dass sie gut versorgt werden. Während das traditionelle «fee-for-service» (Honorar für Leistung) oder Versicherungspläne tatsächlich für Frauen das Risiko einer Überbehandlung bergen, bringt Managed Care das Risiko einer Unterversorgung mit sich (7). Inwieweit gewisse Serviceleistungen geeignet sind oder nicht, ist nicht leicht abzuschätzen.

Ein gut funktionierendes Managed-Care-System lieferte vielen Frauen qualitativ gute medizinische Versorgung. Tatsache ist, obwohl Health Maintenance Organizations (HMOs) mehr präventive Screeningmaßnahmen anbieten, z. B. Brust- und Zervixkrebs früher diagnostizieren und unnötige chirurgische Eingriffe einschließlich Hysterektomien und Kaiserschnitten reduzieren – wurden medizinische Exzesse lange Zeit durch Feministinnen und andere angeprangert (8).[17] In der sich schnell verändernden Welt der Managed Care berichteten Frauen auch von beträchtlicher Unzufriedenheit mit ihren Ärzten und deren Gesundheitsplänen (Bernstein, 1996; Collins, 1996).

Ärzte, Versicherungen und andere Interessengruppen ebenso wie die Medien verschmähten Managed Care, ohne zwischen Behandlungsstrategien von hoher Qualität und solchen zu unterscheiden, die ihren schlechten Ruf verdienen. Für Frauen, die verantwortungsvollere Entscheidungen treffen wollen, erfordert eine qualitativ hochwertige Versorgung, dass sie in der Lage sind, die Unterschiede zwischen «Jekyll-» und «Hyde-»Plänen, wie Clancy und Brody (1995) es nannten, zu benennen, unabhängig davon, was deren Anbieter – Health Maintenance Organizations (HMOs), Independent Practice Organizations oder Anbieternetzwerke – erzählen. Der «Jekyll-»Plan ermutigt zu langfristigen Beziehungen zwischen Patienten und Anbietern von Primary Care und schafft somit einen kulturellen Rahmen, der Unterstützung für eine kosteneffektive Versorgung bietet. Im

17 Anm. d. Übers.: Health Maintanance Organisation, die u. a. auch Versicherte des Medicaid-Programms versorgt. HMOs haben Verträge mit den dafür zuständigen Bundesstaaten und erhalten für ihren Versorgungsauftrag meist Prokopfpauschalen.

Gegensatz dazu basieren «Hyde-»Pläne auf kleinen Netzwerken medizinischer Anbieter, die sich gegenseitig ausspielen, um die Kosten zu reduzieren und den Profit an die Aktionäre zurückzugeben. Diese Fee-for-service-Pläne, bei denen von vornherein Abstriche gemacht werden, beschränken den Zugang zu einigen Kassenärzten, die bereit sind, Netzwerkpatienten für ein geringeres Honorar als gewöhnlich zu akzeptieren.

Befürworter der Marktreform argumentieren, dass Patienten die Kontrolle über ihre eigenen Planungsmöglichkeiten, basierend auf einem Preis-Leistungs-Vergleich wiedergewinnen sollten. Das System der finanziellen Anreize für Patienten wird skeptisch betrachtet, weil versicherte Patienten, solange sie finanzielle Konsequenzen für medizinische Entscheidungen vermuten, nicht motiviert sein werden, nach der Angemessenheit und Notwendigkeit medizinischer Maßnahmen zu fragen (Morreim, 1995).

Auf der praktischen Ebene wurden verschiedene Optionen vorgeschlagen. Medizinische Sparkonten (Medical Saving Accounts/MSAs), bei denen Patienten ihre lebenslänglichen Zuweisungen[18] selbst einteilen können, macht in der Theorie aus dem Patienten einen klugen Verbraucher, der für alles, außer für katastrophenbedingte oder große medizinische Ausgaben, direkt bezahlt. Dies wird von den Befürwortern der Kosteneindämmung gerne gesehen, ähnlich wie bei den Kfz-Versicherungen, die sich darum bemühen, absehbare hohe Kosten durch einen geringen Anspruch zu beseitigen (9). Für diejenigen, die nicht in der Lage oder unwillens sind, diese Kosten zu tragen, wird erwartet, dass Managed-Care-Pläne und speziell HMOs weiterhin attraktiv bleiben. Mit diesen Plänen möchte man einen Weg finden, Verbraucherinteressen mit den Strategien zur Kosteneindämmung zu verbinden. Diskussionen darüber, wie sich die Interessen der Verbraucher mit den Strategien verbinden lassen, verdienen erhöhte Aufmerksamkeit. Einige Vorschläge beinhalten Rückerstattungen oder «Bonuspunkte», die für einen zukünftigen Gebrauch angespart werden könnten. Einige Formen des finanziellen Anreizes können eher zu- als abnehmen, die Inanspruchnahme von Präventivmaßnahmen und Nachsorge wird durch Gutschrift oder Bonuspunkte honoriert. Patienten, die mehr Service wollen, als in den Leitlinien festgelegt ist – z. B. Zusatzleistungen, die als «Mehrgebrauch» definiert sind, der einen Kostenfaktor bei Routinemaßnahmen darstellt – können diesen durch Einsatz ihrer gesammelten Bonuspunkte finanzieren. Dies ist ein System, in dem kluge Menschen belohnt werden, aber es ist keine Barriere, um an medizinische Versorgung zu gelangen. Im Gegensatz zu Plänen, die Co-Finanzierungen und Rabatte enthalten, werden Menschen zwischen medizinischer Versorgung und Lebensmitteln oder anderen Notwendigkeiten wählen, wenn sie Versorgung benötigen.

18 Anm. d. Übers.: im Sinne von Bonuspunkten

Theoretisch könnten schwer kranke Patienten von der leichteren Zugänglichkeit zu Leistungen profitieren, wenn nicht gesündere Patienten die Ressourcen durch nicht notwendige Versorgung aufbrauchten (Morreim, 1995: 5–11).

Die am häufigsten genannte Sorge ist, dass solche Pläne die medizinische Versorgung in Systeme für Reiche und Arme unterteilen wird. Dieses ignoriert das Ausmaß des Problems. Während es einfach ist, über die relativen Vorteile des einen Wiedererstattungssystems gegenüber dem anderen zu reden, bleibt die Frage nach der Notwendigkeit verschwommen. Verfechter der Zugänglichkeit haben nach wie vor ein unrealistisches Bild der Medizin (Morreim, 1995), nämlich das Bild eines artesischen Geldbrunnens, der niemals versiegen wird. Ärzte und Patienten teilen problematische Werte und Überzeugungen, die einer Überprüfung bedürfen. Diese beinhalten Überzeugungen wie: Mögliche Gesundheitsversorgungen sollten niemals aus Geldmangel abgelehnt werden. Oder: Die individuelle Zahlungsfähigkeit ist für die Art und den Level der Versorgung, der erreicht werden könnte, nicht relevant. Ärzte sollten niemals Versorgungskompromisse eingehen, um Geld zu sparen, es sei denn, der Patient zahlt selbst, und es ist im Allgemeinen besser, zu viel zu tun, als zu wenig (Morreim, 1995).

Aus der Marktperspektive betrachtet sieht es aus, als glaubten die Menschen, Gesundheitsversorgung sei eine kostenfreie Dienstleistung (zumindest für sie selbst) und sie hätten ein uneingeschränktes Recht, die beste medizinische Versorgung zu beanspruchen. So wird der Blick gepflegt, dass das System Kosten sparen sollte (Havighurst, 1992; Reinhardt, 1992). Wenn wir danach fragen würden, was ein Gesundheitsplan anbieten sollte, würden die Konsumenten «Alles» sagen (Azavedo, 1994).

3.3.1 Verbrauchervisionen von Gesundheitsdienstleistungen

In dem Gedränge um die Gesundheitsreform versuchen Gruppen des Verbraucherschutzes einschließlich feministischer Organisationen, nahezu alles in einen nationalen Gesundheitsplan hineinzupressen. Ist die Vorstellung von einem artesischen Brunnen tief in feministischen Ideologien verankert?

Die Kampagne der Frauengesundheit zeigt klar die wichtigsten Verbraucherwünsche – und das begrenzte Wissen darüber, wie kritisch sich die Kostendämpfung auf den Versicherungsschutz eines Jeden auswirkt.

Die Kampagne wurde von der Older Women's League gesponsert, eine anerkannte Organisation, die sich während der Emanzipationswelle in den sechziger Jahren gründete. Angeführt von Anne Kasper, einer feministischen Gesundheitsbefürworterin und politischen Analytikerin, konnte sie für die Kampagne die Teilnahme von hundert Organisationen gewinnen, die mehr als acht Millionen Frauen repräsentieren. Gruppen, die sich der Kampagne anschlossen, repräsentierten Frauen aus allen Berufen und Schichten – Liberale, Konservative, Professionelle, Aktivistinnen und viele Anhängerinnen unterschiedlicher Religionen. Der Zusammenschluss dieser unterschiedlichen Gruppen festigte ihre Zustimmung zu den Prinzipien des umfassenden Versicherungsschutzes, gleiche Zugänglichkeit, eindeutige umfassende Leistungen, Verantwortlichkeit und Schutz der Bürgerrechte, eine breite Spanne von Anbietern und Rahmenbedingungen und die Unterstützung für eine nationale Frauengesundheitsforschung (10). Dass diese Kampagne in der Lage ist, so verschiedene Vereinigungen einzubeziehen, unterstreicht das Ausmaß weiblicher Unzufriedenheit mit dem amerikanischen Gesundheitssystem – und die dringende Notwendigkeit, es zu ändern.

Diese Kampagne zeigte auch, dass bestimmte Frauengesundheitsfragen so bedrückend sind, dass Frauen aus einem weitem gesellschaftlichen Spektrum ihre Verschiedenheit überwinden, um eine gemeinsame Vision von einer Gesundheitsversorgung, die den Bedürfnissen aller Frauen besser gerecht werden könnte, zu artikulieren und zu verfolgen. Größtenteils wurde diese breit angelegte Aktion dadurch erreicht, dass die Ungerechtigkeiten bezüglich der Einkommen von Frauen und der Zugänglichkeit zur Gesundheitsversorgung und dem Beharren auf dem Mythos des «artesischen Brunnens» vertuscht wurden.

Das modellhafte Leistungspaket der Kampagne forderte umfassende Leistungen, die notwendig oder angemessen für die Erhaltung oder Verbesserung für die Förderung von Frauengesundheit sind, einschließlich der vollen Bandbreite medikamentöser Therapien, die sich als sicher und effektiv in der Frauengesundheitsversorgung gezeigt haben. Im Speziellen bestanden die Forderungen nach einem umfassenden Screeningprogramm, der Überprüfung des Gesundheitsstatus und einem breiten Spektrum an Beratungsleistungen, zu häuslicher Gewalt, HIV, Behandlungsmethoden, Reproduktionsmedizin, Entbindungspflege und die Langzeitversorgung bei chronischen Erkrankungen und Behinderungen.

Ein herausragender Aspekt des Modellleistungspaketes war die Forderung, eine viel breitere Spanne von Gesundheitsanbietern in den Versicherungsschutz aufzunehmen, als in den meisten Gesundheitsplänen vorgesehen ist. Die Leistungen von niedergelassenen Krankenschwestern, Hebammen, Sozialarbeitern und Chiropraktikern, ambulant angebotener Gesundheitsversorgung und spezialisierten Therapeuten, unter verschiedensten Rahmenbedingungen von privaten Büros bis zu Schulkliniken, von Geburtszentren bis zu Langzeitpflegeeinrichtungen sollten eingeschlossen werden (Campaign for Women's Health, 1993). Ein solches Leistungspaket würde einen massiven Einsatz von Ressourcen im primären und präventiven Leistungsbereich erfordern, im Speziellen für psychotherapeutische, alternative und helfende Dienste, die zurzeit von den meisten Gesundheitsversorgungsplänen nicht finanziert werden (11). Die Finanzierung des größeren Versicherungsschutzes wurde durch die Kampagne nicht geklärt (12).

Es ist deshalb schwierig, eine offene Diskussion über die Art der Kostenreduktion anzustoßen, weil Frauen sowohl Konsumentinnen als auch Anbieterinnen von Gesundheitsversorgung sind und diese Interessen konfligieren. Die zerbrechliche Allianz zwischen Ärztinnen, Krankenschwestern und Pflegehelferinnen hätte leicht zerstört werden können, wenn die Ungerechtigkeiten in Lohn und Gehalt für die verschiedenen Gesundheitsberufe debattiert worden wären.

Trotzdem hätte der Anspruch nach einer weiteren und größeren Auswahl von GesundheitsanbieterInnen zu einer Vision weiterentwickelt werden können, wie Frauen davon profitieren, wenn sie in der Lage wären, die Gesundheitsversorgung von weniger überteuerten professionellen Anbietern zu erhalten.

Solange Interessengruppen weiterhin meinen, die medizinische Versorgung käme aus einem artesischen Brunnen, solange werden sie sich gegen eine direkte Kostenabrechnung und gegen die Notwendigkeit, den Versicherungsschutz zu begrenzen, wehren. Politiker, die Kosteneinsparungen vornehmen müssen, könnten verständlicherweise wünschen, den Kontakt mit Interessengruppen aus der Angst heraus zu vermeiden, dass diese Gruppen wachsende Ansprüche «anmelden» und sie dann das Ganze würden «managen» müssen.

Ironischerweise sehen sich einige feministische Gruppen mit etablierten, angesehenen Managed-Care-Organisationen auf einer Linie, wenn man ihre langjährige Forderung nach evidenzbasierten Behandlungen betrachtet, eine Sichtweise, die das Potenzial für sinnvolle Kostenreduzierungen in sich birgt.

3.3.2 Die verschobene Nationale Gesundheitsreform

Weder Politiker noch die Kampagne für Frauengesundheit fanden sozial und politisch akzeptable Wege, um das Ausmaß des Versicherungsschutzes festzulegen oder die Kosten zu begrenzen. Dies wurde von der League of Women Voters (1994) als «eine der kontroversesten Fragen in der Gesundheitsdebatte beschrieben». Aber der Tod der nationalen Gesundheitsreform verschob nur die harten Entscheidungen, die in Zukunft getroffen werden müssen – Entscheidungen, die es erfordern werden, die Weltanschauung des «artesischen Brunnens» aufzugeben. Während die Politiker versuchten, die Kosten zu kontrollieren und die Konsumenten ein stetig wachsendes Leistungsangebot forderten, liefen die Versicherungen und Gesundheitsanbieter in eine Sackgasse und verfolgten (losgelöst) ihre eigenen Zielvorstellungen.

Es war klar, dass Kosten eingespart werden müssen, und die Versicherungen, Krankenhäuser und Ärzte verpflichteten sich selbst, zu beweisen, dass sie es auch alleine, ohne die «mächtige Hand der Regierung», schaffen können. Wie würden sie es umsetzen? Durch aggressive Fusionen und Akquise – Kaufen von Krankenhäusern und Arztpraxen, das Ablehnen von Verträgen mit Monopolisten, das

Abstecken von Territorien und den Aufbau von Allianzen und Partnerschaften, um eine echte Integration zu erreichen. Ein geregelter Wettbewerb, der von der Öffentlichkeit und von Politikern abgelehnt wurde, entwickelte sich zu einem ungeregelten Wettbewerb – dieses trug zur allgemeinen Unzufriedenheit bei.

3.3.3 Konsum und Verbraucherschützer

In den vielen Monaten des Kampfes um eine nationale Gesundheitsreform vergaßen die Systemplaner, danach zu fragen, wie die vorgeschlagenen Veränderungen mit den Werten im Widerspruch liegen und wie die Veränderungen, die die individuellen Auswahlmöglichkeiten betreffen, aufgenommen würden. Die bittere und kontroverse Debatte, die sich bislang um Wahlmöglichkeiten drehte, ignorierte völlig, wie Wahlmöglichkeiten sich je nach den eigenen Lebensumständen unterscheiden können. Das führte zu unbequemen Fragen über die Richtung, in die wir uns bewegen.

Ist die Gesundheitsversorgung wirklich ein Konsumgut, oder stellt sie einen höheren sozialen Wert dar? Wenn sie ein sozialer Wert und nicht nur ein Konsumgut ist, wie kann dann ein sozialer Konsens darüber gefunden werden? Wird es möglich sein, den Gegensatz zu überwinden zwischen der Degradierung der Gesundheitsversorgung zu einem reinen Geschäft und der Forderung nach dem Recht, sich aus allen verfügbaren Produkten und Anbietern das heraus zu picken und zu wählen, was man für angemessen hält? In welchem Ausmaß war das Verbrauchermodell der Gesundheitsversorgung selbst ein Faktor, der zum Scheitern der Gesundheitsreform beitrug und ein Hindernis für die Erleichterung der Zugänglichkeit zur Gesundheitsversorgung für alle Frauen und ihre Familien bildete?

Wenn die Vorstellung des Konsumentenmodells als «artesischer Brunnen» ein hoffnungsloser Irrtum war, müssen alternative Modelle entwickelt werden, die einen generellen Zugang zu einer angemessenen Gesundheitsversorgung für Jeden sicherstellen. Interessengruppen werden Visionen von gänzlich anderen Formen der Gesundheitsversorgung entwickeln müssen, als wir uns heute vorstellen können. Feministinnen, die bei der Forderung nach Konsumentenrechten in der Gesundheitsversorgung eine Vorreiterrolle hatten, können oder werden diese neuen Konzepte entwickeln, um den Zugang zur Gesundheitsversorgung im nächsten Jahrhundert [Anm. d. Hrsg.: gemeint ist das 21. Jh.] für alle zu sichern. Kann das Konsumentenmodell so überarbeitet und erneuert werden, dass es die drängenden finanziellen und sozialen Realitäten widerspiegelt?

Der hochindividualistische Konsumentenbegriff der Gesundheitsversorgung in Verbindung mit der Fragmentierung und Segmentierung in Untergruppen – sowohl sozialer Klassen als auch Ethnien – erfordert die Entwicklung einer Vision von einem Gemeingut, weil der Begriff Gemeingut ein gemeinsames Verständnis von Humanität implizit enthält, was eine Vorbedingung für das Teilen von Ressourcen darstellt (13).

Im Gegensatz dazu steht, dass wir bei der Übernahme eines engen Konsumentenmodells der Gesundheitsversorgung gleichzeitig ein marktorientiertes Gesundheitssystem übernehmen. Um einen guten Arzt zu finden, wählen wir wie im Kaufhaus aus, versorgen uns selbst mit Informationen und suchen den Besten aus – was immer wir darunter verstehen. Die Suche ähnelt der nach einem Klempner oder Bauunternehmer, den wir mit der Diagnostik und der Aufrechterhaltung unserer verborgenen Systeme beauftragen – Organe und Funktionen, von denen wir wenig verstehen. Selbst wenn wir quasi «shoppen» gehen, beschweren wir uns über die Veränderungen der Gesundheitsversorgung. Unter dem Fee-for-service-System akzeptierten wir schweigend die höchsten Preise (solange wir annahmen, dass irgendwer diese zahlte). Um am Markt zu bestehen, suchen Managed-Care-Organisationen nach dem günstigsten Angebot. Wahrscheinlich wird es nicht möglich sein, sich mit der Vorstellung vom Konsumenten auszusöhnen. Es sei denn, wir sehen Gesundheitsversorgung nicht nur als reine Geschäftemacherei, sondern als höheres Gut. Wenn wir am Konsumentenmodell festhalten wollen, werden wir die finanzielle Verantwortlichkeit für die Art und Weise, in der wir die finanziellen Gesundheitsmittel ausgeben, akzeptieren müssen – außerdem müssen wir einen Weg finden, um sicherzustellen, dass jedem eine angemessene Summe zur Verfügung steht.

Die Debatte muss mit Informationen darüber gespeist werden, wie eine angemessene Gesundheitsversorgung aus feministischer Perspektive aussieht. Ein Konsumentenmodell findet bei wohlhabenden Menschen Anklang, weil es die unausgesprochene Annahme beinhaltet, dass Privilegierte «das Beste» bekommen. Durch diese Annahme werden Auswahlmöglichkeiten zu einem ultimativen Wert – ein verbürgtes Recht, das gegen Erosion geschützt werden muss (14). Eine Gesundheitsversicherung, die Optionen maximiert und Barrieren minimiert, passt in das feministische Konsumentenmodell der Gesundheitsversorgung und verstärkt die eigene Überzeugung, dass es möglich ist, die ideale Arzt-Patient-Beziehung zu finden – eine trügerische, aber mächtige Vorstellung. Für einige Patienten stellt die Suche nach dem besten Arzt ein Spiel dar, einen Anbieter zu finden, der das System optimal ausnutzt, um für den Patienten den maximalen individuellen Vorteil zu erreichen (Morreim, 1991). Obwohl die Möglichkeit, auf diese Art zu handeln, von kognitiven Fähigkeiten abhängt, wechseln auch finanziell schlechter gestellte Menschen häufig den Arzt und versuchen, alles aus dem System herauszuholen (O'Connor, 1995: 168) (15). Bequemerweise wird dabei ignoriert, wie das Individuum vom Ausschöpfen des Systems profitiert: unvermeidbar zu Lasten der anderen, auf jeden Fall in Form steigender Versicherungsbeiträge, im schlechtesten Fall in Form von Gesundheitsversorgungskosten, die dermaßen hoch sind, dass Arbeitsplätze abgebaut werden.

Als Gesellschaft müssen wir uns der Tatsache stellen, dass die Kosten der Gesundheitsleistungen gesenkt werden müssen, um die Herausforderungen des demografischen Übergangs, der uns in weniger als einem Jahrzehnt bevorsteht, zu bewältigen. Dies wird ein vernünftiges und rationales, fixes Budget erfordern – nicht nur, um die Zugänglichkeit zu verbessern, sondern auch, um sie zu erhalten, wenn die Zahl der Nichterwerbstätigen und Kinder steigt. Dies beinhaltet auch, dass man Unbequemlichkeiten oder eine Reduktion der Wahlmöglichkeiten in Kauf nimmt, wenn wir möchten, dass jedermann Zugang zur Gesundheitsversorgung hat.

Wir müssen von den derzeitigen Rangeleien über Medicare, Medicaid und privaten Versicherungen ablassen. Es ist Zeit zu zeigen, wie ein Konsumentenkonzept der Gesundheitsversorgung unseren Willen, Ressourcen zu teilen, unterstreicht. Davon sind auch Mythen und kurzsichtige Erwartungen betroffen, die eine allgemeine Zugänglichkeit zur Gesundheitsversorgung außer Reichweite sehen. Wir müssen zeigen, wie wir das unrealistische Bild der Medizin als «artesischen Brunnen» überwinden (Morreim, 1995). Ein Dilemma besteht darin, eine öffentliche Diskussion darüber anzustoßen, ohne die Öffentlichkeit in Ängste zu versetzen. Diese Ängste werden von Versicherern, Ärzten, Krankenhäusern und anderen geschürt, die von der Aufrechterhaltung des ungerechten, aber zuvor hochprofitablen Systems der privaten Krankenversicherung und Akutversorgung profitierten.

Temporäre Lösungen, wie die Forderung nach allgemeiner, umfassender Gesundheitsversorgung ohne Grenzen, die von vielen Interessengruppen gefordert wird, sind kurzfristige Lösungen, die die unerwartete Konsequenz haben können, dass sowohl die Zahl der Nichtversicherten als auch die der Arbeitslosen wächst. Die Ideologie, wir könnten den Aufbau eines Zweiklassensystems der Gesundheitsversorgung vermeiden, wenn wir keine staatliche Gesundheitsversicherung einführen, wird durch das Verfolgen eines unerreichbaren Ideals genährt. Amerika hat bereits mindestens drei oder vier Klassen medizinischer Ungleichheit, eine allgemeine Zugänglichkeit, wie sie von fortschrittlichen Reformern befürwortet wird, kann nur dadurch erreicht werden, dass die Verantwortlichkeit für harte Entscheidungen darüber, wer was bekommt, akzeptiert wird.

Viele Beobachter glauben, dass irgendeine Form eines «Single-Payer»-Systems essenziell sei (Schiff et al.,1994). Solche Systeme sammeln die Steuergelder auf nationaler Ebene, aber bieten die Leistungen über eine große Anzahl anerkannter Gesundheitssysteme an. «Single-Payer»-Systeme erfordern keine Regierungsressourcen, wie Gegner gerne behaupten. Skocpol wies 1996 darauf hin, dass ein allgemeiner Versicherungsschutz auf viele verschiedene Weisen erreicht werden kann. Parteien behindern die Entwicklung eines sozialen Konsenses darüber, wie es zu schaffen sei. Regierungsübergreifende Lösungen sind für die Konservativen inakzeptabel, während Versicherungsgutscheine (nicht nur über Gesundheitsversorgungen, sondern auch für die Ausbildung und soziale Leistungen) routinemäßig von den Liberalen abgelehnt werden. Obwohl generelle Zugänglichkeit weitestgehend durch Steuerreformmaßnahmen erreicht werden könnte, stehen die Parteipolitik und die Lobbyarbeit von Interessengruppen den grundlegenden Veränderungen entgegen. Feministische Diskussionen über Steuerpolitik und Sozialprogramme könnten wichtige politische Richtungen und Einsichten einbringen.

Auch eine feministische Analyse der Krankenversicherungen könnte der Debatte eine neue Richtung geben. In Anbetracht des benachteiligten Leistungsstatus von Frauen, der teilweise mit einer Gewerkschaftsmitgliedschaft verbunden ist (Muller, 1990: 96–99), scheint es wichtig zu sein, Gesundheitsleistungen vom Beschäftigungsverhältnis zu trennen. Für Frauen, die überdurchschnittlich häufig unter den Niedriglohnarbeitern zu finden sind, wird ein Versicherungsschutz, der durch den Arbeitgeber zur Verfügung gestellt wird, niemals ein wirkliches Sicherheitsnetz bieten. Versicherungen, die wenigstens einige Auswahlmöglichkeiten zwischen Behandlungsplänen bereitstellen, sind auch notwendig, damit Menschen mit verschiedensten Bedürfnissen eine echte Chance haben, diese auch zu befriedigen. Einen wachsenden Anteil der Bevölkerung unversichert oder unterversichert zu lassen, um scheinbar ein Zweiklassensystem zu vermeiden, ist ein Rezept, um die Illusion sozialer Gerechtigkeit aufrecht zu erhalten, während der eigene privilegierte Zugang zu einem steuerfreien Versicherungsschutz durch den Arbeitgeber abgesichert wird.

In der nächsten Welle der Gesundheitsreform haben die momentan entstehenden Organisationen der Gesundheitsversorgung mit ihren Variationen von finanzielle Anreizen stark verwurzelte Interessen, deshalb wird es enorme Energien brauchen, um die harten Entscheidungen darüber zu treffen, wohin es gehen soll (16). Veränderungen sind unumgänglich. Keine Gesellschaft kann einen unbegrenzten Teil der Ressourcen in die Gesundheitsversorgung stecken. Jede Frau, die darum kämpft, mit einem Familienbudget auszukommen, versteht das. In einer hochdifferenzierten Konsumgesellschaft muss sich die nächste Reformrunde die Frage stellen, bis zu welchem Ausmaß medizinische Güter und Leistungen soziales Recht oder vonnöten sind. Andere medizinische Güter stellen Wahlleistungen dar, die wie andere Konsumgüter auch in Abhängigkeit von den zur Verfügung stehenden finanziellen Mitteln in Anspruch genommen werden.

3.3.4 Harte Entscheidungen treffen

Ohne wegweisende Prinzipien, um zu bestimmen, was unter welchen Umständen erstattet wird, neigen «Versicherungspakete» dazu, sich zunehmend feindselig, bürokratisch und destruktiv auf die Heilungsprozesse auszuwirken.[19] Die großen

---

19 Anm. d. Übers.: Versicherungspaket im Sinne von Leistungs- und Versorgungsplänen für einen Patienten

Fragen müssen vor einem ethischen, nicht technokratischen Hintergrund beantwortet werden. Wie Dougherty (1996) überzeugend argumentiert, ist die wachsende Abhängigkeit von Marktreformen nicht vereinbar mit menschlicher Würde, Versorgung und dem Schutz der Schwächsten. Um jedoch ein akzeptableres System zu erreichen, müssen wir uns den Kosteneinsparungen stellen und den Glauben schaffen, dass der Gesellschaft durch das Ausweiten des allgemeinen Versicherungsschutzes gedient wird.

Wenn wir als Feministinnen einen allgemeinen Versicherungsschutz erreichen wollen, brauchen wir einen Dialog über Dinge wie angemessene oder akzeptable Grenzen von Intensivpflege und die Anzahl der Versuche bei der Behandlung von z. B. Kinderlosigkeit, die erstattet werden oder nicht. Sowie die medizinische Forschung, sowohl mit unvermeidlichen Fehlern als auch mit bahnbrechenden Neuerungen voranschreitet, werden Behandlungstechniken im Versuchsstadium zur Verfügung gestellt, obwohl ihre Wirksamkeit wissenschaftlich nicht nachgewiesen wurde? Wie werden die Bedürfnisse von Frauen mit chronischen, langfristigen Gesundheitsbedürfnissen gestillt? Wie kann Qualität gegen Kosten abgewogen werden? Die Wissenschaften können die moralischen und ethischen Fragen, die in komplexe wirtschaftliche Bedingungen eingebettet sind, nicht beantworten. Noch kann eine Gesellschaft abwägen, wie sehr sie die biotechnologischen Entwicklungen, die nur den wenigen nützen, die sie sich leisten können, unterstützt, ohne soziale Wirren und politische Umwälzungen zu riskieren. Es müssen Fragen dazu gestellt werden, dass Niedrigverdiener (die schnell un- oder unterversichert sind), Steuern zahlen, um medizinische Leistungen sowohl für Besserverdienende und wohlhabende ältere Menschen als auch für die Allerschwächsten – die Behinderten und wirtschaftlich am meisten Benachteiligten – mitzufinanzieren. Sobald die geburtenstarken Jahrgänge die Zugangsvoraussetzungen für Medicare erfüllen, werden die proportional kleineren, geburtenschwachen Jahrgänge übrig bleiben, um die Suppe auszulöffeln. Die nächste Arbeitnehmergeneration, die zurzeit in die Gewerkschaft eintritt, ist in Relation zu den vorhergehenden Kohorten ökonomisch benachteiligt (Bureau of the Census, 1992, Tab. B-10). Ihre Beiträge werden die steigenden Medicare-Kosten nicht auffangen, was nach Jones und Estes (1997), speziell die Möglichkeiten von Frauen, in hohem Alter gesundheitlich versorgt zu werden, bedroht. Diese drängenden Fragen müssen unter dem Aspekt behandelt werden, wie jeder versorgt werden kann, sonst riskieren wir, dass Generationen sich gegeneinander ausspielen, und das wir den Willen verlieren, einen Sinn für die gemeinsame Bestimmung der Gesellschaft zu schaffen. Kein Gesundheitsversorgungssystem kann es sich leisten «Alles» zu bieten. Die Konsumenten darin einzubeziehen, was angeboten werden soll, wird nur dann funktionieren, wenn Anbieter, Versicherer, Gesundheitsorganisationen und Verbraucherschützer gemeinsam neue Grundwerte, Rollen und Regeln schaffen, die gleichzeitig sozialpsychologische, wissenschaftliche und ökonomische Realitäten beachten. Was wir tatsächlich überdenken müssen ist, was wirklich in der Gesundheitsversorgung zählt, denn Erstattungsentscheidungen sind in Wirklichkeit Wertentscheidungen darüber «was zählt».

Das Maß, wie westliche Medizin sozialpsychologische und spirituelle Dimensionen von Gesundheit und Heilung größtenteils abwertet und ignoriert, traditionelle Heilpraktiken missachtet und die wissenschaftliche Verifizierung allopathischer Medizin übertreibt, um die klinische Praxis zu verändern, führt unvermeidlich zu Unzufriedenheit. Wenn wir Anbieter wollen, die der sozialpsychologischen Dimension von Gesundheit und Heilung Beachtung schenken, wer sollten solche Anbieter sein, wie sollten sie ausgebildet sein und wie sollte die Rückerstattung erfolgen? Wenn wir Auswahlmöglichkeiten bewerten, welche strukturellen Bedingungen erlauben es dem Patienten am Besten, zwischen unterschiedlichen Formen von Versorgung zu wählen oder auf medizinische Versorgung zu verzichten, um soziale Werte, wie bessere Bildung oder Wohnbedingungen, erwerben zu können? Wie können Auswahlmöglichkeiten neu strukturiert werden? Wenn Feministinnen Gesundheitsversorgung als Konsumgut betrachten, welche Auswahlmöglichkeiten sollten als essenziell, welche sollten als frei wählbar gelten?

3.4 Aufbruch in die Zukunft

Es ist naiv zu glauben, dass selbst mit einer leistungsfähigeren Organisation der Ressourcen im Gesundheitswesen, keine Wahl getroffen werden müsste, was allgemein bezahlt werden soll. Alle Gesellschaften rationieren medizinische Versorgung, obwohl Amerikaner das bis vor Kurzem noch weitestgehend leugneten «da sind wir bislang noch nicht». In anderen westlichen Industriegesellschaften, macht die Bevölkerung den Staat dafür verantwortlich, dass ein Mindeststandard an Gesundheitsversorgung angeboten wird (17). Es scheint sehr unwahrscheinlich, dass eine breitere Zugänglichkeit durch Marktmechanismen, wie sie durch das ansteigende Wachstum der nicht- oder unterversicherten Bevölkerung entstehen, erreicht werden kann.

Obwohl die Frauengesundheitskampagne und die League of Women Voters sich nicht ausreichend mit den Kosten beschäftigt haben, sorgten sie für die wichtige Basis, um Frauen in nationale, staatliche und lokale Schauplätze zu befördern, in denen Entscheidungen zur Gesundheitsversorgung gemacht werden. Die Kampagne und ihre Mitgliedsorganisationen etablierten die Verbindung zwischen Frauengesundheit und einer Gesundheitsreform in den Köpfen von Frauen, Politikern und anderen. Feministische Analysen über die politischen Auswirkungen der verschiedenen Dimensionen des Modell-Leistungspaketes stimulierten möglicherweise die Debatte über neue Wege, wie medizinische Leistungen und Dienstleistungen neu zu organisieren sind.

Während wir uns einem neuen Jahrtausend nähern, leben Frauen und Verfechterinnen der Einsparungspolitik weiterhin in separaten intellektuellen und politischen Sphären. Finanzanalytiker im Gesundheitssystem und die Konsumenten bleiben über die gegenseitigen Sorgen und Angelegenheiten schlecht informiert. Ökonomen, deren Sorgen über die Kosten wohl begründet sind, scheinen schlecht vorbereitet, eine Aussage darüber zu machen, welche Auswirkungen Strategien zur Kostendämpfung auf die Versorgungsqualität haben werden. Frauengesundheitsgruppen, die den menschlichen Aspekt der Qualität angehen, scheitern zu oft an der Konfrontation mit kritischen Fragen, wie Gesundheitsleistungen finanziert und Ansprüche gemäßigt werden können. Es gibt keinen sozialen Konsens über Grundsätze, der den Leitfaden für eine wohlhabende, industrialisierte Nation bzw. die Basis einer gerechten medizinischen Versorgung darstellt.

Wirtschaftliche Aspekte bezüglich Gesundheitsversorgung und deren Finanzierung erhalten in feministischen Frauengesundheitskonferenzen, Publikationen und Diskussionen nur geringe Beachtung. In diesen Bereichen beschäftigen sich Frauen größtenteils mit Lücken und Begrenzungen des Gesundheitsservices und mit dem, «was Frauen wollen». Gegenüber Fragen zur Finanzierung und grundsätzlichen Entscheidungsfindung medizinischer Versorgung setzt man sich oft zur Wehr, oder sie werden ignoriert (18).

Wir können uns geschlechtsspezifische intellektuelle und politische Lücken nur schlecht leisten. Neben wenigen politischen Aktivitäten in Washington, wo Fragen der Finanzierung wohl bekannt sind, müssen Frauen selbstständig eine Teilung der politischen Aufgaben unter geschlechtsspezifischen Gesichtspunkten voran treiben. In den Sozialwissenschaften sind Inhalte und Erfahrung von Gesundheitsversorgung weiterhin unverhältnismäßig oft «Frauenarbeit», während die Finanzierung von Gesundheitsversorgung, vor allen Dingen die Kosteneindämmung, auf politischen Ebenen und in der Forschung größtenteils Männerarbeit ist. Männer müssen die weibliche Perspektive bezüglich der Qualität von Versorgung verstehen lernen, besonders die zwischenmenschlichen Aspekte von Pflege und Heilung; Frauen müssen die sozialen Konsequenzen der steigenden medizinischen Versorgungskosten im Griff haben.

Die Gesundheitsversorgungskrise bringt Konfusionen und Unstimmigkeiten über Werte mit sich und nicht nur darüber, wie viel Geld ausgegeben werden sollte (19). Medizinische Versorgung ist zu komplex, eine soziale und kulturelle Kreation, die man nicht einfach durch geänderte finanzielle Anreize in den Griff bekommt. Genauso kritisch ist es, diese Anreize zur Reduzierung unangemessener Versorgungslevel einzusetzen. In der Gesundheitsversorgungsindustrie sind es festgefahrene Interessen, die weiterhin Wege finden, dass der Krankenversicherungsschutz die kostenintensive Kurativmedizin fokussiert. Es werden sogar Lippenbekenntnisse zu der Ideologie von Prävention und Managed Care gemacht

(Shortell et al., 1993). Präventive und primäre Versorgungsleistungen, die von Billiganbietern angeboten werden, sind arbeitsintensiv, und so bringen sie weniger Gewinn als teure medizinische Geräte und Medikamente. Da das medizinische Versorgungssystem zunehmend privatisiert und durch offensichtlich profitorientierte Unternehmen kontrolliert wird, deren Auftrag es ist, den Kapitalrückfluss zu gewährleisten, muss die Qualität in Relation zu den Kosten dringend sichergestellt werden.

Die Qualitätssicherung an sich muss überdacht werden, weil sie sich nach stillschweigenden Annahmen über den Wert von Heilung richtet, die zu einem übermäßigen Gebrauch ungetesteter Technologien führen, Technologien die in den Profitcentern verbleiben, die gleich bleibend auf einer Ebene im Gesundheitsversorgungssystem stehen.[20] Kostenintensive Hightech-Medizin kann einen Werteüberschuss für Investoren bringen; arbeitsintensive Primary- und Bedside-Care verursacht Personalkosten. Der vergebliche Versuch, die Profitgier zu bekämpfen, vor allem, wenn sie sich als «Großzügigkeit» im Versicherungsschutz tarnt, führt dazu, dass Ressourcen verbraucht werden, die dann in der Pflege und in den Gemeinden, die gegenwärtig für Gesundheit sorgen, fehlen.

Nationale Verpflichtungen, die für eine breitere Zugänglichkeit sorgen sollen, bleiben bruchstückhaft, schwach und behindern mangels Klarheit den Blick für das, was sie mit sich bringen werden. Befürworter breiterer Zugänglichkeit sind nur unter der Bedingung einverstanden, diese für andere zu erweitern, sofern ihre eigenen Vorteile davon unberührt bleiben. Obwohl argumentiert wurde, dass amerikanische Frauen die breitere Zugänglichkeit als vorrangige Aufgabe der Regierung ansehen und Frauen für die Umsetzung tatsächlich gewillt sind, höhere Steuern zu zahlen (Kasper, 1994). Die Unklarheit darüber, was verschiedene Frauengruppen wollen, lässt alles sehr problematisch erscheinen. Wir müssen unsere Aufmerksamkeit wieder auf die Fragen richten, die sich mit der Verteilung sozialer und personeller Ressourcen beschäftigen – Ressourcen, von denen wir glauben, dass sie für medizinische Leistungen eingesetzt werden könnten – und welchen Anteil jeder von seinem Einkommen berechtigterweise zahlen müsste (Brodie/Blendon, 1995).

Es fehlt an einem sozialen Konsens über diese Fragen. Gekoppelt mit unrealistischen Erwartungen an die gesundheitsfördernde Rolle der Medizin werden politische Maßnahmen erschwert.

Die meisten Amerikaner scheinen die Vorstellung vom unendlichen medizinischen Fortschritt nur widerwillig aufzugeben, und es sieht so aus, dass sie nicht bereit sind, Einschränkungen für eine breitere Zugänglichkeit, aber dafür auch längeren Wartezeiten für ausgewählte Behandlungen hinzunehmen. Die Gesund-

---

20 Anm. d. Übers.: und sich so nicht verbessern

heitsversorgungskrise, auf die wir zusteuern, wird die Amerikaner dazu zwingen, die Vorstellung zu überdenken, dass die medizinische Versorgung unbegrenzt sein sollte, dass die Zugänglichkeit erweitert werden kann, ohne dass Restriktionen der Rückerstattungen dafür in Kauf genommen werden müssen, und dass uns noch keine Rationierung bevorsteht. Die Aufhebung finanzieller Anreize für «Übertherapeutisierung» kann Frauen und der Gesellschaft dann nutzen, wenn sich kulturelle Veränderungen und der politische Wille verbünden, um den Missbrauch von kostenintensiven, ineffektiven Technologien und überbezahlten, übertrieben spezialisierten Anbietern für Routineversorgungen zu reduzieren. Im Gegensatz dazu wird die Aufhebung von finanziellen Anreizen für diese Art von Behandlungen den Frauen nicht nutzen, wenn Klarheit und Gewissen gegen verbriefte Interessen verlieren, die das Wesentliche außer Acht lassen – und Kommunikation, Pflege und die Kontinuität der Versorgung abwerten.

In dem Misserfolg, einen Konsens darüber herzustellen, was als Basis unabhängig von der Finanzkraft des Einzelnen für die Verteilung von Gesundheitsgütern dienen soll, spiegeln sich systemische Fragen und moralische Werte, die angegangen werden müssen. Es müssen ganz einfach Mechanismen entwickelt werden, um solche Gesundheitsdienstleistungen zu eliminieren, die nichts zur tatsächlichen Gesundheit und zum Wohlbefinden von Frauen beitragen, oder der Preis der Kosteneinsparungen werden zunehmend feindselige Beziehungen zwischen Ärzten und Patienten sein. Um dem sozialen Fortschritt zu dienen, müssen Akademiker davon ablassen, die Praxis zu kritisieren und wieder in engeren Kontakt zu gewöhnlichen Menschen treten, deren Leben direkt von Produkten und Paradigmen betroffen ist.

Die tief greifenden Ungleichheiten im derzeitigen Flickwerk der Gesundheitsdienstleistungen werden nur durch soziale Auseinandersetzungen und kulturelle Veränderungen wieder ins Lot kommen. Die Maximierung der individuellen Wahlmöglichkeiten stellt keinen angemessenen Rahmen für die Umstrukturierung des staatlichen Gesundheitssystems dar. Das Gleiche gilt auch für die Ausweitung des Versicherungsschutzes scheibchenweise erst auf eine Gruppe, dann auf andere, Altersgruppe um Altersgruppe oder Krankheit um Krankheit. Was notwendig ist, ist die Entwicklung eines neuen «Wir-Gefühls» der gemeinsamen Verantwortlichkeit, eines Verständnisses, demzufolge Gesundheit Teil eines Gemeingutes ist, das von der Gesellschaft zumindest fordert, einen generellen Gesundheitsschutz nicht nur für Kleinkinder und ältere Mitbürger, sondern auch für alle Familienmitglieder, alle Einwohner anzubieten. Anders zu handeln wird mit Sicherheit die Jungen gegen die Alten aufbringen, und das in einer Gesellschaft, die durch soziale Klassen und ethnische Zugehörigkeiten bereits tief gespalten ist. Feministische Perspektiven müssen dringend die Notwendigkeit von Präventiv- und Erstversorgungsmaßnahmen beinhalten, selbst wenn das bedeutet, das Ausmaß der Finanzierung der kostenintensiven tertiären Versorgung und die massiven biomedizinischen Forschungsinitiativen, welche Ungleichheiten institutionalisieren, so lange zu überdenken, bis die Zugänglichkeitschancen zu den Vorteilen medizinischer Neuerungen breit verteilt sind. Da die Bevölkerung altert und da auch immer weniger Beschäftigte für die Versorgung der Alten und Jungen zur Verfügung stehen, müssen sich Feministinnen darauf vorbereiten, handhabbare Alternativen zur Rationalisierung der Gesundheitsversorgung auf der Basis der Finanzierbarkeit vorzuschlagen.

Um uns in diese Richtung zu bewegen, müssen wir zu ernsthaften Dialogen über die Grenze individueller Wahlmöglichkeiten als wichtigstes Prinzip für soziales Handeln bereit sein. Nur wenn wir bereit sind, Prinzipien aufzugeben, die den Frauen früher genützt haben, werden sich neue Zukunftsvisionen entwickeln lassen.

3.5 Anmerkungen

1 Im Zuge des Misserfolgs der Gesundheitsreform wurde zunehmend Aufmerksamkeit auf die Versorgungsqualität und insbesondere auf die Patientenzufriedenheit gerichtet. Zur Diskussion der Qualitätsfrage bezüglich Gesundheitsreform und Managed Care vgl. Bartmann, 1996; Bernstein, 1996; Emanuel/Dubler, 1995; Ruzek, 1997.
2 Der Vergleich der Pro-Kopf-Gesundheitsausgaben anderer Länder wurde in US-Dollar umgerechnet unter Verwendung der Brutto-Sozialprodukt-Angaben: Australien $ 1493 (1697), Kanada $ 1971 (2240), Frankreich $ 1835 (2085), Japan $ 1495 (1699), Niederlande $ 1591 (1808), Schweden $ 1266 (1439), Großbritannien $ 1213 (1378) (National Center for Health Statistics, 1996: 240).
3 Zur Diskussion von sozialer und biomedizinischer Gesundheit und Gesundheitsversorgungsbedürfnissen von Frauen vgl. Costello/Stone, 1995; Friedman, 1994; Horton, 1995; Ruzek et al., 1997.
4 Für eine detailliertere Beschreibung der Zugangsvoraussetzungen und Diskussionen über öffentliche und private Versicherungsmöglichkeiten für Frauen siehe Costello/Stone, 1995; Muller, 1990; Ruzek, 1997.
5 Medicare-Beiträge variieren je nach Alter, Geschlecht, ethnischer Zugehörigkeit und Region. 1993 lag der durchschnittliche Mitgliedsbeitrag bei $ 3412 (3877) für Frauen und $ 3678 (4180) für Männer (National Center for Health Statistics, 1996: 264).
6 1994 betrugen Medicaids durchschnittliche Kosten pro Mitglied $ 5964 (6777) in den drei Staaten mit dem höchsten Leistungslevel und unter $ 2100 (2386) in den drei Staaten mit dem niedrigsten Leistungsumfang (National Center for Health Statistics, 1996: 272). Obwohl die kürzliche Ausweitung des Medicaid-Versicherungsschutzes auf Schwangere und Kinder die Zahl der Mitglieder wesentlich angehoben hat, machen diese Programme aber nur einen kleinen Anteil am Kostenwachstum aus (10,8 %). Wenn jedoch alle Staaten alle schwangere Frauen mit einem Einkommen von 85 % oberhalb der Armutsgrenze versichern – dieser Level ist angemessen, aber vom Staat nicht gefordert – dann würden ungefähr die Hälfte aller Geburten in den USA von Medicaid finanziert (Kaiser Commission, 1993: 9).

7 Zur Diskussion einer Änderung der Systeme, die Überbehandlung unterstützen, in solche, die das Risiko der Unterbehandlung bergen, und die Auswirkungen auf Frauengesundheit siehe Collins, 1996; Weisman, 1996; Ruzek, 1997.

8 Siehe Bernstein, 1996; Bernstein et al., 1991; Miller/Luft, 1994; Makuc, Freid und Parsons, 1994; Riley et al., 1994; Weisman, 1996.

9 Über den Nutzen dieser Herangehensweise als Grundform des Versicherungsschutzes gibt es Kontroversen. Die meisten Vorschläge beinhalten große Rabatte, und dies würde aus der Sicht der Managed-Care-Organisationen die Systeme der Verantwortlichkeit und Überprüfung, die zu einer angemesseneren Inanspruchnahme der Dienstleistungen führen würden, ad absurdum führen. Oberman (1995) argumentiert, dass dies notwendiger Weise die Medizin zurück zu einer Basis von FFS (Fee for Service) führen wird und man Vorteile von Managed Care verliert.

10 Von diesen Gruppen, zusammengebracht durch die Anführerin einer feministischen Organisation, wird normalerweise nicht erwartet, dass sie sich zusammenschließen, um politische Aktionen vorzubereiten – dazu zählen die Blach WOMEN's Agenda, B'nai B'rith Women, Boston Women's Health Book Collective, Catholics for a free choice, Mennonite Central Commmittee, National Abortion Rights Action League, National Association of Commissions for Women, National Black Women's Health Project, National Council of Jewish Women, National Council of Negro Women, National Displaced Homemakers Network, National Institute for Women of Color, National Organization for Women (NOW), Organization of PAN-Asian Women, Religion Coalitions for Abortion Rights, Women's International Public Health Network und die YWCA der USA. Da es diesen Kampagnen gelang, so schnell verschiedene Gruppen zu mobilisieren, die eine offizielle Position bezogen, dass die Versprechung einen umfassenden, generellen Versicherungsschutz bedeuten, wundert es nicht, dass das von der Kampagne vorgeschlagene Modellleistungspaket «alles» beinhalten würde (all inclusive). Die Strukturen der politischen Prozesse ermutigen Interessengruppen dazu, mehr zu fordern, als sie wirklich zu erhalten hoffen.

11 Für eine detailliertere Diskussion der vorgestellten Leistungspakete siehe Campaign for Women's Health, 1993; Kasper, 1994; Norsigian, 1994.

12 Die mangelnde Betrachtung der Kosten war nicht nur typisch für die Kampagne. Tatsächlich ignorierten oder verneinten sämtliche Interessengruppen, die sich darum bemühten, einen staatlichen Versicherungsschutz für jeden zur Verfügung zu stellen, die mögliche Kostenexplosion, die darin verborgen lag.

13 Für eine vertiefte Diskussion des Gemeingutbegriffes siehe Dougherty, 1996.

14 Das Konzept Auswahlmöglichkeit lässt komplexe Fragen über die Diskrepanzen in den zur Verfügung stehenden Auswahlmöglichkeiten für Frauen in den unterschiedlichen Lebensumständen aufkommen. Einige Konflikte und Widersprüche in der Bedeutung von Auswahlmöglichkeiten werden bei Ruzek et al., 1997 behandelt.

15 In Fokusgruppen von Klienten, die durch Medicaid betreut wurden, erzählten Frauen beispielsweise davon, dass sie häufig die Behandlung wechselten, um spezielle Leistungen zu erhalten, die von einem Anbieter geboten wurden, von dem anderen jedoch nicht.

16 Prognosen über schwierige Fragen, die bearbeitet werden müssen, siehe Callahan, 1987; Conrad/Brown, 1993; Dougherty, 1996; Duncan, 1994; Mechanic, 1989; Schroeder, 1994; Skocpol, 1996.

17 Norsigian (1994) ist eine der wenigen feministischen Gesundheitsvertreterinnen, die sich öffentlich dazu geäußert hat, in welchem Umfang bereits eine Form der Rationierung vorliegt und unausweichlich vorliegen wird.

18 Während der letzten zwei Jahrzehnte machte ich diese Beobachtung, unabhängig von meiner Beteiligung, auf zahlreichen Frauengesundheitskonferenzen in zunehmenden Maße. Obwohl sich nur wenige Sozialwissenschaftlerinnen mit der wirtschaftlichen Erforschung von Gesundheitsversorgung beschäftigen, sich aber zunehmend mehr Frauen mit Finanzierung und Administration von Gesundheitsversorgung auseinander setzten, ist deutlich erkennbar, dass diese Gruppen auf feministischen Gesundheitskonferenzen nicht vertreten sind. Zum Beispiel kam bei der Restrukturierung des Women's Health Summer Institute, das 1994 an der University of Illinois in Chicago abgehalten wurde, bei einigen Teilnehmern Fragen auf, warum solche Referentinnen nicht im Programm erschienen. Meine eigenen Bemühungen, vermehrt über Kosteneindämmung und die Bedeutung von Managed Care diskutieren zu wollen, könnte möglicherweise eine Rolle spielen, dass die Idee der Reduzierung unnötiger medizinischer Versorgungsleistung mit Feindseligkeit begegnet wird. Einige Frauen, die schon seit vielen Jahren als feministische Gesundheitsbefürworterinnen aktiv sind und für Managed-Care-Organisationen arbeiten, haben privat bemerkt, dass sie den Widerstand einiger Feministinnen gegenüber der Angemessenheit und Notwendigkeit des Kostenumfangs ablehnen.

19 Die mangelnde Aufmerksamkeit für Werte fanden besonders Berücksichtigung bei Duncan, 1994; Dougherty, 1996; Emanuel/Dubler, 1995; Morreim, 1995. In Skocpol's (1996) inhaltsschwerer Analyse wird beschrieben, wie Werte und Ideologien von Parteien politische Lösungen behindern können, die zur Klärung strukturaler Widerstände überwunden werden müssen, um eine allgemeine Zugänglichkeit zu ermöglichen.

3.6 Literatur

Azavedo, D.: Why Can't Other HMOs Work as Well as this One? Medical Economics, 71 (1994) 102–110.

Bartmann, B. A.: Women's Access to Appropriate Providers. Within Managed Care: Implications for the Quality of Primary Care. Women's Health Issues, 6 (1996) 45–50.

Bernstein, A. B.: Women's Health in HMOs: What We Know and What We Need to Find Out. Women's Health Issues, 6 (1996) 51–59.

Bernstein, A. B.; Thompson, G. B.; Harlan, L. C.: Differences in Rates of Cancer Screening by Usual Source of Medical Care: Data from 1987 National Health Interview Survey. Medical Care, 29 (1991) 196–209.

Brodie, M.; Blendon, R. J.: The Publics Contribution to Congressional Gridlock on Health Care Reform. Journal Of Health Policies, Policy and Law, 29 (1995) 403–410.

Bronfenbrenner, U.; McClelland, P.; Wethington, E.; Moen Ph.; Ceci, St. J.: The State of Americans: This Generation and the Next. Free Press, New York 1996.

Bureau of the Census: Money Income of Households, Families and Persons in the United States. Government Printing Office, Washington, DC 1992.

Callahan, D.: Setting Limits: Medical Goals in an Aging Society. Simon and Schuster, New York 1987.

Campaign for Women's Health: A Model Benefits Package for Women in Health Care Reform. Older Women's League, Washington, DC 1993.

Clancy, C. M.; Brody, H.: Managed Care: Jekyll or Hyde? Journal of The American Medical Association, 273 (1995) 338–339.

Collins, K.: Women's Health and Managed Care: Promises and Challenges. Women's Health Issues, 6 (1996) 39–44.

Conrad, P.; Brown, P.: On Rationing Medical Care: A Sociological Reflection. Research in the Sociology of Health Care, 10 (1993) 3–22.

Costello, C.; Stone, A. J. (eds.): For the Women's Research and Education Institute. The American Women, 1994–95: Where We Stand: Women and Health. W.W. Norton, New York 1995.

Davis, K.: Health Care Reform in the United States. The Contribution of Health Services Research to the Debate. Annals of the New York Academy of Sciences, 703 (1993) 287–290.

Dougherty, Ch. J.: Back to the Reform: Values, Markets and the Health Care System. Oxford University Press, New York 1996.

Duncan, K. A.: Health Information and Health Reform. Understanding the Need for a National Health Information System. Jossey-Bass, San Francisco 1994.

Emanuel, E. J.; Neveloff Dubler, N.: Preserving the Physician-Patient Relationship in the Era of Managed Care. Journal of the American Medical Association, 273 (1995) 323–329.

Friedman, E. (ed.): An Unfinished Revolution: Women and Health Care in America. United Hospital Fund, New York 1994.

Ginzburg, E.; Ostow, M.: The Road to Reform: The Future of Health Care in America. Free Press, New York 1994.

Havighurst, C.: Prospective Self-denial: Can Consumers Contract Today to Accept Health Care Rationing Tomorrow? University of Pennsylvania Law Review, 140 (1992) 1755–1785.

Horton, J. A. (ed.): The Women's Health Data Book: A Profile of Women's Health in the United States, 2nd ed., Jacobs Institute of Women's Health, Elsevier, Washington, DC 1995.

Jones, V. Y.; Estes, C. L.: Older Women: Income, Retirement, and Health. p. 425–445. In: Ruzek, B. Sheryl, et al.: Women's Health: Complexities and Differences. Ohio State University Press, Columbus 1997.

Kaiser Commission on the Future of Medicaid: The Medicaid Cost Explosion: Causes and Consequences. Kaiser Commission on the Future of Medicaid, Baltimore 1993.

Kasper, A.: The Making of Women's Health Policy: Health Care Reform. Paper present at the Chicago Intensive Summer Institute: «Reframing Women's Health», University of Illinois 1994.

League of Women Voters: Critical Choices in the Heath Reform. League of Women Voters Education Fund and the Henry J. Kaiser Family Foundation, Washington, DC 1994.

Makuc, D. M.; Freid, V.; Parsons, P. E. : Health Insurance and Cancer Screening among Women. Advance Data No. 254 (Aug. 3), National Center for Health Statistics, Hyattsville, MD 1994.

Mechanic, D.: Painful Choices: Research and Essays on Health Care, NJ: Transaction Publishers, New Brunswick 1989.

Miller, R. H.; Luft, H. S.: Managed Care Plan Performance Since 1980: A Literature Analysis. Journal of the American Medical Association, 271 (1994) 1512–1519.

Morreim, H. E.: Gaming the System: Dodging the Rules, Ruling the Dodgers. Archives of Internal Medicine, 151 (1991) 443–447.

Morreim, H. E.: Access Without Excess. The Journal of Medicine and Philosophy, 17 (1992) 1–6.

Morreim, H. E.: The Ethics of Incentives in Managed Care. Trends in Health and Care, Law and Ethics, 10 (1995) 56–62.

Muller, Ch. F.: Health Care and Gender. Russell Sage Foundation, New York 1990.

National Center for Health Statistics: Health United States 1995. Public Health Services, Hyattsville, MD 1996.

Norsigian, J.: Women and National Health Care Reform: A Progressive Feminist Agenda (11–117). In: Dan, A. (ed.): Reframing Women's Health. Sage Publications, Thousand Oaks, CA 1994.

Oberman, D.: Medical Savings Accounts: In the Sportlight on Capital Hill. HMO, 36 (1995) 81–88.

O'Connor Blair, B.: Healing Traditions: Alternative Medicine and the Health Professions. University of Pennsylvania Press, Philadelphia 1995.

Reinhardt, U.: American Values: Are They Blocking Health System Reform? Medical Economics, 69 (1992) 126–141.

Riley, G. et al.: Stage of Cancer at Diagnosis for Medicare HMO and Fee-For-Service Enrollees. American Journal of Public Health, 84 (1994) 10: 1598–1604.

Ruzek, Sheryl B.: Access, Cost and Quality of Care (p. 183–240). In: Ruzek Burt, Sheryl et al.: Women's Health: Complexities and Differences. Ohio State University Press, Columbus 1997.

Ruzek, Sh. B., Clarke, A. E. et al.: What are the Dynamics of Differences? (p. 51–95). In: Ruzek Burt, Sh. et al.: Women's Health: Complexities and Differences. Ohio State University Press, Columbus 1997.

Schiff, G. et al., for the Physician for a National Health Program Quality of Care Working Group: A Better-Quality Alternative: Single-payer National Health System Reform. Journal of the American Health Association, 272 (1994) 272-803-8.

Schroeder, St.: Rationing Medical Care-A comparative Perspective. New England Journal of Medicine, 331 (1994) 1063–67.

Shortell, St. et al.: Creating Organized Delivery Systems: The Barriers and Facilitator. Hospital and Health Services Administration, 38 (1993) 447-466.

Skocpol, Th.: Boomerang: Clinton's Health Security Effort and the Turn Against Government in U. S. Politics. W. W. Norton and Company, New York 1996.

Starr, P.: The Logic of Health Care Reform: Why and How the President's Plan Will Work. Revised and expanded edition. Whittle/Penguin, New York 1994.

Steinmo, P.; Watts, J.: It's the Institutions, Stupid! Why Comprehensive National Health Insurance Always Fails in America. Journal of Health Politics, Policy and Law, 20 (1995) 329–72.

U. S. Office of Management and Budget: A Citizen's to the Federal Budget, FY 1996. Government Printing Office, Washington, DC 1996.

Weisman, C.S.: Proceedings of «Women's Health and Managed Care: Balancing Cost, Access, and Quality». Introduction to the Proceedings. Women's Health Issues, 6 (1996) 1–4.

Woods, N. et al.: Deciding about Using Hormone Replacement Therapy for Prevention of Diseases of Advanced Age. Menopause: The Journal of the North American Menopause Society, 4 (1997) 104–14.

Woods, A.; Mitchell, E.: Women's Images of Midlife: Observations from the Seattle Midlife Women's Health Study. Health Care for Women International, 18 (1997) 5: 439–53.

Woods, A.; Mitchell, E.: Images and Expectations of Menopause Observations from the Seattle Midlife Women's Health Study. In preparation.

Worchester, N.; Whatley, M.: The Selling of HRT: Playing on the Fear Factor. Feminist Review, 41 (1992) 1–26.

Wren, B.; Brown, L.: Compliance with Hormonal Replacement Therapy. Maturitas, 13 (1991) 17–21.

Writing Group for the PEPI Trial: Effects of Estrogen/Progestin Regimens on Heart Disease Risk Factors in Postmenopausal Women. The Postmenopausal Estrogen/Progestin Interventions (PEPI) Trial. Journal of the American Medical Association 273 (1995) 3: 199–208.

4 Frauengesundheit und Orem's Strukturkonzepte der Pflege

Hanne Niemann

4.1 Einleitung

Im Folgenden wird zuerst das Pflegemodell von Orem vorgestellt. Es wird hier als theoretische Rahmengebung für eine Anwendung im Bereich Women's Health betrachtet.

Nach Klärung der Einzelkonzepte und Begriffe werden der Nutzen und die Operationalisierbarkeit in Bezug auf «weibliche Lebensrhythmen» und lebensweltliche Konzeptionen junger Frauen im Status der Mutterschaft sowie in Bezug auf sich neu formierende Identitätsbildungsprozesse im Kontext von Frauengesundheit illustriert. In diesem Kapitel wird die Abhängigkeit von Potenzialen der Frauengesundheit im Sinne von Gesundheitsselbstpflegepotenzialen und gesellschaftlich definierten Statuspassagen verdeutlicht. Der Nutzen des Pflegemodells erscheint hier insbesondere vor dem Hintergrund der in Kapitel 3 beschriebenen Kostenexplosionen im Gesundheitswesen und neuer Aktivierungsbemühungen der Frauengesundheitsbewegungen für die eigene Gesundheit in einem neuen Licht.

4.2 Orem's Strukturkonzepte der Pflege

Die theoretische Grundlage der folgenden Ausführungen basiert auf der pflegetheoretischen Arbeit von Dorothea E. Orem, die sie in der Selbstfürsorge-Defizit-Theorie der Pflege (Self-Care Deficit Nursing Theory – SCDNT) darlegte. Dorothea E. Orem ist eine der ersten Pflegetheoretikerinnen in den USA. Ihr Anliegen war es, das Wesen der professionellen Pflege zu beschreiben und zu erklären, wann und warum Menschen professionelle Pflege benötigen. Pflegekräfte kommen demnach dann zum Einsatz, wenn die Selbstfürsorge eines Menschen Mängel aufweist (Orem, 1979, 1985, 1997). Orem entwickelte einen konzeptuellen Rahmen für die Pflege, dessen Struktur sich durch die Konzepte «Selbstfürsorge»,

«Selbstfürsorgefähigkeit», «Selbstfürsorgeerfordernis», «Selbstfürsorgeeinschränkung» und «Pflegekompetenz» ergibt. Im Folgenden werden die Konzepte erläutert und in ihren Beziehungen graphisch dargestellt.

4.2.1 Selbstfürsorge

Selbstfürsorge («self-care») beschreibt und erklärt, warum und wie Menschen für sich selbst sorgen. Die Bedeutung des Begriffs der Selbstfürsorge beinhaltet, dass erwachsene Menschen das Recht und die Verantwortung haben, im beschriebenen Sinn der Selbstfürsorge für sich zu sorgen (Orem, 1997). «Selbstfürsorge ist die Ausführung von Aktivitäten, die einzelne Menschen in ihrem eigenen Interesse für das Erhalten ihres Lebens und Wohlbefindens sowie ihrer Gesundheit initiieren und vollbringen» (Orem, 1997: 112). Der Begriff Gesundheit bezieht neben der körperlichen und psychischen Gesundheit auch interpersonale und soziale Aspekte des Lebens ein (a. a. O.: 105). Selbstfürsorge stellt ein Bündel von erlernten und zielorientierten Handlungen dar, die im alltäglichen Leben darauf abzielen, zur «strukturellen Integrität» des Menschen, zur menschlichen Funktionstüchtigkeit und zur Entwicklung des Menschen auch unter wechselnden Umweltbedingungen und Lebensanforderungen beizutragen (Orem, 1997: 13; Bekel, 1993: 5). Es ist ein bewusstes Tätigsein durch den Menschen selbst an sich selbst oder an äußeren Bedingungen zur Aufrechterhaltung seines eigenen Lebens, seiner Gesundheit und seines Wohlbefindens. Bestimmte Faktoren beeinflussen selbstfürsorgerisches Handeln bei Erwachsenen. Zu diesen Faktoren zählen u. a.:

- «[…] das Selbstkonzept und das Ausmaß der Reife eines Menschen

- kulturell orientierte Ziele und Praktiken

- das wissenschaftlich orientierte Gesundheitswissen eines Menschen

- die Stellung in der Familie

- die Mitgliedschaft in sozialen Gruppen außerhalb der Familie (z. B. Freundeskreis, Arbeitsgruppen)

- die Entscheidung, sich in spezifischen Selbstpflegehandlungen (Selbstfürsorgehandlungen) zu engagieren oder nicht

- ein Mangel an wissenschaftlich orientiertem Wissen über Selbstpflege (Selbstfürsorge), über Störungen der Gesundheit und Fehlfunktionen

- ein Mangel an Selbstpflegefertigkeiten (Selbstfürsorgefertigkeiten)

- inadäquate Gewohnheiten hinsichtlich der Selbstpflege (Selbstfürsorge)» (Orem, 1997: 115; Orem, 1975: 133).

Das Erlernen und Umsetzen von Selbstfürsorgepraktiken unterliegt in der Regel vorgezeichneten körperlichen, psychologischen und psychosozialen Entwicklungsschritten. So sind Säuglinge beispielsweise nicht in der Lage, sich ohne fremde Hilfe zu ernähren, da sie noch nicht über die entsprechende Motorik verfügen.

Eine wirksame Umsetzung selbstfürsorgerischer Handlungen erfordert von dem jeweils Ausübenden entsprechendes Wissen über Selbstfürsorgeziele und -praktiken. Hierzu gehört z. B. auch ein Wissen über gesundheitsförderliche Maßnahmen. Des Weiteren ist ein gewisses Maß an Selbstreflexion erforderlich, um den Bedarf an Selbstfürsorge ermitteln und entsprechend umsetzen zu können (Orem, 1997: 116). Selbstfürsorge sollte als wichtiger Teil des normalen Alltags verstanden und in diesen integriert werden.

4.2.2 Selbstfürsorgefähigkeit

Als Selbstfürsorgefähigkeit («self-care agency») wird eine Sammlung von Handlungsmustern verstanden, die von einem Menschen umgesetzt werden zur «Regulierung seiner Lebensprozesse, zur Aufrechterhaltung und Förderung der Integrität menschlicher Strukturen, Funktionen und des Entwicklungsstandes sowie zur Förderung des Wohlergehens (Bekel, 1993: 10). «Selbstpflegerische Fähigkeiten sind Ausdruck dessen, welche Maßnahmen jemand erlernt hat und wie er in der Einschätzungs- und Entscheidungsphase der Selbstpflege (Selbstfürsorge) sowie in der produktiven Phase unter bestehenden menschlichen und umweltrelevanten Bedingungen agiert» (Orem, 1997: 259). Um Selbstfürsorgetätigkeiten ausführen zu können, sollte der Mensch über ein bestimmtes Potenzial an Fähigkeiten verfügen. Orem (1997) bezeichnet diese auch als Potenzialkomponenten[21]. Demnach sollte jeder Mensch

- aufmerksam sein im Hinblick auf sich selbst, auf interne und externe Faktoren und Bedingungen, die für seine Selbstfürsorge relevant sind.

- seine physische Energie einschätzen und kontrolliert einsetzen, um in ausreichender Form Selbstfürsorgetätigkeiten auszuführen.

- seine Körperhaltung und Bewegung einzelner Körperteile kontrollieren und bewusst bei der Durchführung von Selbstfürsorgetätigkeiten einsetzen.

- über die Fähigkeit des Wissenserwerbs und über logisches Denkvermögen verfügen.

---

21 Potenzialkomponenten werden als grundlegende Fähigkeiten bezeichnet, die für das Engagement der Selbstpflege (Selbstfürsorge) wichtig bzw. wesentlich sind (vgl. Orem, 1997: 240).

- über ein Spektrum von kognitiven, wahrnehmenden, manipulativen, kommunikativen und zwischenmenschlichen Fertigkeiten verfügen (Bekel, 1993: 11).

- sich selbst zur Umsetzung selbstfürsorgerischer Maßnahmen motivieren können.

- befähigt sein, Entscheidungen über die Selbstfürsorge zu treffen und diese in konkrete Handlungen umzusetzen.

- über die Fähigkeit verfügen, seine Zeit einzuteilen.

- Selbstfürsorgetätigkeiten in wichtige Bereiche des persönlichen, familiären und gemeinschaftlichen Lebens integrieren (a. a. O.: 243).

Diese genannte Verantwortung für sich selbst schließt ein, dass sich Menschen immer auch gegen ein entsprechendes Engagement entscheiden können. So wählen Menschen mit Wissen um gesundheitsschädliche Aspekte mitunter auch ungesunde Verhaltensweisen (z. B. Rauchen) oder entscheiden sich dafür, bestimmte gesundheitsförderliche Maßnahmen nicht in Anspruch zu nehmen (z. B. das von Krankenkassen finanzierte Angebot der Krebsvorsorge).

4.2.3 Selbstfürsorgeerfordernisse

Der Bedarf an selbstfürsorgerischen Handlungen hat seine Grundlage in den von Orem (1997) beschriebenen Selbstfürsorgeerfordernissen («self-care requisites»). «Selbstpflegeerfordernis (Selbstfürsorgeerfordernis) ist ein Begriff, der den spezifischen Bedarf an Regulierung menschlicher Funktionsweisen und Entwicklungen bezeichnet» (a. a. O.: 13). «Selbstpflegeerfordernisse (Selbstfürsorgeerfordernisse) sind [...] Darstellungen der beabsichtigten Ziele, die durch das bewusste Engagement in der Selbstpflege (Selbstfürsorge) angestrebt werden» (a. a. O.: 117).

Es werden drei Arten von Selbstfürsorgeerfordernissen unterschieden, die im Folgenden kurz beschrieben werden:

- Allgemeine (universelle) Selbstfürsorgeerfordernisse («universal self-care requisites»). Diese sind allen Menschen gemeinsam und treten in allen Lebensphasen auf. Sie werden jedoch vom Alter, dem Entwicklungsstand, Umgebungsbedingungen und anderen Faktoren beeinflusst (Bekel, 1993: 6; Orem, 1997: 117). Hierzu zählen beispielsweise eine ausreichende Zufuhr von Luft, Wasser, Nahrung, die Aufrechterhaltung des Gleichgewichts zwischen Aktivität und Ruhe, Aufrechterhaltung eines Gleichgewichts zwischen Alleinsein und sozialer Interaktion [...]. (a. a. O.: 6, 117, 209).

- Entwicklungsbedingte Selbstfürsorgeerfordernisse («developmental self-care requisites»). Die Entwicklung eines Menschen erfolgt in vorgezeichneten körperlichen, psychologischen und psychosozialen Entwicklungsschritten (s. o.). Bestimmte Bedingungen, die als entwicklungsbedingte Selbstfürsorgeerfordernisse benannt werden, sind erforderlich, um diese Entwicklungsprozesse in angemessener Weise zu fördern. Eine schwangere Frau entwickelt z. B. einen erhöhten Bedarf an Eisen und gesunden Nährstoffen, den sie befriedigen sollte, um eine gesunde Entwicklung des Ungeborenen zu fördern.

- Selbstfürsorgeerfordernisse bei Abweichungen von der Gesundheit («health deviation self-care requisites») und des Wohlbefindens. Sowohl genetische und konstitutionelle Defekte als auch strukturelle und funktionelle Abweichungen von der Gesundheit einschließlich deren medizinische Behandlungen gehen einher mit spezifischen Selbstfürsorgeerfordernissen (Bekel, 1993: 6; Orem, 1997: 118). Als Beispiel sei hier die Situation einer an Brustkrebs erkrankten Frau genannt, deren Körperbild nach einer medizinischen Behandlung (Chemotherapie mit begleitendem Haarausfall, Ablatio) sehr wahrscheinlich von dem für sie Gewohnten abweicht und sie in ihrer psychischen Gesundheit sowie in ihrem Wohlbefinden beeinträchtigt.

Selbstfürsorge in hier verstandener Weise kann der Einzelne nur dann wirksam umsetzen, wenn deren Grundlage, die Selbstfürsorgeerfordernisse, bekannt sind (a. a. O.: 118). Die Selbstfürsorgeerfordernisse stellen somit nicht die Selbstfürsorgehandlungen dar, sondern die Ziele, die im Rahmen der Selbstfürsorge angestrebt werden. Selbstfürsorgeerfordernisse werden Menschen im Laufe ihres Lebens aus sich selbst heraus bewusst oder als kulturell bekanntes Wissen von Generation zu Generation weitergegeben. Menschen können in anderen Fällen durch Gesundheitsexperten (Pflegepersonal, Mediziner und andere Therapeuten (a. a. O.: 121) oder andere Menschen auf gesundheitserhaltende oder gesundheitsfördernde Selbstfürsorgemaßnahmen aufmerksam gemacht werden.

4.2.4 Therapeutischer Selbstfürsorgebedarf

Als therapeutischer Selbstfürsorgebedarf («therapeutic self-care demand») wird die Gesamtheit der Selbstfürsorgeerfordernisse bezeichnet, die dazu führen, dass Selbstfürsorgehandlungen umgesetzt werden. Der Begriff «therapeutisch» meint in diesem Zusammenhang, dass durch die Maßnahmen, die zur Erfüllung der Selbstfürsorgeerfordernisse beitragen, Lebensprozesse unterstützt werden (Orem, 1991, in Bekel, 1993: 9). Bestimmte interne oder externe Faktoren beeinflussen die Selbstfürsorgefähigkeit. Orem (1995, 1997) benennt folgende:

- Alter
- Geschlecht

- Entwicklungsstand

- Gesundheitszustand

- soziokulturelle Orientierung

- Faktoren des Gesundheitspflegesystems, z. B. medizinische Diagnostik- und Behandlungsmodalitäten

- familiäre Systemfaktoren

- Lebensweise einschließlich der Betätigung der regulierenden Aktivitäten (Bekel, 1993: 9)

- Umweltfaktoren

- angemessenes Vorhandensein von Ressourcen (a. a. O.: 203, 221).

4.2.5 Selbstfürsorgeeinschränkungen

Selbstfürsorgeeinschränkungen («self-care-deficit») geben Auskunft über die Beziehung zwischen dem therapeutischen Selbstfürsorgebedarf und der Fähigkeit eines Menschen, die Selbstfürsorgeerfordernisse auszuführen (Selbstfürsorgefähigkeit) (Bekel, 1993: 13). Orem (1997) benennt drei Arten von Selbstfürsorgeeinschränkungen:

- «Einschränkungen des Verstehens (der erforderlichen Selbstfürsorge, der erforderlichen Selbstfürsorgehandlungen)

- Einschränkungen der Urteils- und Entscheidungsfähigkeit

- Einschränkungen bei zielgerichteten Handlungen [...] in der Einschätzungsphase oder in der produktiven Phase der Selbstfürsorge» (a. a. O.: 259).

4.2.6 Pflegekompetenz

Unter Pflegekompetenz werden die Kompetenz und die Fähigkeiten von Pflegekräften verstanden, Menschen mit Selbstfürsorgedefiziten zu unterstützen (Bekel, 1993: 15; Orem, 1997: 269 ff.). Ausgehend von einem «dynamischen System von Handlungen» (a. a. O.: 16), welches auch als Pflegesystem betitelt wird, stehen Pflegekräften folgende Methoden der Unterstützung zur Verfügung:

- für einen anderen handeln

- einen anderen führen

- einen anderen physisch und psychisch unterstützen

- eine entwicklungsfördernde Umwelt gestalten

- einen anderen anleiten (a. a. O.: 16).

In nichtprofessioneller Form sind diese Methoden auch von Laien praktizierbar. Hierbei spricht Orem (1997) von «dependent-care» (338 ff.).

In **Abbildung 4-1** werden die beschriebenen Konzepte zueinander in Beziehung gesetzt:

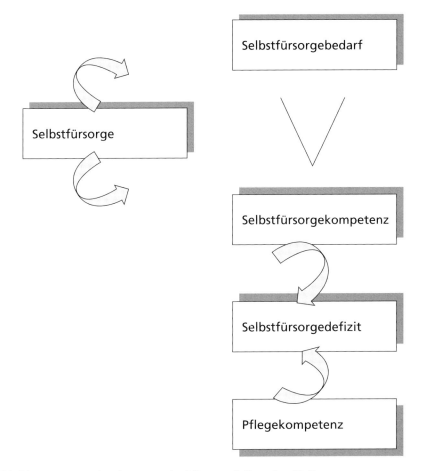

Abbildung 4-1: Strukturkonzepte der Pflege nach Dorothea E. Orem

4.2.7 Pflegesysteme

Ein Pflegesystem im hier verstandenen Sinn beschreibt die verschiedenen Methoden des Helfens von Seiten der professionellen Pflege und gibt Aufschlüsse über die Art der Beziehung zwischen Pflegekraft und Patient. Deren Handhabung erfordert eine professionelle Ausbildung (Bekel, 1993: 17). Orem (1979, 1985, 1997) beschreibt drei verschiedene Arten von Pflegesystemen, die sie abhängig von der Fähigkeit des Patienten, sich in Selbstfürsorgehandlungen zu engagieren, als «vollständig kompensatorisches System», «teilweise kompensatorisches System» und «unterstützend-erzieherisches System» bezeichnet. Die Pflegesysteme geben Auskunft über die Organisation der Handlungen zwischen Patienten und Pflegekräften und der Art der Hilfe, die einem Patienten abhängig von dessen Selbstfürsorgedefizit zukommt.

Vollständig kompensatorisches System
Beim vollständig kompensatorischen System führt die Pflegekraft Selbstfürsorgehandlungen für den Patienten aus, die dem Selbstfürsorgebedarf des Patienten entsprechen und die er nicht selbstständig auszuführen vermag. Empfänger der Hilfe sind Personen, die nicht in der Lage sind, bewusste oder gezielte Handlungen auszuführen, z. B. komatöse Patienten oder Personen, die keine anstrengenden Bewegungen ausführen sollen, in ihrer Urteilsfähigkeit und Entscheidungsfindung über ihre Selbstfürsorgemaßnahmen aber nicht eingeschränkt sind, z. B. nach einem Myokardinfarkt. Eine dritte Gruppe bezieht sich auf Patienten, die nicht in der Lage sind, Entscheidungen bezüglich der Selbstfürsorge zu treffen, die Selbstfürsorgemaßnahmen unter kontinuierlicher Anleitung und Aufsicht aber durchführen können (Bekel, 1993: 18; Orem, 1997: 334). Die Pflegekraft verwirklicht den situativen Selbstfürsorgebedarf des Patienten, kompensiert die Unfähigkeit des Patienten, Selbstfürsorge auszuführen (Orem, 1997: 333). Die Methoden des Helfens sind das Handeln und Agieren für andere Personen, aber auch das Unterrichten (a. a. O.: 335).

Teilweise kompensatorisches System
Das teilweise kompensatorische System beinhaltet, dass der Patient in der Lage ist, einige Selbstfürsorgemaßnahmen selbstständig auszuführen. Die Pflegekraft tritt nur dann in Erscheinung, wenn die Selbstfürsorge des Patienten eingeschränkt ist. Sie kompensiert die Einschränkungen in der Selbstfürsorge und unterstützt den Patienten bei Bedarf (Orem, 1997: 333). Der Pflegekraft steht hierbei eine Vielzahl an Methoden zur Verfügung. Zu diesen gehören das:

- Handeln und Agieren für andere Personen

- Anleiten und Lenken anderer Personen

- Gewährleisten von körperlicher Unterstützung
- Gewährleisten von psychologischer Unterstützung
- Gewährleisten einer Umgebung, die die Entwicklung fördert und
- Unterrichten (Orem, 1997: 330).

Erzieherisch-unterstützendes System

Der Patient ist beim erzieherisch-unterstützenden System in der Lage, die erforderlichen Selbstfürsorgemaßnahmen selbstständig auszuführen, benötigt zu deren Umsetzung aber dennoch eine gewisse Unterstützung durch die Pflegekräfte (Bekel, 1993: 20). Die Pflegekraft hilft, indem sie den Patienten u. a. anleitet und unterstützt. Ein Beispiel wäre die Situation eines Patienten, der beginnt, sich nach Auftreten eines insulinpflichtigen Diabetes selbstständig Insulin zu spritzen, hier zu Beginn jedoch eine Anleitung durch die Pflegekraft benötigt. Die Methoden des Helfens beziehen sich beim erzieherisch-unterstützenden System ausschließlich auf die «Entscheidungsfindung, Verhaltenskontrolle und das Erlangen von Wissen und Kompetenzen» (Orem, 1997: 336).

Im zweiten Teil dieses Kapitels wird die Anwendung von «Orem» auf weibliche Lebensrhythmen und den konkreten Kontext des neu erworbenen Status der Mutterschaft sowie das hiermit verbundene Health Management für Mutter und Kind demonstriert.

4.3 Weibliche Lebensrhythmen – Phase der Mutterschaft

Menschen – insbesondere Frauen – verbringen ihr Leben bewusst oder unbewusst, im Voraus geplant oder retrospektiv betrachtet in einzelnen Phasen oder Rhythmen (Borysenko, 2000/1996). Neben diesen sowohl im weiblichen als auch männlichen Lebenszyklus physiologisch verlaufenden Phasen, kommen als Besonderheit im weiblichen Lebenszyklus bei einer großen Anzahl von Frauen die Phase der Mutterschaft und die Wechseljahre hinzu (Borysenko, 2000, 1996). Frauen erkennen zunehmend, dass ein erfülltes Leben und fruchtbares Durchschreiten der einzelnen Lebensphasen ganz besondere Anforderungen an die eigene Gesundheit und das Wohlbefinden stellt. Sie entwickeln zunehmend Selbstvertrauen, um eigene und neue Vorstellungen von weiblicher Gesundheit, weiblichem Wohlbefinden und weiblicher Identität zu entwerfen (Northrup, 2000: Vorwort). Sie entwickeln eigene Lebenspläne und setzen diese um.

4.3.1 Zeit für ein Kind

Borysenko (2000) zufolge verändern sich die Lebensphasen einer Frau alle sieben Jahre, wobei sie sich bei dieser Aussage unterschiedlichster Quellen bediente (a. a. O.: 13)[22]. Die Phase der «Paarbildung» und Mutterschaft erfährt in vielen Fällen ihren Höhepunkt zu Beginn des zweiten Lebensjahrzehnts, also mit ca. 21 Jahren, und endet mit Ablauf des zweiten Lebensjahrzehnts mit ca. 28 Jahren (a. a. O.: 116 ff.). Zunehmend entscheiden sich Frauen heutzutage jedoch dafür, den Beginn der Mutterschaft in eine Zeit Anfang der Dreißig bis zu Beginn der Vierzig zu legen (Dorres-Worters et al., 1994: 110). Die «Deadline» der Möglichkeit der Empfängnis wird nach hinten verschoben. Frauen bekommen Kinder, wenn sie den richtigen Partner gefunden haben, die berufliche Entwicklung gut verläuft und sie «bereit» sind für die Mutterrolle (a. a. O.: 111). Ein Grund mag darin liegen, dass sich die sozialen Rahmen- und Lebensbedingungen von Frauen in den vergangenen 50 Jahren stark verändert haben (Vogt, 1998: 27). Bis in die sechziger Jahre hinein gestaltete sich der Lebensentwurf einer Frau hauptsächlich als Hausfrau und Mutter, ohne dass dieser Entwurf in Frage gestellt wurde. Die traditionelle Hausfrau musste sich nicht mit der Frage herumplagen, wann es wohl der beste Zeitpunkt sei, Mutter zu werden, wie es heutzutage Frauen im Alter zwischen 20 und 45 Jahren tun (von Münchhausen, 2001: 19). Des Weiteren stand außer Frage, dass sich die Frau mit einem Großteil ihrer Zeit um die Kinder zu kümmern hatte, was eine eigene Berufstätigkeit nahezu unmöglich machte. Frauen im mittleren Alter (28. bis 35. Lebensjahr), die sich für ein Baby entscheiden, haben im Vergleich zu Frauen im jüngeren Alter (21. bis 28. Lebensjahr) bereits eine klare Vorstellung von ihren Wünschen und Vorlieben (Doress-Worters et al., 1994: 108 ff.). Sie kennen sich gut und haben eine Vorstellung von ihren Bedürfnissen. Sie haben bereits Weichen für ihre berufliche Zukunft gestellt und ihren beruflichen Aufstieg gesichert. Sie sind in der Lage, autonom, unabhängig und erfolgreich zu sein. In vielen Fällen haben sie sich ein Netzwerk von Freunden aufgebaut, die zu ihnen passen und ihnen sozialen Rückhalt bieten. Die Reife von Müttern im mittleren Alter kann sich positiv auf die Lebenssituation mit einem Kind auswirken, indem sie ihren eigenen Wünschen und Lebenszielen bereits eine Orientierung geben konnten. Sie wissen, welche internen und externen Faktoren für sie relevant sind, um eigene Vorstellungen der Lebensplanung umsetzen zu können, und konnten bereits bestimmte für sie wichtige Selbstfürsorgepraktiken in ihr Leben integrieren und Prioritäten identifizieren. Es lässt sich vermuten, dass sie nicht so leicht in Zweifel und in eine Identitätskrise geraten,

---

22 Als Beispiele seien hier Werke von C. G. Jung, das Neue Testament, die Lehre Buddhas, […] (a. a. O.: 13) genannt.

wenn es mit der Kinderbetreuung und -erziehung nicht so klappt, wie sie es sich vorgestellt haben. Sie haben ihre Lebensplanung bereits erstellt und sich bewusst für ein Kind entschieden.

4.3.2 Selbstfürsorge während Schwangerschaft und Mutterschaft

Analysiert man die Situation werdender Mütter und auch derer, die bereits ein Kind geboren haben, auf der Grundlage der Konzepte der Selbstfürsorgedefizittheorie, so ergeben sich schon allein vor dem Hintergrund der Veränderung eine Vielzahl an Selbstfürsorgeerfordernissen, deren Erfüllung zu einer guten Gesundheit und zum Wohlbefinden der Frau beiträgt bzw. die Voraussetzungen hierzu schafft. Die folgenden Ausführungen erheben nicht den Anspruch auf Vollständigkeit.

Frauen benötigen während der Schwangerschaft eine gesunde und ausgewogene Ernährung (allgemeine Selbstfürsorgeerfordernisse – die Aufrechterhaltung einer genügenden Nahrungs- und Flüssigkeitsaufnahme und entwicklungsbedingte Selbstfürsorgeerfordernisse – Verwirklichung und Aufrechterhaltung von Bedingungen, welche Lebensprozesse unterstützen und Entwicklungsprozesse fördern), die sich aus viel frischem Obst und Gemüse, Vollkornprodukten und rohen Erzeugnissen zusammensetzen sollte (Stoppard, 1993: 112 ff.). Des Weiteren besteht ein erhöhter Eiweiß- und Vitaminbedarf. Neben der Gewährleistung einer gesunden Ernährung für das noch ungeborene Kind stellt eine ausgewogene Ernährung sicher, dass die schwangere Frau Reserven entwickelt, um mit den Belastungen der Schwangerschaft und der Geburt fertigzuwerden. Die Schwangerschaft und die Geburt stellen spezielle Anforderungen an den Körper der Frau. Wichtig in der Schwangerschaft sind eine Stärkung der Muskulatur und eine gute Kondition, die durch angemessene sportliche Aktivitäten erreicht werden können. Gleichzeitig ist es jedoch bedeutsam, mit der Energie Haus zu halten und für ausreichend Schlaf und Ruhephasen zu sorgen (a. a. O.: 126 ff.) (allgemeine Selbstfürsorgeerfordernisse – die Aufrechterhaltung des Gleichgewichts zwischen Aktivität und Ruhe). Die im Verlauf einer Schwangerschaft durch das Wachstum des Kindes veränderte Körperform, widersprüchliche Gefühle bezogen auf die Einstellung zur Schwangerschaft und die Aussicht auf neue Aufgaben und Verantwortlichkeiten oder auch Ängste bezogen auf die Geburt können zu emotionalen Schwankungen und Veränderungen in der Schwangerschaft führen (a. a. O.: 136). Zudem stehen Fragen nach der eigenen beruflichen Karriere, nach der Entwicklung der eigenen Partnerschaft mit Kind, nach Beziehungen zu Familien und Freunden mit im Zentrum der eigenen Gedanken (Stern/Bruschweiler-Stern, 1998: 37 ff.) Eine Schwangerschaft erfordert die Vorbereitung auf eine neue Identität als Mutter

(a. a. O.: 37 ff.). Eine bewusste Auseinandersetzung mit den bestehenden Gefühlen und Emotionen können zu «Einsichten über die eigene Person und über die Beziehungen zu anderen Menschen, zu bestimmten Dingen oder Lebenssituationen führen» (Orem, 1997: 216) (entwicklungsbedingte Selbstfürsorgeerfordernisse – Engagement in der Selbstentwicklung). Frauen, die ein Kind erwarten, sollten sich um Klärung der eigenen Ziele und Wertvorstellungen (Orem, 1997: 216) bemühen (entwicklungsbedingte Selbstfürsorgeerfordernisse – Engagement in der Selbstentwicklung), was zu einer Neubewertung und/oder Neudefinition der eigenen Situation führen kann (Stern/Bruschweiler-Stern, 1998: 38). Ihr Handeln sollte verantwortungsvoll und «[…] in Übereinstimmung mit der eigenen Rolle und einem entwickelten oder entstehenden Selbstideal» umgesetzt werden (entwicklungsbedingte Selbstfürsorgeerfordernisse – Engagement in der Selbstentwicklung) (a. a. O.: 216.).

Die Versorgung zunächst des Säuglings und/oder später des Kleinkindes und Kindes erfordert ein hohes Maß an Flexibilität, Präsenz und Konzentration von Seiten der primären Bezugsperson – in vielen Fällen der Mutter. Es kann durch die Bedürfnisse des Kindes zu einer Überforderung kommen. Die eigenen Bedürfnisse, z. B. nach ausreichend Schlaf, einer gesunden und ausgewogenen Ernährung, nach sportlichen Aktivitäten u. a. zur Förderung der Rückbildung, nach einem ausgewogenen Gleichgewicht zwischen Alleinsein und sozialer Interaktion (allgemeine Selbstfürsorgeerfordernisse), bleiben bei einer großen Anzahl von Müttern unbefriedigt, und das mindestens über Monate. Kommt dann noch eine Veränderung im Gesundheitszustand des Kindes oder auch der Bezugsperson hinzu, können neue gesundheitsbedingte Selbstfürsorgeerfordernisse auftreten, die so viel Zeit in Anspruch nehmen, dass nicht mehr genügend Raum für die allgemeinen Selbstfürsorgeerfordernisse vorhanden ist. Frauen, die in vielen Fällen primäre Bezugspersonen ihres Kindes sind, weil sie z. B. ihr Kind stillen, bemerken, wie schwierig es ist, auch einmal etwas für sich selbst zu tun. Sie sind der Situation ausgesetzt, dass sie hauptsächlich für die seelische und körperliche Betreuung ihres Kindes zuständig sind (Northrup, 2000: 472), was einen nicht unerheblichen Druck auf die seelische Ausgeglichenheit der Frauen ausüben kann und zur Vernachlässigung der eigenen seelischen, mentalen und körperlichen Bedürfnisse führt. Der Alltag mit einem Neugeborenen oder Säugling gestaltet sich an manchen Tagen mit sehr viel weniger Romantik als in der Schwangerschaft erträumt. Der Säugling nimmt den größten Teil der Zeit der einzelnen Elternteile, sprich: der Mutter und des Vaters ein, aber auch der Zeit, die ein Paar vor der Geburt ihres Kindes noch gemeinsam verbrachte.

Auch heutzutage entspricht es durchaus der Realität, dass es hauptsächlich die Frauen sind, die für die Erziehung und Versorgung der Kinder zuständig und verantwortlich sind, auch wenn sich das Dogma etwas gelockert hat. Frauen befinden sich nicht selten in einer Doppel- und/oder Dreifachbelastung (a. a. O.: 27), die sich aus dem gleichzeitigen Bewältigen der Hausarbeit, Berufsarbeit und Erziehungsarbeit bei Müttern ergibt (a. a. O.: 27). Weitere Belastungen ökonomischer und/oder psychosozialer Art können sich bei allein erziehenden Frauen und Müttern ergeben. Frauen, die sich aus individuell verschiedenen Gründen entscheiden, «trotz» der Mutterschaft weiterzuarbeiten, treffen neben strukturell ungünstigen Bedingungen für einen Wiedereinstieg in den Beruf, wie beispielsweise ungünstige Zeiten für die Kinderbetreuung in Kindertagesstätten, auch auf ideelle Widerstände von Seiten der Gesellschaft. Zudem kann es zu emotionalen Verletzungen kommen, wenn eine Mutter gegen ihren eigentlichen Willen, z. B. aus finanziellen Gründen, nach kurzer Zeit wieder in ihr berufliches Arbeitsfeld zurückkehren muss (Stern/Bruschweiler-Stern, 1998: 225).

Die Wiederaufnahme einer beruflichen Tätigkeit als Mutter scheint noch nicht ganz salonfähig zu sein,[23] anders als beispielsweise in Frankreich, wo die strukturellen Voraussetzungen wie Ganztagsschule, Kantinen und finanzielle Hilfen vorteilhafte Bedingungen bieten, um als Mutter berufstätig zu sein (von Münchhausen 2001: 220). Auch sei es dort normal, sich nicht selbst um den Haushalt zu kümmern, sondern Unterstützung bei der Bewirtschaftung des Haushalts zu haben. Ein höheres Maß an Flexibilität für Bedürfnisse der Mütter zeigt ein Volk australischer Ureinwohner, in dessen Tradition alle Schwestern der Mütter als Mütter der Kinder betrachtet werden. «Wenn die leibliche Mutter das Bedürfnis hat, auf einen ‹Walkabout› – eine lange Buschwanderung, die als spirituelle Initiation dient – zu gehen, weiß sie, dass das Kind immer einen Platz im Stamm hat und nicht ausschließlich auf sie angewiesen ist, wie es in unserer patriarchalischen Gesellschaft so oft der Fall ist» (Northrup, 2000: 472). Die Mütter jener Völker sind unterstützt durch förderliche Umgebungsbedingungen, in diesem Fall eine Gruppe verwandter Frauen, die ihnen erlauben, bestimmten Selbstfürsorgeerfordernissen nachzukommen – beispielsweise dem Erfordernis nach spiritueller Initiation.

Erfahrungsberichte von Frauen, die sich gegen eine Zwitterrolle zwischen Kind und Karriere entschieden haben, weisen darauf hin, dass es dem eigenen Wohlbefinden und der eigenen Gesundheit nicht unbedingt förderlich ist, auf berufliche Lebensperspektiven zu Gunsten der Familie zu verzichten, insbesondere dann, wenn auch schon berufliche Perspektiven im Mittelpunkt standen. Folgende Aussage verdeutlicht den Aspekt:

Frust, das ist mein Alltag: In einer Art Gefühlsüberschwang habe ich mich damals entschieden, die Kinder zu begleiten, bis sie wirklich selbstständig sind. Aber was das bedeutet und wie viel Substanz das kostet, wie wenig ich zurückbekomme, wie mein Selbstbewusstsein im Lauf der Jahre sich in nichts auflöst, davon hatte ich keinen blassen Schimmer […]» (von Münchhausen, 2001: 13–14).

23 Eindruck der Verfasserin

In anderen Studien fand man hingegen heraus, dass Karrierefrauen, obwohl ihr Leben hektisch und kräftezehrend war, einem Balanceakt zwischen verschiedenen Beziehungsformen glich: zum Ehemann/Partner, zum eigenen Kind, zu ihnen selbst, zur Arbeit, zu Freundinnen/Freunden und Familienangehörigen, sich insgesamt als mit ihrer Situation zufrieden bezeichneten (Borysenko, 2000: 163). Orem (1997) betont, dass das Handeln Einzelner in Übereinstimmung mit der eigenen Rolle und einem entwickelten Selbstideal stehen sollte (a. a. O.: 216). Sie plädiert aber auch dafür, Verständnis für eigene negative Emotionen und Handlungsimpulse zu haben, «wenn das eigene Verhalten nicht mit den Lebenszielen und dem Selbstideal in Verbindung steht» (a. a. O.: 216). Negative Emotionen können beispielsweise Schuldgefühle sein. Sie sieht die bewusste Beteiligung an der Bewältigung als Engagement in der Selbstverwirklichung.

Was kann *Frau* nun tun, um ein angemessenes Gleichgewicht zwischen der Erfüllung der Bedürfnisse des Kindes und den eigenen Bedürfnissen herzustellen und aufrecht zu erhalten?

Das Konzept der Selbstfürsorge geht davon aus, dass jeder Mensch eine Verantwortung für sich trägt, für sich zu Gunsten der eigenen Gesundheit und des Wohlbefindens und der eigenen Entwicklung zu sorgen. Dieser Anspruch setzt voraus, dass Menschen wohl informiert bezogen auf gesundheitserhaltende und Wohlbefinden/Entwicklung fördernde Maßnahmen und mit einem Wissen bezogen auf die eigene Person Entscheidungen treffen. Sie sollten wissen, welche Umweltbedingungen Einfluss auf ihre Selbstfürsorgehandlungen haben, im positiven wie auch im negativen Sinn, sie sollten in die Lage versetzt werden, die Selbstfürsorge hemmende, auf die eigene Person zurückzuführende Faktoren zu erkennen.

Selbstfürsorge bezieht sich folglich nicht ausschließlich auf Selbstfürsorgepraktiken, sondern auf die Erziehung zur Selbstfürsorge und auf das Ändern gesundheitsbelastender Gewohnheiten und Praktiken.

4.4 Fallbeispiel

Frau M. (39 Jahre) ist verheiratet und hat zwei Kinder im Alter von 9 und 11 Jahren. Seit dreizehn Jahren ist sie verheiratet. Ihr Ehemann, Herr M. (43 Jahre), ist Ingenieur und arbeitet als stellvertretender Leiter der Abteilung Forschung und Entwicklung in einer großen Autofirma. Seine Beförderung zum Leiter der Abteilung steht kurz bevor. Frau M. hat ihr Medizinstudium beendet und ihre Doktorarbeit noch vor der Geburt ihrer Kinder fertig gestellt. Als sie den klinischen Teil ihrer Ausbildung als Ärztin (Ärztin im Praktikum) beginnen wollte, wurde sie mit ihrem ersten Kind schwanger. Kurz darauf, 13 Monate später, folgte das zweite Kind. Sie entschied sich vorerst, zuhause zu bleiben, da auch ihr Mann gerade erst den Berufseinstieg begonnen hatte. Sie plante, die Ausbildung fortzusetzen, wenn ihre Kinder aus dem Gröbsten heraus wären und einige Stunden im Kindergarten und/oder Schule verbrächten. Familie M. wohnt in der direkten Nachbarschaft der Eltern von Herrn M. Ihre Schwiegermutter hatte vor Jahren angeboten, sich an der Betreuung der Kinder zu beteiligen, wenn Bedarf besteht, damit Frau M. ihre Ausbildung fortsetzen könne. Vor acht Jahren wurde bei ihr, der Schwiegermutter, die Diagnose Demenz vom Alzheimer-Typ festgestellt. Ihr Zustand war und ist stabil. Inzwischen war sie allerdings nicht mehr im Stande, den Alltag alleine zu bewältigen. Zur morgendlichen Pflege benötigte sie zunehmend Unterstützung, zunächst beim Ankleiden, dann auch beim Waschen. Der Ehemann war mit der Pflege alleine überfordert. Da Frau M. damals noch keinen Ausbildungsplatz hatte, stimmte sie zu, zunächst im Haushalt der Schwiegereltern mit Reinigungsarbeiten und der Erledigung von Einkäufen auszuhelfen. Mittlerweile unterstützt sie ihre Schwiegermutter auch bei der Durchführung der Körperpflege. Ihre Kinder gehen in die Schule, haben ihre Freunde und sind dem Alter entsprechend selbstständig. Frau M. ist als ständige Ansprechpartnerin der Kinder zuhause gefordert. Zwei bis drei Mal wöchentlich fährt sie ihre Kinder zu verschiedenen Kursen, zu Freunden oder zur Therapie. Im Hause ihrer Schwiegereltern ist sie mittlerweile täglich, weil auch ihr Schwiegervater inzwischen gesundheitlich beeinträchtigt ist und teilweise Unterstützung benötigt. Ihr Mann ist in der Woche häufig auf Geschäftsreisen, er ist inzwischen zum Leiter der Abteilung Forschung und Entwicklung befördert worden.

Vor einem Jahr war Frau M. durch eine schwere Grippe für mehrere Wochen ans Bett gefesselt. Sie fühlte sich miserabel und sowohl physisch als auch psychisch schon seit einiger Zeit nicht in gutem Zustand. Sie führte den schweren Infekt u.a. auf die stark beanspruchende häusliche Situation zurück, bei der ihr kaum Zeit für eigene Interessen oder zur Erholung blieb. Diese Zeit nutzte Frau M. zur Reflektion ihrer Lebenssituation. Schon lange war ihr bewusst, dass sie bald mit ihrer Ausbildung beginnen oder eine Alternative suchen musste, um überhaupt noch eine Aussicht zu haben, den beruflichen Einstieg zu schaffen. Auch merkte sie, zu Studienzeiten noch sportlich, kreativ und engagiert, dass sie durch die Versorgung von inzwischen zwei Haushalten physisch so beansprucht wurde, dass ihr kaum Energie für die Umsetzung eigener Interessen blieb. Ihr blieb wenig Zeit zur Aufrechterhaltung ihrer sozialen Kontakte, was dazu führte, dass sich Freunde zurückzogen. Frau M. fühlte sich mit ihren Sorgen, Anstrengungen und Verantwortungen alleine, weil sie mit ihrem Ehemann in der Woche nicht rechnen konnte. Häufig fühlte sie sich in den vergangenen Jahren matt und kraftlos. Seit einigen Monaten nahm sie zur Nacht ein Beruhigungsmittel, um einschlafen zu können. Am nächsten Morgen fühlte sie sich jedoch unausgeschlafen und gerädert.

In der Reflektion ihrer Lebenssituation stellte Frau M. fest, dass die Versorgung und Pflege anderer Menschen inzwischen ihr Lebensinhalt geworden war. Für selbstfürsorgerische Aktivitäten blieb ihr in den vergangenen Jahren zunehmend weniger Zeit. Sie hatte zu Gunsten ihrer Familie und der Familie ihres Mannes eigene Interessen in den Hintergrund gerückt. Dabei stimmte die Rolle, die sie übernommen hatte, überhaupt nicht mit ihrem Selbstkonzept überein, das sie als junge Medizinstudentin für sich entwickelt hatte. Sie hatte ihre Hauptbezüge eher als Ärztin, denn als Mutter gesehen. Auch war sie durch ihre sportlichen Aktivitäten physisch und psychisch bei bester Kondition gewesen, was im Laufe der Jahre nachgelassen hatte. Sie beschloss auf der Grundlage des Ergebnisses der Reflektion, an ihr Selbstkonzept früherer Jahre anzuknüpfen und ihre Lebensinhalte neu zu definieren.

Wie würde nun eine konkrete Umsetzung von Orem im Pflegeprozess bzw. in der Interaktion zwischen der jungen Mutter und einer Krankenschwester aussehen? Wie könnte eine Pflegeplanung realisiert werden?

4.4.1 Pflegeplanung – Pflegeanamnese

Ziel
Erhebung der Selbstfürsorgesituation von Frau M.

Teil 1: Erhebung und Beschreibung von Veränderungen im therapeutischen Selbstfürsorgebedarf von Frau M. Frau M. stellt seit einiger Zeit Veränderungen ihrer körperlichen Aktivitäten fest. Während sie in Studienzeiten konstitutionell gut in Form war und regelmäßig Sport betrieben hat, ließ diese Aktivität im Laufe ihres Familienlebens zunehmend nach. Insbesondere seit Frau M. zusätzlich den Haushalt ihrer Schwiegereltern versorgt, bleiben ihr weder Zeit noch Kraft, sich sportlichen Aktivitäten zu widmen. Im Gegenteil – sie benötigt zusätzliche Ruhepausen, die sie im normalen Tagesverlauf aber nicht nehmen kann. Ein benötigtes Gleichgewicht zwischen Aktivitäten unterschiedlichster Art und Ruhephasen zwischendurch ist in ihrem Tagesablauf nicht gegeben. Der Umstand, dass sie zeitlich stark in ihrer Mutterrolle, aber auch in ihre Rolle als pflegende Schwiegertochter eingebunden ist, bewirkte, dass sie sich sukzessive von ihren Freunden zurückzog. Diese Entwicklung trug dazu bei, dass sie sich sozial vereinsamt fühlt, zumal ihr Ehemann nur selten für sie da ist. Seit einiger Zeit nimmt sie zur Nacht ein Beruhigungsmittel, welches sie jedoch in ihrem Wohlbefinden und auch in ihrer Funktionsfähigkeit beeinträchtigt. Nur schleppend kommt sie morgens in Gang. Sie fühlt sich müde und unausgeglichen.

Frau M. hat ihren Berufswunsch, als Ärztin zu arbeiten, zu Gunsten der eigenen Familie zurückgestellt. Sie merkt jedoch, dass diese Entwicklung mit ihrem Selbstbild kollidiert.

Sie fühlt sich intellektuell unterfordert bei gleichzeitiger physischer Überforderung. Zudem sieht sie ihren beruflichen Status gefährdet, wenn sie nicht zeitnah mit der Fortsetzung ihrer Ausbildung beginnt.

Für ihre Zukunft legt Frau M. größten Wert darauf, dass sie in der Bewältigung ihres Alltags entlastet wird und Freiräume erhält, um vorrangig die Erreichung ihres beruflichen Ziels voranzutreiben, sich aber auch physisch wieder erholen kann.

Teil 2: Erhebung und Beschreibung der Selbstfürsorgefähigkeiten. Frau M. hat gute Fähigkeiten entwickelt, um Faktoren zu erkennen, die für ihre Selbstfürsorge relevant sind. Sie hat eine gute Selbstwahrnehmung und erkennt Defizite in der Ausübung der für sie relevanten Selbstfürsorgeerfordernisse. Frau M. gelingt es beispielsweise nicht, Zeiten des Alleinseins und der Ruhe einzurichten, da sie als ständiger Ansprechpartner ihrer Kinder, aber auch der Schwiegereltern fungiert. Ein wichtiges Anliegen ist ihr die Beendigung ihrer Ausbildung als Ärztin. Schon lange ist ihr bewusst, dass sie zeitnah mit ihrer Ausbildung beginnen oder eine Alternative suchen muss, um noch eine Aussicht zu haben, den beruflichen Einstieg zu schaffen. Sie hat einen guten Blick für externe Faktoren, die sie physisch so stark in Anspruch nehmen, dass ihr keine Energie mehr bleibt für die Umsetzung eigener Interessen, wie z. B. sportliche Aktivitäten. Teilweise fehlt es ihr an Wissen, um zwischen Alternativen zum gesundheitsförderlichen Verhalten zu wählen. Frau M. schätzt beispielsweise ihre Situation so ein, dass sie am Abend eine Unterstützung in Form von Beruhigungsmedikamenten benötigt, um im Schlaf Ruhe zu finden. Alternative Methoden, wie autogenes Training oder andere Entspannungstechniken, sind ihr nicht bekannt. Frau M. ist in der Lage, für sich Prioritäten zu setzen.

4.4.2 Planung der Maßnahmen

Frau M. beschließt auf der Grundlage des Ergebnisses der Reflektion, an ihr Selbstkonzept früherer Jahre anzuknüpfen und ihre Lebensinhalte neu zu definieren. Gemeinsam mit einer Pflegekraft bespricht Frau M. ihre Situation und entwickelt folgende Maßnahmen, die sie in nächster Zukunft umsetzen möchte:

A) Schaffen von Freiräumen

B) Verbessern der Kondition

C) Fortsetzen der beruflichen Entwicklung

D) Information über Entspannungstechniken und deren Erlernen.

4.4.3 Intervention

A)
- Beschaffen einer Haushaltshilfe für den Haushalt der Schwiegereltern
- Information über Alternativen der Tagesbetreuung für die Schwiegereltern mit der Auflage, dass sie gut versorgt sind und entsprechend ihrer Leistungsfähigkeit gefördert werden sowie Anmeldung der Schwiegereltern in einer Einrichtung der Tagesbetreuung
- Die Funktion als Ansprechpartner für die Kinder mit dem Ehemann teilen. Der Ehemann organisiert seinen beruflichen Alltag so, dass er an einem Nachmittag in der Woche Büroarbeiten zuhause erledigt.
- In Absprache mit der Familie feste Ruhezeiten vereinbaren, in denen nicht gestört wird.

B)
Anmeldung in einem Fitnessstudio und Training drei Mal in der Woche.

C)
- Einholen von Informationen über Möglichkeiten einer Fortsetzung der Ausbildung als Ärztin bei umliegenden Krankenhäusern.
- Nutzen des bisherigen beruflichen Wissens im Rahmen einer Tätigkeit als Dozentin in einer nahe gelegenen Krankenpflegeschule.

D)
- Eine Ausbildung in autogenem Training absolvieren
- Möglichkeiten der körperlichen Entspannung suchen und regelmäßig umsetzen
- z. B. zwei Mal in der Woche ein Entspannungsbad nehmen.

4.4.4 Evaluation der Intervention

Eine Evaluation der Intervention erfolgt in regelmäßigen Abständen. Es wird evaluiert:

- ob die Haushaltshilfe ihre Dienste adäquat umsetzt und ob die veranschlagte Stundenzahl für die Haushaltshilfe ausreicht.

- ob und wie Frau M. und die Schwiegereltern mit der neuen Situation des zeitweiligen Aufenthalts der Schwiegereltern in einer Tagespflegeeinrichtung zurechtkommen.

- ob die vereinbarten Ruhezeiten umgesetzt werden können und zu einer Erholung von Frau M. führen.

- ob das Training im Fitnesscenter drei Mal in der Woche wie geplant durchgeführt werden kann.

- ob sich die körperliche Fitness durch Evaluation eines persönlichen Fitnessprogramms gebessert hat.

- ob Frau M. eine berufliche Zukunft entwickelt hat.

- ob der Konsum an Beruhigungsmitteln rückläufig ist.

- ob Frau M. in der Anwendung von Entspannungstechniken geschult ist.

- ob Frau M. über einen guten Schlaf verfügt.

4.4.5 Das Pflegesystem bei Frau M.

Vor dem Hintergrund des genannten Fallbeispiels kommt das «erzieherisch-unterstützende Pflegesystem» zwischen Pflegekraft und Frau M. zum Tragen. Frau M. ist in der Lage, Selbstfürsorgemaßnahmen selbstständig durchzuführen, benötigt jedoch die Unterstützung von Seiten der Pflegekraft. Die Pflegekraft beobachtet die Verhaltensweisen von Frau M. und motiviert sie in der Ausführung der Selbstfürsorgemaßnahmen. Sie informiert Frau M. über Möglichkeiten der Tagesbetreuung für ihre Schwiegereltern und schult sie in Techniken der Entspannung, soweit es in ihrem Kompetenzbereich liegt. Sie unterstützt Frau M., ohne aber deren Selbstfürsorgemaßnahmen zu übernehmen.

4.5 Ausblick für die Pflege

Perspektive von Frauen in gesundheitsbelastenden Familien- und Berufssituationen

Die in diesem Kapitel fokussierte Gruppe von Frauen, die einen großen Teil ihrer Zeit zuhause verbringen und als Hausfrau und Mutter tätig sind, wird vom professionellen Gesundheitssystem normalerweise nicht erfasst. Sie organisieren sich privat in eigenen Gruppen (Stillgruppe, Krabbelgruppe, Mutter-Kind-Sportgruppen), um sich mit anderen Frauen in ähnlichen Situationen auszutauschen oder sind privat nicht organisiert. Diese Frauen treten im professionellen Gesundheitssystem erst dann in Erscheinung, wenn eine medizinische Notwendigkeit besteht, z. B. bei gynäkologischen Fragestellungen. Psychische Belastungen, resultierend aus einer Doppel- oder Dreifachbelastung, wie im Fallbeispiel von Frau M. beschrieben, bleiben unerkannt oder gelangen erst dann in den Fokus der Betrachtung, wenn Folgeerscheinungen auftreten, z. B. Ausbrechen eines starken Infektes durch permanente physische und psychische Belastungen.

Perspektive der Pflegenden

Die Selbstfürsorgedefizittheorie von Dorothea E. Orem könnte Pflegekräften als Grundlage dienen, neue familienbezogene Arbeitsfelder im ambulanten Sektor zu identifizieren, zu strukturieren und zu besetzen, z. B. mit dem Ziel der Primärprävention. Sie bietet Pflegekräften die Möglichkeit, in der Zusammenarbeit mit Frauen und deren Familien Situationen zu analysieren und gemeinsam mit den Beteiligten geeignete Interventionen der Gesundheitsversorgung zu planen sowie deren Umsetzung zu unterstützen.

Speziell Frauen, die ihr Arbeitsfeld hauptsächlich in der eigenen Familie haben, könnten als Zielgruppe in der Selbstfürsorge unterstützt werden. Wie in den vorangehenden Kapiteln bereits dargestellt, kommt es insbesondere bei den Frauen, die einer Doppel- oder Dreifachbelastung durch Familien- und Berufsarbeit unterliegen, zu einem Selbstfürsorgedefizit, weil sie die für die Aufrechterhaltung der Gesundheit und des Wohlbefindens erforderlichen Selbstfürsorgeerfordernisse nicht erkennen bzw. aus unterschiedlichsten Gründen nicht erfüllen. Eine wichtige Aufgabe der Pflegekräfte könnte in der Schulung und Beratung dieser Frauen liegen. Sie könnten Frauen darin unterstützen, trotz der Verantwortung für andere Familienmitglieder, wie z. B. für die Kinder, eine Verantwortung für die eigene Gesundheit und das eigene Wohlbefinden zu erkennen, Selbstfürsorgeerfordernisse zu identifizieren und gesundheitsbezogene Entscheidungen (McCaleb/ Edgil, 1994: 233) sowie adäquate Maßnahmen zu treffen.

Anregungen zur Professionalisierung und Akademisierung

In Großbritannien gibt es ausgebildete Krankenschwestern, die eine weitere zwölfmonatige Ausbildung an einer Universität absolviert haben, um mit dem Berufsziel «Health Visitor» abzuschließen (Niemann, 1995: 3). Diese konzentrieren ihre Arbeit in weiten Teilen auf den Aspekt der Gesundheitsförderung (Royal College of Nursing, 1993: 2 ff.). Sie arbeiten mit dem Ziel, ihre Klienten zu befähigen, eigene gesundheitsbezogene Bedürfnisse zu erkennen und in gesundheitsfördernde Aktivitäten umzusetzen. Ihre Klienten sind in der Regel Familien mit kleinen Kindern, die unter fünf Jahren alt sind. Die Kenntnisse der Health Visitors sind jedoch auch auf andere Altersgruppen übertragbar. Ein Schwerpunkt der Arbeit von Health Visitors ist die Schulung und Beratung ihrer KlientInnen. Die Beratung kann sich auf die Felder Schwangeren- und Elternberatung, Familienplanung, Ernährungsberatung, Beratung bei Stresssituationen in der Familie oder auf Beratung über soziale Hilfeleistungen beziehen, um nur einige Bereiche zu nennen. Health Visitors suchen ihre Patienten/Klienten regelmäßig zuhause auf, um deren Situation zu erheben, sich ein Urteil zu bilden und gemeinsam mit ihnen an der Umsetzung einer gesunden Lebensweise zu arbeiten. Auch wenn das Modell des «Health Visitor» für Deutschland nicht denkbar wäre, so gibt es doch einige gute Einsichten in eine Art präventiver Gesundheitsversorgung und in eine Versorgung durch Pflegekräfte, bei der Empfänger von Gesundheitsleistungen in ihrem Selbstfürsorgepotenzial gestärkt werden.

4.6 Literatur

Bekel, G.: Systematisierung der Pflegepraxis durch Pflegekonzepte. Der pflegerische Begriffsrahmen der «Selbstpflege-Defizit-Theorie» von Dorothea Orem. Institut für Weiterbildung in der Kranken- und Altenpflege im Bildungswerk der DAG, Delmenhorst, Seminarpapier, 1993.

Borysenko, J.: Das Buch der Weiblichkeit. Der 7-Jahres-Rhythmus im Leben einer Frau. Deutscher Taschenbuch Verlag, München 2000.

Borysenko, J.: A Woman's Book of Life. The Biology, Psychology, and Spirituality of the Feminin Life Cycle. The Berkley Publishing Group. A member of Penguin Putnam Inc., New York 1996.

McCaleb, A.; Edgil, A.: Self-Concept and Self-Care-Practices of Healthy Adolescents. Journal of Pediatric Nursing. Vol. 9, Nr. 4 (August) (1996) 233–235.

Doress-Worters, P. B.; Cox, T.; Butler, E.: Childbearing in Midlife. In: Doress-Worters, P. B.; Laskin Siegal, D.: The new Ourselves, growing older. Women aging with knowledge and power. Simon and Schuster, New York, London, Toronto 1994.

Münchhausen von, A.: Eine Stunde für mich allein. Das Verwöhnprogramm für gestresste Mütter. Rowohlt, Reinbek bei Hamburg 1994.

Niemann, H.: The Health Visitor – Part of the National Health Service in the United Kingdom. Unveröffentlichter Praxissemesterbericht, 1995.

Northrup, Chr.: Frauen Körper; Frauen Weisheit. 4. Auflage. Zabert Sandmann, München 2000.

Orem, D. E. (ed.): Concept Formalization in Nursing. Process and product. Second Edition. By the Nursing development conference group. Little, Brown and Company, Boston 1979.

Orem, D. E.: Nursing: Concepts of Practice. Third Edition. McGraw-Hill, New York, St. Louis, San Francisco 1985.

Orem, D. E.: Nursing: concepts of practice. Mosby, St. Louis 1991. In: Bekel, G.: Systematisierung der Pflegepraxis durch Pflegekonzepte. Der pflegerische Begriffsrahmen der «Selbstpflege-Defizit-Theorie» von Dorothea Orem. Institut für Weiterbildung in der Kranken- und Altenpflege im Bildungswerk der DAG, Delmenhorst, Seminarpapier, 1993.

Orem, D. E.: Strukturkonzepte der Pflegepraxis. Dt. Ausgabe (Bekel, G. [Hrsg.]). Ullstein Mosby, Berlin, Wiesbaden 1997.

Royal College of Nursing: Buying Community Nursing. A guide for GP's. London 1993.

Stern, D. N.; Bruschweiler-Stern, N.: Geburt einer Mutter. Piper, München, Zürich 1998.

Stoppard, M.: Empfängnis, Schwangerschaft und Geburt. Otto Maier, Ravensburg 1994.

Vogt, I.: Frauen und Gesundheit(en) in Wissenschaft, Praxis und Politik. Arbeitskreis Frauen und Gesundheit im Norddeutschen Forschungsverbund Public Health (Hrsg.). Huber, Bern, Göttingen, Toronto, Seattle 1998.

5 Levines Energieerhaltungsmodell in der Pflegepraxis

Karen M. Schaefer

5.1 Einleitung

Dieses Kapitel ist Myra E. Levine gewidmet. Im Folgenden wird das Energieerhaltungsmodell vorgestellt, um die Anwendung von Levines Modell auf konkrete gesundheitliche Problemsituationen zu demonstrieren:

- Fallbeispiel 1: junge Frau mit Gebärmutterhalskarzinom

- Fallbeispiel 2: junge Frau mit chronischer Schmerzerkrankung, Fibromyalgie.

> Pflege ist sowohl ein Beruf als auch eine akademische Wissenschaft, sie wird immer im Zusammenspiel mit allen anderen Gesundheitswissenschaften ausgeübt und studiert […]. Tatsächlich sind wissenschaftliche Kenntnisse vieler beitragender Disziplinen mit der Pflege verbunden, im Sinne eines Gewinns an Wissen, das die Pflege für sich in Anspruch nimmt. (Levine, 1988)

5.2 Geschichtliche Entwicklung und Hintergrund

Ursprünglich wurde das Energieerhaltungsmodell als organisatorischer Rahmen für die Ausbildung von Krankenschwestern entwickelt (Levine, 1973 a). Besonders intensiv werden in Levines Buch die Fragen nach den Gründen pflegerischer Handlungen (die Fragen nach den «Why's») behandelt. Es war Levines Anliegen, nicht nur Pflegefertigkeiten zu lehren, sondern pflegerische Handlungen zu begründen. Um die theoretische Pflegebasis zu entwickeln, war es ihr sehr wichtig, die Bezugswissenschaften einzubinden, sich eindeutig für die Entwicklung der Disziplin zu engagieren und permanent Aufmerksamkeit für die Rhetorik der Pflegetheorien zu fordern (Levine 1988, 1989 b, 1989 c, 1994, 1995).

Die Allgemeingültigkeit des Energieerhaltungsmodells wurde durch den Einsatz bei vielen verschiedenen Patienten in unterschiedlichen Lebensphasen und einer großen Bandbreite von Pflegesituationen bestätigt. Dieses Modell wurde in folgenden Bereichen erfolgreich genutzt:

- Intensivpflege (Brunner, 1985; Langer, 1990; Litrell/Schumann, 1989; Lynn-McHale (Smith, 1991; Taylor, 1989; Tribotti, 1990)

- Akutpflege (Foreman, 1991; Molchany 1992; Schaefer, 1991 a)

- Langzeitpflege (Cox, 1991).

Das Energieerhaltungsmodell wurde auch in folgenden Bereichen eingesetzt:

- in der Neugeborenenpflege (Tribotti, 1990)

- in der Kinderkrankenpflege (Newport, 1984; Savage/Culbert, 1989; Dever 1991)

- in der Schwangerenbetreuung (Roberts et al., 1991)

- für junge Erwachsene (Pasco/Halupa, 1991)

- in der Altenpflege (Cox, 1991; Foreman, 1991; Hirschfeld, 1976)

- in der Gemeinde (Pond, 1991)

- in der Notfallversorgung (Pond/Taney, 1991)

- in umfassenden Gesundheitsversorgungsangeboten (Cox, 1991)

- in der Intensivpflege (Brunner, 1985; Molchany, 1992)

- in der Bezugspflege (Schaefer/Pond, 1994)

- im OP (Crawford-Gamble, 1986)

- als Rahmen in der Wundversorgung (Cooper, 1990)

- in der Versorgung von Venenverweilkanülen (Dibble et al., 1991)

- für Patienten in der Krebstherapie (O'Laughlin, 1986; Webb, 1993).

Der Nutzen des Modells in der Pflege von verwirrten, alten Menschen wird gerade untersucht (M. Happ, pers. Mitteilung, 31. Januar 1995), und die Anwendung in der Verwaltung wird gerade geprüft (R.A. Cox, pers. Mitteilung, 21. Februar 1995). Pflegelehrer nutzen das Modell in der Grundausbildung und in Pflegestudiengängen, da sein Einsatz in Krankenhäusern und der Gemeindepflege weit verbreitet ist (Grindley/Paradowski, 1991; Schaefer 1991 b).

5.3 Das Energieerhaltungsmodell – Übersicht

«Pflege ist menschliche Interaktion» (Levine, 1973 a). «Die Krankenschwester beginnt eine Partnerschaft voll menschlicher Erfahrungen, in der geteilte Augenblicke – einige trivial, einige dramatisch – jeden einzelnen Patienten für immer prägen» (Levine, 1977). Als eine Humanwissenschaft integriert die professionelle Pflege die Bezugswissenschaften (z. B. Chemie, Biologie, Anatomie und Physiologie, Soziologie, Anthropologie Philosophie, Medizin), um die Pflegepraxis weiterzuentwickeln.

Drei Hauptkonzepte bilden die Basis des Modells und der zu Grunde liegenden Annahmen:

1. Energieerhaltung

2. Adaptation (Anpassungsfähigkeit)

3. Ganzheitlichkeit.

Energieerhaltung ist ein fundamentales Naturgesetz vieler Wissenschaften.

Energieerhaltung

Levine führt aus, dass Individuen kontinuierlich ihre Ganzheitlichkeit verteidigen (1973 a). Energieerhaltung beschreibt das Aufrechterhalten des Lebenssystems. Aufrechterhalten bedeutet, einerseits eine ausgewogene Balance von Pflegeinterventionen verbunden mit Patientenpartizipation, andererseits das Setzen sicherer Grenzen unter Berücksichtigung der Möglichkeiten der Partizipation, über die ein Patient aktuell verfügt. Individuen verteidigen ihr Lebenssystem in permanenter Auseinandersetzung mit ihrer Umwelt. Sie wählen dabei die Möglichkeiten, die am wirtschaftlichsten, am einfachsten verfügbar und am energiesparendsten sind, um die Integrität zu sichern. Der Energieeinsatz kann nicht direkt beobachtet werden, jedoch sind die Auswirkungen (klinische Zeichen) des Energieumsatzes vorhersagbar, steuerbar und erkennbar (Levine, 1991). Energieerhaltung beschreibt eine Balance von Energiezufuhr und -verbrauch, die eine individuelle biologische Realität darstellt.

Adaptation

Adaptation ist ein fortlaufender Veränderungsprozess, in dem die Individuen ihre Integrität innerhalb der Gegebenheiten ihrer Umwelt aufrecht erhalten (Levine, 1989a). Der Lebensprozess besteht aus Veränderungen, Adaptation ist die Methode der Veränderung[24]. Adaptation wird erreicht, indem «das Individuum im

---

24 Anm. d. Übers.: und des Sich-Anpassens

eigenen besten Interesse die zur Verfügung stehenden Umweltressourcen wirtschaftlich, nachhaltig und kontrolliert nutzt (Levine, 1991: 5). Jeder Mensch verfügt über eine Spannbreite adaptiver Prozesse, die einzigartig für ihn sind. Diese Spannbreite kann in den Lebensphasen oder bei Erkrankung variieren. Die Tatsache, dass ein niedriger CO_2-Gehalt des Blutes bei Patienten mit chronisch-obstruktiven Lungenerkrankungen die Atmung stimuliert, kann als Beweis dieser Tendenz gelten.

Die Adaptation ist gekennzeichnet durch die persönliche Geschichte, spezifisch genetische Muster und Redundanz. Adaptationsprozesse gründen in der Geschichte und warten auf Herausforderungen, auf die sie dann reagieren (Levine, 1995). Das Ausmaß der individuellen Reaktion und die Adaptationsmuster variieren auf Grund der spezifischen genetischen Struktur und des Einflusses sozialer, kultureller und erfahrungsbedingter Faktoren.

Redundanz
Redundanz stellt die möglichen anatomischen, physiologischen und psychologischen Optionen dar, die es dem Individuum verlässlich ermöglichen, sich immer wieder anzupassen (Levine, 1991). «Gesundwerden ist abhängig von der besonnenen Auswahl redundanter Optionen» (Levine, 1991: 6). Das Überleben hängt von diesen redundanten Optionen ab, die durch Krankheit, Leiden und Alter häufig gefordert und beschränkt werden.

Ganzheitlichkeit
Ganzheitlichkeit existiert dann, wenn die Interaktionen oder konstanten Anpassungsprozesse an die Umwelt es erlauben, Integrität, d.h. Unversehrtheit zu erreichen (Levine, 1991). Professionelle Pflegekräfte unterstützen die Ganzheitlichkeit, indem sie die Energieerhaltungsprinzipien anwenden. Die Basis für eine holistische Sicht, die das Individuum ganzheitlich in den Blick nimmt, ist die Erkenntnis der Pflegenden, dass es offene, veränderliche und konstante Interaktionen zwischen den Individuen und ihrer Umwelt gibt. Ganzheitlichkeit ist Gesundheit; Gesundheit ist Integrität. Gesundheit ist ein Muster adaptiver Veränderungen, deren Ziel Wohlbefinden ist.

Metaparadigmen
Das Energieerhaltungsmodell schließt die Metaparadigmen Person, Pflege, Gesundheit und Umwelt ein, die Levine (1988) als *Gemeinplätze der Disziplin* bezeichnete, da sie für jegliche Beschreibung von Pflege notwendig sind. Die Person ist ein ganzheitliches Wesen, das fühlt, denkt, sich an der Zukunft orientiert und sich der Vergangenheit bewusst ist. Die Ganzheitlichkeit (Integrität) des Individuums erfordert, dass «isolierte Aspekte [...] über die Lebenszusammenhänge, in denen eine Person ihr Leben erfährt, hinaus eine Bedeutung haben können»

(Levine, 1973 a). Personen stehen in ständigem Austausch mit ihrer Umwelt, sie reagieren auf Veränderungen in geordneter Weise. Sie passen sich der Umwelt und Kräften an, die den eigentlichen Kern ihrer Person immer wieder umformen. Nach Levine (1973 a) kann die Person als Individuum, als Individuum in einer Gruppe (Familie) oder als Individuum in einer Gemeinschaft definiert werden (Pond, 1991).

Die Umwelt ergänzt die Ganzheitlichkeit einer Person. Jedes Individuum hat seine eigene interne und externe Umwelt. Die interne Umwelt umfasst die physiologischen und pathologischen Aspekte des Patienten. Die interne Umwelt wird fortwährend durch Veränderungen in der äußeren Umgebung herausgefordert.

Die externe Umgebung umfasst jene Faktoren, die das Individuum beeinflussen und verletzen. Unter Berücksichtigung der Komplexität der Umwelt fügte Levine die von Bates (1967) beschriebenen drei Formen der Umwelt in ihre Theorie ein. Die perzeptuelle Umwelt umfasst Aspekte der Welt, die über die Sinne wahrgenommen und interpretiert werden können. Die operationale Umwelt besteht aus Elementen, die physikalische Auswirkungen auf den Menschen haben, aber nicht direkt wahrgenommen werden können, wie Strahlung oder Mikroorganismen. Die konzeptuelle Umwelt umfasst kulturelle Muster, wie die Spiritualität, die über Sprachsymbole, Gedanken und Geschichte vermittelt werden. Sie umschließt Faktoren, die das Verhalten, Werte und Überzeugungen betreffen.

Gesundheit und Krankheit stellen Muster adaptiver Veränderungen dar, deren Ziel Wohlbefinden ist (Levine, 1973 a). Aus einer sozialen Perspektive wird Gesundheit definiert im Sinne von «Funktioniere ich weiterhin in einer angemessenen, normalen Weise?» (Levine, 1984). Gesundheit (Ganzheitlichkeit) wird als Einssein und Integrität des Individuums verstanden. Gesundheit (Ganzheitlichkeit) ist das Ziel der Pflege.

Krankheit wird als Adaptation an gesundheitsschädigende Umweltbedingungen definiert. «Eine Erkrankung stellt die Bemühungen des Individuums, die Selbstintegrität zu schützen dar, z. B. so, wie das Immunabwehrsystem auf eine Verletzung reagiert.» (Levine, 1971a). Eine Krankheit ist ein unregulierter, ungebändigter Prozess, der gestoppt werden muss, weil sonst der Tod folgen könnte (Levine 1973 a).

Professionelle Pflege bedeutet Engagement für «menschliche Interaktionen» (Levine, 1973 a). Ein Mensch sucht pflegerische Versorgung, wenn er nicht länger dazu in der Lage ist, sich anzupassen. Das Ziel der Pflege ist es, die Adaptation zu unterstützen und die Ganzheitlichkeit aufrecht zu erhalten. Dieses Ziel wird durch Erhalten der Energie und der strukturellen, persönlichen und sozialen Integrität erreicht.

Die Energieerhaltung hängt von einem freien Energieaustausch mit der Umgebung ab, sodass das Lebenssystem ständig die Energiereserven auffüllen kann (Levine, 1991). Die Spannweite der individuellen Anpassungsmöglichkeiten ist abhängig von der Energieerhaltung. Die strukturelle Integrität hängt von einem intakten Verteidigungssystem ab, das Heilung und Wiederherstellung ermöglicht und auf die Herausforderungen der internen und externen Umwelt reagiert.

Die personale Integrität beschreibt, dass Menschen ihre Ganzheitlichkeit in Reaktion auf ihre Umwelt aufrecht erhalten. Menschen bemühen sich um Anerkennung, Respekt, Selbstbewusstsein, Menschlichkeit, Selbstsein und Selbstbestimmung.

Die soziale Integrität beschreibt, dass Menschen in einer sozialen Umgebung leben, die dazu beiträgt, die Grenzen des Selbst zu bestimmen. Menschen werden auf Grund ihrer Individualität geschätzt, aber haben auch das Bedürfnis, zu einer Familie, einer Gemeinschaft, einer religiösen Gruppe, einer ethnischen Identität, einem politischen System und einer Nation zu gehören (Levine, 1973 a). «Das Aufrechterhalten der Integrität ist lebensnotwendig, um das Wohlbefinden und die Stärke zu fördern, die für den Kampf gegen Krankheit und Einschränkungen nötig sind» (Levine, 1991).

Levine (1973) betont ausdrücklich, dass für ein angemessenes Verständnis der Patientenprobleme, das Verständnis des medizinischen Versorgungsplans und der diagnostischen Ergebnisse wesentlich ist. Zu diesem Verständnis trägt die Krankenschwester mit pflegewissenschaftlichem Wissen, einer sorgfältig erhobenen Krankengeschichte, der Sorge für die Akzeptanz der aktuellen Behandlung durch den Patienten, durch Informationen von Angehörigen und Freunden und durch sorgfältiges Beobachten des Patienten und seiner Interaktionen bei (Levine, 1966 a). Diese integrierte Zugangsweise zu einer patientenzentrierten Pflege bereitet die Basis für eine interdisziplinäre Versorgung und den Aufbau von Partnerschaften bei der Entwicklung einer umfassenden Versorgung und Pflege. Das Management der organismischen Reaktionen steht im Mittelpunkt der Behandlung.

Die organismischen Reaktionen umfassen Flucht-/Kampfreaktionen, Immunabwehrreaktionen, Stressreaktionen und sensorische Reaktionen. Die Flucht-/Kampfreaktionen sind die primitivsten. Immunabwehrreaktionen sorgen für strukturelle Kontinuität und bereiten die Heilung vor. Die Stressreaktionen sind längerfristig und hängen von den individuellen Erfahrungen ab. Dauerstress kann zu einem Zusammenbruch des Systems führen. Die sensorischen Reaktionen umfassen die Informationssuche in der externen Umgebung und die Verarbeitung des Geschehens zu einer bedeutsamen Erfahrung.

Das Ziel der Pflege ist es, Anpassungsprozesse zu unterstützen und Wohlbefinden zu fördern. Weil Anpassungsprozesse von redundanten Optionen abhängen und in der persönlichen Geschichte und Einzigartigkeit wurzeln, variieren die therapeutischen Interventionen unter Berücksichtigung der individuellen Reaktionen jedes Menschen.

Das Pflegemodell ist in **Abbildung 5-1** dargestellt.

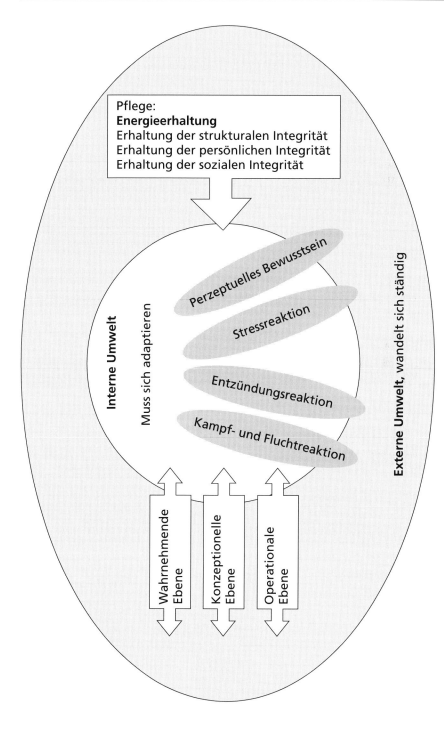

Abbildung 5-1: Das Energieerhaltungsmodell (Quelle: Henrik Nagel)

5.4 Theorien für die Praxis

Das Modell bereitet die Basis für zwei praktische Theorien: die Theorie der therapeutischen Intervention und die Theorie der Redundanz. Bei der Entwicklung der Theorie der therapeutischen Intervention suchte Levine (nach Fawcett, 1995) «einen Weg, Pflegeinterventionen außerhalb der biologischen Realitäten, mit denen eine Krankenschwester konfrontiert ist, zu ordnen». Therapeutische Schemata sollten folgende Ziele unterstützen (Fawcett, 1995):

- ganzheitliche Heilung und optimale Wiederherstellung der Körperstruktur und -funktion durch die natürliche Reaktion auf die Erkrankung

- Unterstützung für ein ausfallendes Selbstregulationssystem (medizinische/ chirurgische Behandlungen)

- Wiederherstellen der individuellen Ganzheitlichkeit und des Wohlbefindens

- Entwicklung von unterstützenden Maßnahmen, um Lebensqualität aufrecht zu erhalten und die Situation zu verarbeiten, wenn keine therapeutischen Maßnahmen mehr möglich sind

- Ausbalancieren toxischer Risiken bei der Behandlung von Krankheiten

- Ausbalancieren der Ernährung und Aktivität, um metabolische Dysbalancen zu korrigieren und physiologische Prozesse zu stimulieren

- gewohnheitsmäßige Reaktionen anstoßen oder auch dagegen arbeiten, um eine therapeutische Veränderung zu schaffen.

Levine äußerte (nach Fawcett, 1995), dass die Theorie der Redundanz, die der Adaptation zu Grunde liegt, «fast alles, was mit dem menschlichen Leben zu tun hat, neu definiert.» Redundanz scheint von der Fähigkeit des Individuums abzuhängen, «das eigene Verhalten zu überwachen, in dem die benötigten Ressourcen, um die eigene Identität aufrecht zu erhalten, genutzt werden» (Levine, 1991). Voraussetzung dafür ist die Verfügbarkeit verschiedener Optionen, sodass eine Wahl auch getroffen werden kann.

5.5 Kritisches Denken mit Hilfe von Levines Modell

Levine sagt (1973 a, 1973 b), dass Krankenschwestern ihre wissenschaftlichen und kreativen Fähigkeiten einsetzen, um Patienten pflegerisch zu versorgen. Der Pflegeprozess beinhaltet diese Fähigkeiten und entwickelt die pflegerische Fähigkeit, die Behandlung des Patienten kritisch zu reflektieren. In **Tabelle 5-1** ist der Pflegeprozess nach Levine unter der Anwendung kritischen Denkens dargestellt.

Tabelle 5-1: Kritisches Denken, angewandt in Levines Pflegeprozess

Prozess	Entscheidungen
Assessment	
Sammlung auffälliger Fakten über Umweltstressoren durch Gespräch und Beobachtung unter Beachtung der Erhaltungsprinzipien	Die Krankenschwester beobachtet die organismischen Reaktionen des Patienten auf die Krankheit, liest die medizinischen Berichte, evaluiert die Ergebnisse und spricht mit dem Patienten über sein Bedürfnis nach Unterstützung. Die Krankenschwester schätzt die Stressoren der externen und internen Umgebung des Patienten ein. Anhand der Erhaltungsprinzipien schätzt sie zusätzliche Umwelt- stressoren ein. Sie schätzt Stressoren ein, die mit
1. Energieerhaltung 2. Strukturelle Integrität 3. Personale Integrität 4. Soziale Integrität	1. der Energiebalance 2. der körperlichen Abwehr 3. dem Selbstwertgefühl und der Persönlichkeit des Patienten 4. der Fähigkeit des Patienten am sozialen System teilzunehmen zusammenhängen.[1]
Beurteilung – Trophikognose [2]	
Pflegediagnosen – beschreiben die Bedeutung der auffälligen Fakten	Die erhobenen Fakten werden so dargestellt, dass sie die Bedeutung der Patientensituation abbilden. Der Umfang der pflegerischen Leistung wird beurteilt und fest- gelegt. Diese Beurteilung ist die Trophikognose.

1 Obwohl der Einsatz der Erhaltungsprinzipien ursprünglich nicht bei der Einschätzung der Umweltstressoren vorgesehen war, hilft es Pflegeanfängern, auffällige Fakten im Ein- zelnen so zu ordnen, dass sie das Benennen von Pflegezielen (Hypothesen) erleichtert. Erfahrene Pflegekräfte integrieren diesen Schritt in das Pflegeassessment, wie es im Fall- beispiel «Alice» (Kap. 5.7) dargestellt wird.
2 Mit Trophikognose bezeichnet Levine eine pflegerische Entscheidung, die mit Hilfe des wissenschaftlichen Prozesses getroffen wird (Levine, 1966b). Der wissenschaftliche Prozess wird für Beobachtungen und das Sammeln relevanter Daten für das Formulieren einer Hypothese über die Situation des Patienten genutzt.

Hypothesen

Hypothesen steuern die Pflegeinterventionen mit den Zielen Ganzheitlichkeit und Wohlbefinden.
Die Krankenschwester lässt sich ihre Situationseinschätzung vom Patienten
bestätigen. Dann stellt sie eine Hypothese zum Problem und seiner Lösung
auf. Diese wird dann der Pflegeplan.

Interventionen

Überprüfen der Hypothesen	Die Krankenschwester nutzt die Hypothesen als Leitlinien für die Pflegehandlungen. Interventionen werden unter Berücksichtigung der Erhaltungsprinzipien entwickelt: Energieerhaltung, strukturelle Integrität, personale Integrität, soziale Integrität. Es wird erwartet, dass dieser Zugang die Ganzheit-lichkeit aufrecht erhält und die Adaptation fördert.

Evaluation

Beobachtung der organismischen Reaktionen auf die Pflege-interventionen	Die Ergebnisevaluation erfolgt durch Beurteilung der organismischen Reaktion und bestätigt oder wider-legt die Hypothese. Pflege ist ent-weder therapeutisch oder unter-stützend: Pflegetherapien verbessern das Wohlbefinden, Unterstützung gewährleistet Lebensqualität, wenn ein abfallender Krankheitsverlauf nicht beeinflusst werden kann. Wird die Hypothese nicht bestätigt, wird der Pflegeplan geändert und eine neue Hypothese formuliert.

5.6 Fallgeschichte «Debbie»

Zur gesundheitlichen Situation von Debbie

Debbie ist eine 29 Jahre alte Frau, die kürzlich auf die onkologische Station aufgenommen wurde, um ein Völlegefühl und wässrigen, übel riechenden vaginalen Ausfluss abklären zu lassen. Der entnommene Zervikalabstrich wurde in die Klasse 5 nach Papanikolaou eingestuft. Die Diagnose ergab ein Zervixkarzinom im Stadium 2, und sie unterzog sich einer Hysterektomie mit beidseitiger Salpingektomie. Ihre Krankheitsgeschichte zeigte, dass körperliche Untersuchungen selten stattgefunden hatten. Außerdem berichtete sie, dass sie keine Selbstuntersuchung der Brust vorgenommen hatte. Sie ist 1,63 m groß und wiegt 40 kg. Ihr normales Gewicht beträgt ca. 50 kg. In den letzten 16 Jahren rauchte sie bis zu 2 Packungen Zigaretten am Tag. Sie ist ein 2. Gravida, 2. Para. Bei ihrer ersten Schwangerschaft war sie 16, bei der zweiten 18 Jahre alt. Seitdem nahm sie regelmäßig orale Kontrazeptiva.

Zur psychosozialen Situation von Debbie

Debbie hat die 8. Klasse abgeschlossen. Sie ist verheiratet und lebt mit ihrem Mann und den zwei Kindern im Haus ihrer Mutter, das sie als «alles andere als hygienisch» beschreibt. Ihr Mann ist arbeitslos. Sie beschreibt ihn als gefühlskalt und brutal.

Nach der Operation ging es ihr ganz gut, abgesehen davon, dass sie ihre Harnblase nicht vollständig entleeren konnte. Sie hat weiterhin postoperative Schmerzen und leidet unter Übelkeit. Es wird notwendig sein, dass sie zu Hause bei Bedarf Selbstkatheterisierungen vornimmt. Ihre Medikation besteht aus einem Antibiotikum, einem Analgetikum bei Bedarf und einem Antiemetikum gegen die Übelkeit. Zusätzlich wird sie eine ambulante Strahlentherapie erhalten.

Debbie weint sehr viel. Sie macht sich sehr viele Sorgen um die eigene Zukunft und die ihrer Kinder. Sie glaubt, dass die Krankheit eine Bestrafung für ihr vergangenes Leben darstellt.

5.6.1 Pflegeplanung

Debbie ist sehr besorgt um ihre Zukunft und die Zukunft ihrer Kinder. Sie benötigt pflegerische Versorgung auf Grund der Umweltstressoren, die ihre Integrität bedrohen und ihre Anpassungsfähigkeiten beeinflussen. Die Einschätzung externer und interner Umweltstressoren wird von der Krankenschwester übernommen.

5.6.2 Herausforderungen für Debbies innere Umwelt

Debbies Energiereserven werden durch den Gewichtsverlust von 9 kg und das Rauchen reduziert. Sie hatte eine Radikaloperation, die ihre strukturelle Integrität beeinträchtigt. Der daraus folgende Verlust der Reproduktionsfähigkeit beeinträchtigt ihre personelle Integrität. Ihre personelle Integrität wird durch die mit der Hysterektomie einhergehende Reproduktionsunfähigkeit beeinträchtigt. Entleerungsstörungen der Harnblase sind eine Nebenerscheinung der Operation. Sie raucht weiterhin und nahm bis zur Operation regelmäßig orale Kontrazeptiva. Die Ergebnisse weiterer diagnostischer Verfahren und der Vitalzeichen würden zusätzliche Hinweise auf Veränderungen ihrer internen Umwelt geben.

5.6.3 Herausforderungen für Debbies äußere Umwelt

Debbies Ehemann ist emotional distanziert und neigt zeitweise zu körperlichen Übergriffen. Auf Grund dieser Tatsache wird die Krankenschwester sorgfältig auf jedes Anzeichen (z. B. Quetschungen, Verbrennungen, Frakturen, chronische Schmerzen) achten, ob die körperlichen Übergriffe Ursachen für weitere medizinische Behandlungen sind.

Sie lebt in einem Haus, dessen hygienischen Zustand sie als suboptimal beschreibt. Sie macht sich Sorgen über ihre Zukunft und um die Zukunft ihrer beiden Kinder.

5.6.4 Assessment

Energieerhaltung
Debbies Energieverlust beruht auf kürzlichem Gewichtsverlust, Übelkeit, Schmerzen und Rauchen. Sie hat Schmerzen, obwohl sie Schmerzmedikamente verordnet bekommen hat. Sie macht sich Sorgen um die Versorgung ihrer Kinder.

Strukturelle Integrität
Die Operation, verbunden mit der Gefahr einer sekundären Wundheilung und einer Infektion, bedroht Debbies strukturelle Integrität. Zurzeit erhält sie eine Antibiotikaprophylaxe, um einer Infektion der Operationswunde vorzubeugen. Außerdem hat sie Schwierigkeiten, ihre Blase zu entleeren. Weitere Risikofaktoren stellen die orale Verhütung, das Rauchen, die frühen Geburten und ihre kürzliche Krebsdiagnose dar. Nach der Entlassung aus dem Krankenhaus wird sie sich einer Strahlentherapie unterziehen. Dies bedeutet zusätzliche Gefahren für die Haut, Zerstörung gesunder Zellen, Schmerzen, möglicherweise Übelkeit und Haarausfall in der bestrahlten Region.

Personelle Integrität

Debbie glaubt, ihre Erkrankung sei eine Bestrafung für ihr vergangenes Verhalten. Die Operation und deren Folgen werden möglicherweise ihr Selbstwertgefühl weiterhin untergraben. Debbie ist erst 29 Jahre alt und hätte ohne die Operation weitere Kinder haben können. Die Tatsache, dass sie keine Kinder mehr gebären kann, könnte sie als vernichtend empfinden. Darüber hinaus muss der Einfluss dieser Situation auf die Familie betrachtet werden. Debbie beschreibt ihren Mann als emotional distanziert und bemerkt, dass er eventuell nicht in der Lage sein wird, sie emotional zu unterstützen.

Soziale Integrität

Debbie wird die Menopausensymptomatik mit ihren emotionalen und körperlichen Effekten vorgezogen erleben. Viele junge Frauen in ihrem Alter haben Säuglinge und Menstruationszyklen; sie nicht. Die Frage, ob sie lange genug leben wird, um ihre Kinder aufzuziehen, löst verständliche Zukunftsängste aus. Die Partnerschaftsbeziehung könnte zusätzlich belastet werden. Es muss beobachtet werden, inwiefern die Operation einen emotionalen Einfluss auf ihren Mann und seine gewalttätigen Neigungen hat.

5.6.5 Bewertung bzw. (Pflege-)Diagnosen nach Levine

Die folgenden Trophikognosen (Diagnosen) werden für Debbie erhoben:

- unzureichender Ernährungsstatus

- Schmerzen

- Risikoverhalten

- Wund- und Blaseninfektionsgefahr

- Notwendigkeit, Selbstkatheterisierung zu erlernen

- Vorbereitung für die Bestrahlungstherapie

- Minderwertigkeitsgefühl (Schuldgefühl)

- Gefährdung durch Gewalttätigkeit

- vorgezogene Menopause

- Sorge um die Zukunft ihrer Kinder.

5.6.6 Hypothesen zur Erstellung des Pflegeplans

Um den Pflegeplan gemeinsam mit Debbie zu entwickeln, stellt die Krankenschwester mit Hilfe des Energieerhaltungsmodells Hypothesen über ihre Bedürfnisse auf, z. B.:

1. Eine Ernährungsberatung wird Debbie dabei unterstützen, herauszufinden,
   welche Nahrungsmittel sie bei sich behalten kann und welche sie mit der notwendigen Energie versorgen, sodass Heilungsprozesse unterstützt werden.

2. Ein sorgfältiger Ernährungsplan und Antiemetika werden ihre Toleranz für
   Lebensmittel deutlich erhöhen.

3. Die Infektionsgefahr wird durch das angemessene Lehren und das wiederholte Demonstrieren der Selbstkatheterisierung vermindert.

4. Die Wundinfektionsgefahr wird durch Beobachtung und Reinigung der
   Operationswunde vermindert.

5. Die strukturelle Integrität (Erhalten der intakten Haut) und die personelle
   Integrität (Kontrollbesuche durch eine Krankenschwester, sofern Bedarf
   besteht) werden verbessert, indem die Strahlenbehandlung sorgfältig vorbereitet wird. Die Vorbereitung umfasst eine Schulung über die zu erwartenden
   Folgen und über die Möglichkeiten, diese Folgen zu minimieren.

6. Debbie wird ermutigt, darüber zu sprechen, was die Hysterektomie für sie
   bedeutet, was für Sorgen und Ängste sie hat. Dies wird ihr helfen, ihre Ängste
   zu lösen, Mythen, die mit der Verlust der Weiblichkeit verbunden sind, zu
   entkräften und sich auf einige der emotionalen bzw. körperlichen Folgen der
   vorgezogenen Menopause vorzubereiten.

7. Hausbesuche der Krankenschwester nach der Entlassung unterstützen Debbie
   emotional (Teilen von Gefühlen) und körperlich (bei der Selbstkatheterisierung).

8. Eine genaue Instruktion über die Entlassungsmedikation wird deren Effekt
   steigern (Schmerzreduktion) und das Risiko potenzieller Nebenwirkungen
   vermindern.

9. Die Unterweisung in alternativen Schmerztherapien (Entspannungstechniken) wird die Effekte der Schmerzmedikation verbessern.

10. Aufklärung über Risikoverhalten, das auch Möglichkeiten zur Reduktion die-
    ser Verhaltensweisen umfasst, wird Debbie eine Kontrolle über ihre Gesund-
    heit geben und ihr helfen, riskantes Verhalten zu reduzieren oder zu kontrol-
    lieren.

11. Debbie erhält ausreichend Gelegenheit, darüber zu sprechen, warum sie ihre Diagnose für eine Strafe für vergangene Verhaltensweisen hält. Ihr Selbstwertgefühl wird durch das Verständnis gesteigert, dass sie ihre Krankheit nicht verursacht hat.

5.6.7 Pflegeinterventionen

Die Krankenschwester nutzt die Energieerhaltungsprinzipien, um die Ganzheitlichkeit zu erhalten und die Adaptation zu verbessern, wenn sie Debbie Pflegemaßnahmen anbietet.

Energieerhaltung
Eine Ernährungsberatung wird Debbie darin unterstützen, übelkeitsreduzierende Nahrungsmittel zu finden, die sie mit der ausreichenden Menge an Kalorien versorgen. Wenn die Übelkeit anhält, wird eine sorgfältige Medikamentengabe vor dem Essen dazu beitragen, die Übelkeit zu reduzieren. Die Häufigkeit und Intensität der Schmerzen kann durch eine Identifizierung jener Aktivitäten, die die Schmerzen verschlimmern, und durch Schmerzmittel oder alternative Schmerztherapien kontrolliert werden. Da Patienten nach einer Hysterektomie und Strahlentherapie häufig unter Erschöpfungszuständen leiden, wird Debbie darauf vorbereitet, wie sie Aktivitäts- und Ruheperioden ausbalancieren kann. Während der Rekonvaleszenz werden Erholungspausen sehr wichtig werden.

Strukturelle Integrität
Debbies Wunde wird sorgfältig beobachtet. Das Antibiotikum wird wie verordnet gegeben, außerdem erhält sie Anweisungen für die Einnahme zu Hause. Die Krankenschwester wird betonen, wie wichtig es ist, die verordneten Behandlungen zu Hause weiterzuführen. Debbie wird lernen, sich selbst zu katheterisieren. Wiederholte Übungen werden ihr Vertrauen darin stärken, dass sie diese Aufgabe selbst erledigen kann. Vor der Entlassung wird Debbie auf die ambulante Strahlentherapie vorbereitet werden. Die folgenden Punkte sollten besonders hervorgehoben werden:

- die Wichtigkeit von Laboruntersuchungen, um die körperliche Reaktion auf die Strahlentherapie zu überwachen

- die Wichtigkeit des Hautschutzes, um strahlenbedingte Hautschäden zu reduzieren

- das Vermeiden von Situationen, in denen ein erhöhtes Infektionsrisiko besteht (z. B. ein grippekrankes Kind), da der Körper abwehrgeschwächt ist.

Personelle Integrität

Debbie wird ermutigt, über die krebsbedingte Hysterektomie zu sprechen. Wenn sie über ihre Gefühle nicht sprechen möchte, wird die Krankenschwester Debbies Privatsphäre respektieren.

Da Debbie ihre Erkrankung als Bestrafung für vergangenes Verhalten empfindet, muss ihr Selbstwertgefühl gestärkt werden. Wenn es möglich ist, sollte eine Überweisung zu einem Psychologen erfolgen.

Soziale Integrität

Die Krankenschwester wird das Gewalttätigkeitspotenzial von Debbies Ehemann und den Unterstützungsbedarf der Familie einschätzen.

5.6.8 Organismische Reaktionen

Die Krankenschwester wird folgende mögliche organismischen Reaktionen auf die Pflegeintervention beobachten:

- die abdominale Wundheilung
- hygienisch einwandfreie Selbstkatheterisierung
- Gespräche über Debbies Gemützstand
- verbesserter Appetit und Gewichtszunahme
- Erkenntnis, dass das vergangene Verhalten die Erkrankung nicht ausgelöst hat
- erholsamer Schlaf und ein erhöhter Energielevel
- kontrollierte Schmerzen
- Unterstützung durch den Ehemann und die Kinder innerhalb ihrer Möglichkeiten.

5.7 Fallgeschichte «Alice»

Zur psychosozialen Situation von Alice und deren Auswirkungen auf ihre gesundheitliche Situation
Bei Alice wurde 1988 ein Fibromyalgiesyndrom (FMS) diagnostiziert. Zu dieser Zeit war sie 44 Jahre alt, verheiratet und hatte keine Kinder. Sie arbeitet als Sekretärin für eine Zeitarbeitsfirma. Ihren Vollzeitjob hatte sie auf Grund extremen Umgebungsstresses und der vielen Überstunden gekündigt. Ich traf sie, als sie an einer Studie über die Gesundheitsmuster

von Frauen mit FMS teilnahm. Sie hatte keine Hoffnung, dass ihr irgendetwas helfen könnte. Ich klärte mit ihr, dass diese Studie nicht durchgeführt würde, um ihr zu helfen, sondern um die Muster des Gesundheitsverhaltens von Frauen mit dieser Erkrankung zu beschreiben. Mit ihrer Erlaubnis wird ihre Geschichte als Beispiel für die Anwendung von Levines Erhaltungsmodell genutzt.

Auf Grund von Schmerzen und morgendlichen Erschöpfungszuständen konnte Alice zum Zeitpunkt des Assessments den größten Teil ihrer Arbeit nicht durchführen. Ihre Schmerzen waren so groß, dass sie nicht in der Lage war, eine Tasse Kaffee hochzuheben. Zeitweise hatte sie Schwierigkeiten, sich nach einem Toilettengang zu reinigen, da die Schmerzen in ihrem Arm bei der Rückwärtsbewegung sehr groß waren. Manchmal waren die Schmerzen und die Erschöpfung so groß, dass sie Verabredungen absagen musste. Diese Situation führte oft zu Selbstmitleid und Weinkrämpfen. Sie litt auch unter schweren Kopfschmerzen. Sie berichtet, dass ihre Libido signifikant abgenommen hat. Ihr Ehemann sagte zu ihr, sie hätte eine gespaltene Persönlichkeit: Wenn sie nicht müde sei, sei sie sehr nett; wenn sie müde wird, attackiert sie ihn verbal und ist gemein. Ihr Ehemann versucht, verständnisvoll zu sein, aber seine Geduld lässt nach. Der behandelnde Arzt hatte ihr ein Antidepressivum verordnet. Sie entschied jedoch, keine Medikamente zu nehmen, außer einem Antiphlogistikum gegen Menstruationskrämpfe. Sie wollte das Antidepressivum deshalb nicht nehmen, weil sie wusste, dass es ein Antidepressivum war. Ihr Arzt hatte alle anderen Schmerzursachen diagnostisch und durch Konsultation eines Neurologen ausgeschlossen.

Sie suchte Hilfe und hatte selbst daran gedacht, eine Selbsthilfegruppe aufzusuchen, was sie zum Zeitpunkt des Assessments noch nicht umgesetzt hatte. Ständig versuchte sie, herauszufinden, welche Handlung oder Ernährung ihre Schmerzen und ihre Erschöpfungszustände verursachen könnte, sodass sie selbst in der Lage wäre, ihr tägliches Verhalten adäquat anzupassen. Sie hat festgestellt, dass kleinere Arbeitsschritte dazu beitragen, die Intensität der Schmerzen zu reduzieren. Massagen konnten zeitweise die Schmerzen und Verspannungen mindern. Sie beobachtete, dass trübes, regnerisches Wetter ihr Wohlbefinden verschlechterte. Sie war damit einverstanden, täglich Tagebuch zu führen, um ihre Muster von Gesundheit und Krankheit zu identifizieren. Wir hofften, etwas über ihren Verlauf herauszufinden und ihr ein wenig Kontrolle über ihre Gesundheit zurückzugeben.

5.7.1 Pflegeplanung

Fibromyalgie ist eine chronische, schmerzhafte Muskelerkrankung, deren Erstdiagnose gewöhnlich bei Frauen zwischen dem 20. und 45. Lebensjahr gestellt wird (Rothchild, 1991). Die meisten diagnostischen Ergebnisse liegen im Normbereich, trotzdem fühlen die Betroffenen sich furchtbar. Im Allgemeinen imitieren die Symptome eine Grippe mit Muskelverspannungen und Schmerzen, Steifigkeit, Übelkeit und Erschöpfung (Boissevain/McCain, 1991).

Nach Levine (1971a) stehen das Erhalten der Ganzheitlichkeit (Integrität, Einssein) und die Verbesserung der Adaptation im Zentrum der Pflege. Alice zeigte große Offenheit in der Diskussion darüber, was sie eventuell selbst tun könnte. Sie war hoffnungslos und frustriert darüber, dass ihr nichts zu helfen schien. Anhaltende Schmerzen und Erschöpfung führten zu Stimmungstiefs. Sie konsultierte regelmäßig ihren Arzt, der zusätzlich diagnostische Maßnahmen verordnete, um sicherzustellen, dass die Schmerzen nicht durch eine neue Erkrankung verursacht wurden. In der Zwischenzeit suchte sie nach Möglichkeiten der Erleichterung. Levines Energieerhaltungsmodell leitet die Krankenschwester dazu an, die Patienten in Entscheidungen über ihre Versorgung einzubeziehen.

Als die Krankenschwester ihre Beziehung zu Alice aufnahm, ermutigte sie diese, ihren Verlauf zu erklären. Die Aufmerksamkeit für Umgebungsfaktoren und Integritäten hilft der Krankenschwester sicherzustellen, dass das Gefühl des Patienten für seine Ganzheitlichkeit selbst während der Erstbefragung aufrecht erhalten wird. Viele Patienten zweifeln an ihrer Integrität und haben wie Alice das Gefühl, keine Kontrolle mehr über ihr Leben zu haben, nicht ernst genommen zu werden und ihre Sorgen nicht als schwer wiegend betrachtet zu sehen (Schaefer, 1995).

5.7.2 Herausforderungen für Alices innere Umwelt

Das Assessment zeigte, dass Alice seit Jahren wegen Schmerzen in Behandlung war. Alle diagnostischen Untersuchungen verliefen normal. Ihre Krankengeschichte zeichnet sich durch schmerzhafte Menstruationen, prämenstruelles Syndrom (PMS) und Migräne aus. Sämtliche physiologischen und pathophysiologischen Aspekte ihrer internen Umwelt wurden als normal bewertet.

5.7.3 Herausforderungen für Alices äußere Umwelt

Alice bemerkte, dass sie nach italienischem Essen Migräneanfälle bekam und schloss daraus, sie könnte allergisch auf die Soße reagieren. Sie betont, sie fühle sich besser, seitdem sie diesbezüglich vorsichtiger ist, was Levines These unterstützt, dass ein Mensch Informationen aus der Umwelt sucht, auswählt und überprüft und zwar im Bezug auf die Definition des Selbst, welches die eigene Sicherheit und Identität und den eigenen Sinn verteidigt (1991).

Die Anpassung an die konzeptuelle Umwelt ist zeitweise durch die Reaktion beeinträchtigt, dass die mit der Krankheit einhergehenden Beschwerden als unglaubwürdig betrachtet werden. Alice hatte das Glück, dass ihr Arzt ihre Beschwerden ernst nahm. Dennoch hatten Familienmitglieder Schwierigkeiten zu glauben, dass wirklich etwas nicht in Ordnung war. Ihr soziales Umfeld glaubte, sie würde simulieren, und sie hatte Schuldgefühle, wenn sie Verabredungen nicht einhalten konnte.

5.7.4 Bewertung bzw. (Pflege-)Diagnosen nach Levine

Alice hat die Diagnose FMS, eine Erkrankung, über die bislang wenig bekannt ist. Die Hauptprobleme sind Erschöpfung und Schmerzen, die ihre Adaptationsfähigkeiten und ihre Ganzheitlichkeit beeinträchtigt haben. Unter Berücksichtigung der Energieerhaltungsprinzipien versucht die Krankenschwester, ihre Adaptation positiv zu fördern und sie dabei zu unterstützen, zu einem umfassenden Wohlbefinden zu gelangen.

5.7.5 Hypothesen zur Erstellung des Pflegeplans

Der kombinierte Einsatz vom pharmakologischen und nichtpharmakologischen Schlaftherapien (Entspannung, heiße Duschen) wird die subjektive Schlafqualität von Alice verbessern und ihren Energielevel steigern.

Eine Gewichtsreduktion wird dazu beitragen, Alices Verspannungen und Schmerzen zu lindern.

Alice soll ermutigt werden, ein Tagebuch über ihre Symptome und die Stressoren der internen und externen Umwelt zu führen, sodass sie den FMS-Verlauf besser verstehen kann.

Adäquate Informationen über die Medikamente, die Alice gegen die FMS nehmen kann, werden sie bei der Entscheidung über den Nutzen pharmakologischer Therapien unterstützen.

Alice wird ermutigt, offen und aufrichtig zu kommunizieren, um den Ärger zu reduzieren.

Wenn sich Alice körperlich besser fühlt, wird das ihre Selbstwahrnehmung verbessern, und sie wird wieder in der Lage sein, soziale Aktivitäten aufzunehmen.

5.7.6 Pflegeinterventionen

Energieerhaltung
Sowohl der emotionale Stress als auch die Verantwortlichkeit für viele Aufgaben bei der Arbeit und zu Hause bedeuteten einen Energieverlust für Alice. Sie entschied sich daher, lieber Teilzeit zu arbeiten, als in einer gesundheitsschädlichen Umgebung zu bleiben.

In ihren Aufzeichnungen berichtete Alice häufig über Schwierigkeiten, gut zu schlafen. Sie glaubte, je weniger erholsam die Nacht gewesen war, desto mehr Schmerzen hatte sie am nächsten Morgen. Ihr Tagebuch unterstützte diese These. Seitdem sie ihre Entspannungskassetten zum Einschlafen nutzt, verbesserte sich ihr Schlaf ein wenig. Die Krankenschwester empfahl zusätzlich ein warmes Bad vor dem Schlafengehen, ein Glas warme Milch beim Schlafengehen und das Vermeiden von schwerem Essen 3 bis 4 Stunden vor dem Zubettgehen. Sie wurde aufgefordert, täglich ein abendliches Ritual einzuhalten. Für diese Intervention ist der Begriff Routine ausschlaggebend.

Bei der Diskussion von Alices Schlafproblemen überprüfte die Krankenschwester ihre Medikamente und deren mögliche Wirkung. Zu diesem Zeitpunkt wies Alice darauf hin, dass sie ein Antidepressivum verordnet bekommen hatte, sich aber dagegen entschieden hatte, es zu nehmen. Die Krankenschwester informierte Alice darüber, dass dieses Medikament häufig eingesetzt wird, um die Schwere und Häufigkeit der Schmerzen zu verringern, dass es jedoch bis zu drei Wochen dauern könne, bis diese positiven Wirkungen spürbar seien. Sie sagte ihr auch, dass Frauen dieses Medikament abgesetzt haben, weil sie die Nebenwirkungen nicht akzeptieren konnten. Sie nannte als Nebenwirkungen einen trockenen Mund, einen schnellen Puls und Obstipation, wies aber auch darauf hin, dass eine Diät aus Getreide und Gemüse und das Trinken von 10 Glas Wasser am Tag diese Nebenwirkungen vermindern. Alice nahm die Medizin versuchsweise, jedoch nur sporadisch. Sie fand heraus, dass sie sich sehr viel besser fühlte und über mehr Energie verfügte, wenn sie das Medikament jeden Abend nahm. Plötzlich war sie in der Lage, Verabredungen zu treffen, ohne ständig zu befürchten, sie wegen Schmerzen und Erschöpfung absagen zu müssen.

Alice bemerkte, wie wichtig es ist, Aktivitäten in Einzelschritte zu unterteilen, wenn sie viel zu tun hatte. Ein Beispiel für ihre neu erworbenen Verhaltensmuster war das Einplanen zusätzlicher Ruhezeiten. In Stresszeiten (z. B. Abgabefristen, Krankheit, Menstruation) plant sie extra Ruhezeiten in der Nacht oder am Nachmittag ein. Wenn es nicht möglich ist, zu schlafen, unterstützt sie die Ruhezeiten durch Entspannungsmethoden, wie langsames, rhythmisches Atmen und Traumreisen, um ihre Energiereserven wieder aufzufüllen. Alice hatte ca. 5 kg Übergewicht, sie war damit einverstanden, langsam das Gewicht zu reduzieren. Ihr Arzt glaubte, dass mit der Gewichtsreduktion die Verspannungen in ihrem Rücken nachlassen und somit auch die Schmerzen geringer würden.

Alice dachte, dass Nahrungsmittel, wie Tomaten und Gewürze, ihre Kopfschmerzen auslösten. Sie wurde gebeten, die Nahrungsmittel, die sie zu sich nahm, und die folgenden Symptommuster aufzuschreiben.

Die Informationen aus ihrem Tagebuch und die Ergebnisse von Korrelationsanalysen ergaben, dass Wetterwechsel die Schmerzen und Erschöpfungszustände bis zu zwei Tagen verlängern können. Das brachte ihr die Erkenntnis, dass einige der Schmerzen und Erschöpfungszustände nur zeitweilig auftreten und sich bessern werden, sobald sich das Wetter tatsächlich geändert hat. Diese Erkenntnis half ihr dabei, mit den Beschwerden besser umzugehen, auch wenn das nur hieß, sich mehr Ruhepausen zu gönnen.

Strukturelle Integrität

Alice akzeptierte, dass auf Grund der Ungewissheit bezüglich der Symptome andere Erkrankungen ausgeschlossen werden mussten, um sicherzustellen, dass eine andere Therapie verordnet werden konnte. Alice musste über die Nebenwirkungen des Antidepressivums, wie Gewichtszunahme, trockene Schleimhäute und Obstipation, aufgeklärt werden. Die Zufuhr komplexer Kohlenhydrate ermöglicht es, das mit dem erhöhten Serotoninspiegel einhergehende Hungergefühl zu reduzieren. Eine erhöhte Flüssigkeitszufuhr und eine gut ausgewogene Diät tragen dazu bei, die Trockenheit der Schleimhäute und die Obstipation zu verringern. Manche Antidepressiva lösen Herzrhythmusstörungen aus, die dem Arzt oder der Krankenschwester mitgeteilt werden sollten. Sie wurde darüber aufgeklärt, dass alternative Arzneimittel zur Verfügung stünden, wenn sie das verschriebene Medikament nicht vertrüge. Da sie ein Interesse an Homöopathie äußerte, wurde sie eindringlich darauf hingewiesen, dass Kräuter und andere rezeptfreie Arzneimittel ebenso schädlich sein können, und dass sie ohne Beratung keines dieser homöopathischen Mittel nehmen solle.

Alice wurde dazu ermutigt, weiterhin morgens heiß zu duschen und abends ihre Kassetten zu hören. Sie gab an, einige alkoholische Drinks vor dem Schlafengehen zu trinken. Daher wurde ihr geraten, nicht mehr als zwei Gläser und diese möglichst nicht in den letzten drei Stunden vor dem Zubettgehen zu konsumieren.

Personelle Integrität

Den Haushalt führen zu können und soziale Aktivitäten mit ihrem Ehemann und der Familie zu genießen, bedeutet für Alice eine Stärkung des Selbstwertgefühls. Sie war zufrieden mit der Tatsache, dass es ihr besser zu gehen schien, und dass sie die meisten Dinge, von denen sie gehofft hatte, sie tun zu können, auch tun konnte.

Soziale Integrität

Alice wurde geraten, eine Selbsthilfegruppe aufzusuchen. Alice sagte, diese Gruppe mache sie glücklich, weil sie endlich Menschen gefunden habe, die ihre Probleme teilen, sie viel über ihre Erkrankung lernen könne; sie genieße es, sich mit den anderen Mitgliedern auszutauschen und fühle sich bei den Treffen sehr wohl. Alice ist eine sehr gesellige Person, und da ihre Schmerzen unter Kontrolle sind, ist sie nun in der Lage, andere Menschen in der Selbsthilfegruppe zu treffen.

Es ist sehr wichtig, die Patientin zu einer offenen und aufrichtigen Kommunikation zu ermutigen. Alice hatte das Gefühl, dass ihr Ehemann ihre Krankheit nicht wirklich verstand, sondern einfach tolerierte. Obwohl sie darüber ärgerlich war, machte sie sich doch große Sorgen, dass ihre Ehe kriselte. Alice entschied sich, die Selbsthilfegruppe zu besuchen, und als sie ihre positiven Erfahrungen ihrem Ehemann mitteilte, hatten sie das erste emotionale Gespräch seit Jahren, was sie als extrem positiv empfand.

5.7.7 Organismische Reaktionen

Der Erfolg der Interventionen wird durch die Beobachtung der organismischen Reaktionen gemessen. Folgende Reaktionen konnten bei Alice festgestellt werden:

- verminderte Schmerzen bzw. reduzierter Einsatz von Schmerztherapien

- verbesserte Schlafqualität

- sie war besser in der Lage, schlechte Tage vorauszusehen und sich darauf einzustellen

- verbessertes Krankheitsverständnis

- verbessertes Wohlbefinden durch Erfahrungsaustausch

- verminderter Stress

- verbesserte Lebensqualität

- bessere Kommunikation mit dem Ehemann

- mehr Lebensenergie

- erhöhte Lebenszufriedenheit, da sie sich besser fühlt.

5.8 Übungen in kritischem Denken

Das Lehrbuch[25] zur Anwendung von Pflegemodellen aus den USA (Alligood/ Marrinner-Tomey, 1997), endet an jedem Kapitel mit Anregungen zum kritischen Denken für die Studenten, die nach diesen Anwendungsillustrationen trainiert werden.

25 Anm. d. Hrsg.: Das vorliegende Kapitel über Levines Energieerhaltungsmodell ist eine Übersetzung von Schaefers Beitrag zum genannten Lehrbuch, die wir mit freundlicher Genehmigung des Verlages und der Autorin vornehmen konnten.

1. Wählen Sie eine Krankengeschichte aus Ihrem Arbeitsbereich, die Sie interessiert, aus, und lesen Sie sie (Autobiografie oder Biografie, die eine Geschichte über eine Erkrankung schildert, z. B. The Alchemy of Illness; Duff, 1993). Wenden Sie Levines Energieerhaltungsmodell an, um die Gesundheit und die Gesundheitsversorgung der Person in der Geschichte im jeweiligen lebensgeschichtlichen Kontext zu bewerten. Achten Sie auf den medizinischen Versorgungsplan, die Umweltstressoren und die organismischen Reaktionen. Bewerten Sie den Nutzen des Modells, bezogen auf die Identifikation des Pflegebedarfs und die mögliche Anwendung des Modells, um die Adaptation zu verbessern und die Ganzheitlichkeit aufrecht zu erhalten. Beschreiben Sie, wie der Patient Adaptation und Ganzheitlichkeit definiert. Welche Fragen würden dazu beitragen, um die im Buch gefundenen Informationen zu erheben? Vergleichen Sie diese Fragen mit denen, die gestellt werden müssten, wenn Sie Levines Energieerhaltungsmodell anwenden würden. Bewerten Sie das Modell im Hinblick auf Stärken und Schwächen.

2. Schreiben Sie eine eigene Krankengeschichte oder die eines Angehörigen oder Freundes auf. Was brauchten Sie oder der Freund/das Familienmitglied, um sich trotz der Erkrankung wohl zu fühlen? Was könnten Sie dazu beitragen, um dies zu erreichen? Was waren die tatsächlichen Ergebnisse, und wie würde die Anwendung des Energieerhaltungsmodells diese Ergebnisse verändern oder fördern?

3. Erstellen Sie eine Liste der Annahmen, auf denen Levines Energieerhaltungsmodell basiert. Äußern Sie sich dazu, ob diese Annahmen mit ihren eigenen Überzeugungen übereinstimmen oder nicht. Beschreiben Sie das Wissen, das diese Annahmen unterstützt. Beschreiben Sie, inwieweit Sie die Validität (den Wahrheitsgehalt) der Annahmen bestätigt finden.

4. Denken Sie über eine Pflegesituation, die Sie kürzlich erlebt haben, nach, und beschreiben Sie sie. Stellen Sie die Art des Pflegewissens dar, das in dieser Situation für eine angemessene pflegerische Versorgung notwendig war. Unterscheiden Sie dabei nach pflegerischem Fachwissen und nach Wissen aus den Nebendisziplinen der Pflege. Welches Wissen fehlt? Welche weiteren Informationen sind notwendig?

5.9 Literatur

Alligood, M. R.; Marrinner-Tomey, A.: Nursing Theory, Utilization & Application. Mosby, St. Louis, Boston 1997.

Bates, M.: A naturalist at large. National History, 76 (1967) 6: 8–16.

Boissevain, M. D.; McCain, G. A.: Toward an integrated understanding of fibromyalgia syndrome: II. Psychological and phenomenological aspects. Pain, 45 (1991) 239–248.

Brunner, M.: A conceptual approach to critical care nursing using Levine's model. Facts on Critical Care, 12 (1985) 2: 39–44.

Cooper, D. H.: Optimizing wound healing: A practice within nursing domains. Nursing Clinics of North America. 25 (1990) 1: 165–180.

Cox, R. A., Sr.: A tradition of caring: Use of Levine's model in long-term care. In: Schaefer, K. M.; Pond, J. B. (eds.): The conservation model: A framework for nursing practice. p. 179–197, F. A. Davis, Philadelphia 1991.

Crawford-Gamble, P. E.: An application of Levine's conceptual model. Perioperative Nursing Quarterly, 2 (1986) 1: 64–70.

Dever, M.: Care of children. In: Schaefer, K. M.; Pond, J. B. (eds.): The conservation model: A framework for nursing practice. p. 71–82, Davis, Philadelphia 1991.

Dibble, S. L.; Bostrom-Ezrati, J.; Ruzzato, C.: Clinical predictors of intravenous site symptoms. Research in Nursing and Health, 14 (1991) 413–420.

Duff, K.: The alchemy of illness. Pantheon, New York 1993.

Fawcett, J.: Conceptual models of nursing. Davis, Philadelphia 1995.

Foreman, M. D.: Conserving cognitive integrity of the hospitalized elderly. In: Schaefer, K. M.; Pond, J. B. (eds.): The conservation model: A framework for nursing practice. p. 133–150, Davis, Philadelphia 1991.

Grindley, J.; Paradowski, M. B.: Developing an undergraduate program using Levine's model. In: Schaefer, K. M.; Pond, J. B. (eds.): The conservation model: A framework for nursing practise. p. 199–208, Davis, Philadelphia 1991.

Hirschfeld, M. H.: The cognitively impaired older adult. American Journal of nursing, 76 (1976) 1981–1984.

Langer, V. S.: Minimal handling protocol for the intensive care nursery. Neonatal Network, 9 (1990) 3: 23–27.

Levine, M. E.: Adaptation and assessment: A rationale for nursing interventions. American Journal of Nursing, 66 (1966 a) 2450–2453.

Levine, M. E.: Trophicognosis: An alternative to nursing diagnosis. In: American Nurses' Association Regional Clinical Conference (vol. 2: 55–70), American Nurses Association, New York 1966b.

Levine, M. E.: Holistic nursing. Nursing Clinics of North America, 6 (1971 a) 2: 253–263.

Levine, M. E.: Renewal Nursing. Davies, Philadelphia 1971 b.

Levine, M. E.: Introduction to clinical nursing. Davies, Philadelphia 1973 a.

Levine, M. E.: On creativity in nursing. Image, 3 (1973 b) 3: 15–19.

Levine, M. E.: Nursing ethics and ethical nursing. American Journal of Nursing, 77 (1977) 5: 845–849.

Levine, M. E.: Myra Levine. Paper presented at the Nurse Theorist Conference, Edmonton, Alberta, Canada, (Cassette recording), August 1984.

Levine, M. E.: Antecedents from adjunctive disciplines: Creation of nursing theory. Nursing Science Quarterly, 1 (1988) 1: 16–21.

Levine, M. E.: The conservation model: Twenty years later. In: Riehl-Sisca, J. P. (ed.): Conceptual Models for nursing practice. p. 325–337, Appleton & Lange, Norwalk, CT 1989 a.

Levine, M. E.: Ration or Rescue: The elderly in critical care. Critical Care Nursing, 12 (1989 b) 82–89.

Levine, M. E.: The ethics of nursing rhetoric. Image: Journal of Nursing Scholarship, 21 (1989 c) 4–5.

Levine, M. E.: The conservation model: A model for health. In: Schaefer, K. M.; Pond, J. B. (eds.): The conservation model: A framework for nursing practice. p. 1–11, Davis, Philadelphia 1991.

Levine, M. E.: Some further thoughts on nursing rhetoric. In: Kikuchi, J. F.; Simmons, H. (eds.): Developing a philosophy of nursing. p. 104–109, Sage Publications, Thousand Oaks 1994.

Levine, M. E.: The rhetoric of nursing theory. Image: Journal of Nursing Scholarship, 27 (1995) 1: 11–14.

Litrell, K.; Schumann, L.: Promoting sleep for the patient with a myocardial infarction. Critical Care Nurse, 9 (1989) 3: 44–49.

Lynn-McHale, D. J.; Smith, A.: Comprehensive assessment of families of the critically ill. In: Leske, J. S. (ed.): AACN Clinical Issues in Critical Care Nursing. p. 195–209, Lippincott, Philadelphia 1991.

Molchany, C. A.: Ventricular septale and free wall rupture complicating acute ML. Journal of Cardiovascular Nursing, 6 (1992) 4: 38–45.

Newport, M. A.: Conserving thermal energy and social integrity in the newborn. Western Journal of Nursing Research, 6 (1984) 2: 175–197.

O'Laughlin, K. M.: Changes in bladder function in the women undergoing radical hysterectomy for cervical cancer. JOGNN, 15 (1986) 5: 380–385.

Pasco A.; Halupa, D.: Chronic pain management. In: Schaefer, K. M.; Pond, J. B. (eds.): The conservation model: A framework for nursing practice. p. 101–117, Davis, Philadelphia 1991.

Pond. J. B.: Ambulatory care of the homeless. In: Schaefer, K. M.; Pond, J. B. (eds.): The conservation model: A framework for nursing practice. p. 167–178, Davis, Philadelphia 1991.

Pond, J. B.; Taney, S. G.: Emergency Care in a large university emergency department. In: Schaefer, K. M.; Pond, J. B. (eds.): The conservation model: A framework for nursing practice. p. 151–166, Davis, Philadelphia 1991.

Roberts, J. E.; Fleming, N.; Yeates-Giese, D.: Perineal integrity. In: Schaefer, K. M.; Pond, J. B. (eds.): The conservation model: A framework for nursing practice. p. 61–70, Davis, Philadelphia 1991.

Rothchild, B. M.: Fibromyalgia: An explanation for the aches and pains of the nineties. Comprehensive Therapy, 17 (1991) 6: 9–14.

Savage, T. A.; Culbert, C.: Early intervention: The unique role of nursing. Journal of Pediatric Nursing, 4 (1989) 5: 339–345.

Schaefer, K. M.: Care of the patient with congestive heart failure. In: Schaefer, K. M.; Pond, J. B. (eds.): The conservation model: A framework for nursing practice. p. 119–132, Davis, Philadelphia 1991 a.

Schaefer, K. M.: Developing a graduate program in nursing: Integrating Levine's philosophy. In: Schaefer, K. M.; Pond, J. B. (eds.): The conservation model: A framework for nursing practice. p. 209–218, Davis, Philadelphia 1991 b.

Schaefer, K. M.: Struggling to maintain balance: A Study of women with fibromyalgia. Journal of Advanced Nursing, 21 (1995) 95–102.

Schaefer, K. M.; Pond, J. B.: Levine's conservation model as a guide to nursing practice. Nursing Science Quarterly, 7 (1994) 2: 53–54.

Taylor, J. W.: Levine's conservation principles. Using the model for nursing diagnosis in a neurological setting. In: Riehl-Sisca, J. P. (ed.): Conceptual Models for nursing practice. p. 325–337, Appleton & Lange, Norwalk, CT 1989.

Tribotti, S.: Admission to the neonatal intensive care unit: Reducing risks. Neonatal Network, 8 (1990) 4: 17–22.

Webb, H.: Holistic care following a palliative Hartman's procedure. British Journal of Nursing, 2 (1993) 2: 128–132.

Deutsche Literatur

Fawcett, J.: Pflegemodelle im Überblick. Huber, Bern 1996.

Meleis, A: Pflegetheorie. Huber, Bern 1999.

Schaefer, K. M.; Potylycki, M.: Erschöpfung im Zusammenhang mit erworbener Herzinsuffizienz. In: Schröck, R.; Drerup, E.: Pflegetheorien in Praxis, Forschung und Lehre. Lambertus, Freiburg 1997.

6 Das Corbin-Strauss-Pflegemodell in der Pflege chronisch kranker Frauen

Regina Lorenz-Krause, Elisabeth Uhländer-Masiak

6.1 Einleitung

In diesem Kapitel soll der Frage nachgegangen werden, ob und wie sich das Corbin-Strauss-Pflegemodell zur Pflege chronisch Kranker für die professionelle Pflege und die Gesundheitsberatung bzw. -förderung chronisch kranker Frauen eignet. Dazu wird zuerst das Pflegemodell zusammenfassend vorgestellt. Anschließend wird das Fallbeispiel einer rheumakranken jungen Frau angeführt, um die Anwendung des Modells zu prüfen.

6.2 Das Trajectory-Work-Modell

Das aus den USA stammende Trajectory-Work-Modell für das Management chronischer Erkrankungen ist in erster Linie entwickelt worden, um einen theoretischen Rahmen zu bieten, der Patienten und Pflegenden bei der Bewältigung einer Erkrankung helfen kann.

Erste Ansätze der Entwicklung des Trajectory-Work-Modells reichen bis in die sechziger Jahre zurück. Vor dem Hintergrund der von Glaser und Strauss (1967) begründeten Grounded Theory als qualitativer Erhebungs- und Analysemethode konnten Verläufe chronischer Krankheiten und deren Auswirkungen, wie z. B. Bewältigungsstrategien der Betroffenen im Alltag, soziologisch untersucht, skizziert und kategorisiert werden.

Insbesondere Untersuchungen über die Pflege Sterbender führten zu der Beobachtung, «[…] dass Sterben Zeit braucht und dass Pflegeexperten, Familien und Sterbende zahlreiche Strategien einsetzen, um diesen Prozess zu bewältigen und zu gestalten» (Woog, 1992; Lorenz-Krause1998: 4).

Das Phänomen der Bewältigung eines Sterbeprozesses begrifflich zu erfassen, mündete z. B. in der Bezeichnung «Pflege- und Krankheitsverlaufskurve». Außerdem dienten zahllose Forschungsarbeiten im Kontext chronischer Erkrankungen seit den siebziger Jahren in den USA zur Entwicklung eines theoretischen Bezugsrahmens. Diesen nutzte auch die professionelle Pflege, um Klientinnen bzw. Patientinnen und Patienten im Bereich der Chronizität zu begleiten und die Qualität ihrer Arbeit u. a. durch personen- und bedürfnisorientierte Betreuung und Case-Management-Verfahren zu verbessern.

Ziel hierbei ist es, dass die Patientinnen und Patienten ihre chronische Erkrankung und ihr tägliches Leben «managen» lernen.

Entsprechend erwerben Pflegende Kenntnisse über Pflegeverläufe und -probleme. Sie erlernen die systematische Anwendung des Modells und entwickeln Interventionsprogramme. Hauptansatzpunkte sind die chronische Erkrankung und deren Folgen.

Das sogenannte «Verlaufskurvenmodell» (Schütze, 1989) dient u. a. dazu, eine chronische Erkrankung in Phasen einzuteilen (**Abb. 6-1**) und bestimmte Spezifika rechtzeitig zu erkennen. Durch die Kenntnis bestimmter Phasen bei chronischen Erkrankungen, den Einsatz therapeutischer Pflege sowie die Unterstützung der Patientinnen und Patienten und ihrer sozialen Umgebung soll eine weitere Chronifizierung vermieden werden.

Dem Trajectory-Work-Modell liegt die zentrale Idee zu Grunde, dass der Verlauf chronischer Krankheiten durch Veränderungen und Schwankungen geprägt ist. Dieser Verlauf kann mit Hilfe des Modells sowohl von einer betroffenen Person, z. B. einer chronisch kranken Frau, als auch von der Pflegenden gesteuert und beeinflusst werden. Die unterschiedlichen Faktoren, die nach Corbin und Strauss

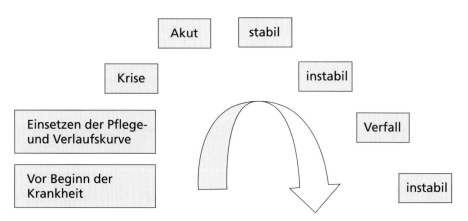

Abbildung 6-1: Pflege- und Krankheitsverlaufskurve (Quelle: Uhländer-Masiak, 2001)

(Woog, 1992; Lorenz-Krause 1998) den Verlauf beeinflussen können, sind in **Abbildung 6-2** dargestellt.

Der gesamte theoretische Bezugsrahmen ist in weitere Konzepte untergliedert, deren Inhalte und Zusammenhänge im Anschluss an **Abbildung 6-3**, die einen Überblick über die theoretischen Konzepte des Bezugsrahmens bietet, im Einzelnen erläutert werden sollen (Corbin; Strauss, 1998).

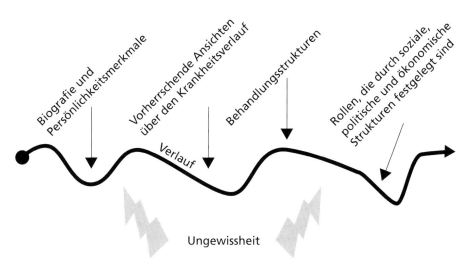

Abbildung 6-2: Faktoren, die den Verlauf der chronischen Erkrankung beeinflussen (Quelle: Uhländer-Masiak, 2001)

Pflege- und Krankheitsverlaufskurve

Einteilung der Pflege- und Krankheitsverlaufskurve in Stadien	Projektion der Pflege- und Krankheitsverlaufskurve
Schema der Pflege- und Krankheitsverlaufskurve	sich auf die Behandlung auswirkende Umstände
Krankheitsmanagement	biografische und alltägliche Einflüsse und deren Reziprozität

Abbildung 6-3: Theoretische Konzepte des Bezugsrahmens (Quelle: Osterkamp, 2001)

6.2.1 Die Pflege- und Krankheitsverlaufskurve

Bei der Pflege- und Krankheitsverlaufskurve handelt es sich um das allen anderen Konzepten übergeordnete theoretische Konzept. Sie ermöglicht den Pflegenden die Erfassung, Darstellung und Erklärung eines Krankheitsverlaufs. Die Darstellung kann u. a. in Form einer Grafik bzw. Kurve erfolgen, wobei eine Einteilung der Pflege- und Krankheitsverlaufskurve in verschiedene Stadien (s. o.) orientierungsgebend ist (Osterkamp, 2001). Auch die Stadien sind im Rahmen der unzähligen Studien zu chronischen Erkrankungen nach der Methode der Grounded Theory entwickelt worden.

Da die einzelnen aufgezeigten theoretischen Konzepte des Modells zusammengehören und auch in ihrer Anwendung als «konzeptuell kooperierend» betrachtet werden, wird deutlich, dass hiermit zwei unterschiedliche Dimensionen des Krankheitsverlaufs skizziert werden:

- der Krankheitsverlauf, «[…] als Umstand, welcher die Organisation des Krankheitsverlaufs betrifft» (Woog, 1992, Lorenze-Krause, 1998). Beispielhaft für die zu Grunde liegende Beziehung zwischen mehreren Konzepten wäre hier das Schema der Pflege- und Krankheitsverlaufskurve zu nennen, das auf der Grundlage eines bisherigen Verlaufs die weitere Gestaltung ermöglichen soll.

- der Krankheitsverlauf «[…] als Folge unterschiedlicher Vorgehensweisen bei der Organisation des Krankheitsverlaufs» (ebd., 1998). Eine relevante Beziehung könnte man hier zum Beispiel zu den sich auf den Verlauf auswirkenden Umständen oder den durchgeführten Pflegeinterventionen herstellen.

Entsprechend geht man von verschiedenen Arten der «trajectory work» aus. Notwendigerweise verlangt jede einzelne Krankheitsphase verschiedene Arten des Managements z. B.:

- Kontrolle der Symptome
- Monitorüberwachung
- Abwendung von Krisen
- Präventionsmaßnahmen
- Abwenden von sozialer Isolation der Patientin
- Entwicklung von Strategien zur Integration der chronischen Erkrankung in den Alltag, evtl. Änderung der Lebensweise
- Ratgeben beim Suchen anderer Arbeitsstellen
- Informationsarbeit bei den Angehörigen, z. B. Angehörigenschulungen, Umgang mit Stigmatisierungsprozessen etc.

Die Stufen, die durch die Anwendung des übergreifenden Pflegemodells zu erlangen sind, werden wie folgt eingeteilt:

Stufen der Arbeit an der Krankheits- und Pflegeverlaufskurve[26]

1. Koordination der Krankheitsphasen und deren Bewältigung durch Biografiearbeit mit der Patientin
2. Ebene der Aufgabenausführung: Rangordnung und Bündelung der zu verrichtenden (Pflege-) Arbeiten zur Patientenversorgung (Arbeitsablauforganisation, Kombination von Pflegearbeitstypen)
3. Koordination aller zu verrichtenden Aufgaben auf individueller Ebene (bzw. innerhalb des Familiensystems)
4. Koordination aller zu bewältigenden «Gesundheitsarbeiten» (z. B. von Therapeuten, anderen Pflegenden, Ärzte u.a. durch die Pflegeexpertin).

Ein Hauptansatzpunkt des Pflegemodells ist die professionelle Biografiearbeit gemeinsam mit dem Patienten/der Patientin.

Sichtweisen der professionellen Pflege

- Pflege betrachtet den individuellen Verlauf der chronischen Erkrankung, um die Patientinnen verstehen zu lernen und gemeinsam mit den Betroffenen Bewältigungsstrategien zu entwickeln.
- Pflege beobachtet die Reaktionen der Patientin und ihrer Angehörigen auf die chronische Erkrankung. Dabei entwickelt sich ein vertieftes Verständnis des Krankheitsverlaufs im biografischen Kontext. So wird die Individualität des Krankheitsverlaufs aufgewertet, Pflege entwickelt sich weg von einer eher mechanistischen «Maschinerie der Krankheitsbekämpfung» hin zu einer umfassenden humanitären Sorge.
- Pflege forscht nach Ressourcen zur Krankheitsbewältigung. Dabei verwendet sie die Vorstellung, dass alles miteinander verknüpft ist, wie es in systemischen Ansätzen beschrieben wird (Uhländer-Masiak, 2001).

Dieser Blickwinkel der Pflege wird in **Abbildung 6-4** auf S. 184 dargestellt.

6.2.2 Auswirkungen auf Biografie und Alltag

Im Zentrum der genannten Biografiearbeit steht die Lebensgeschichte einer Patientin. Dazu zählen auch die Erfahrungen im Umgang mit der chronischen Erkrankung und im Umgang mit den Institutionen des Gesundheitswesens, mit

---

26 Anm. d. Verf.: im Original «task level»

denen sie bisher konfrontiert war. Als Aktivitäten des alltäglichen Lebens werden Tätigkeiten bezeichnet, die eine chronisch kranke Frau im Alltag ausübt und bei denen sie die vielen Seiten ihres Ichs auslebt. Dabei muss die eingeschränkte Leistungsfähigkeit bewältigt werden.

Die Beziehung zwischen chronischer Krankheit einerseits und Biografie der Patientin und ihren täglichen Aktivitäten andererseits stellt ein überaus wichtiges Konzept des Bezugsrahmens der Pflege- und Krankheitsverlaufskurve dar. Diese Beziehung ist u. a. ein Ergebnis dieser Relationssetzung.

Folgende **Konzepte des Pflegemodells**, die den Bezugsrahmen der praktischen Pflege darstellen, erlauben seine Anwendung auf praktischer Ebene, indem beispielsweise die Patientin mit ihrer Familie und deren Ressourcen in den Mittelpunkt des Pflegeprozesses gestellt werden.

Schema

Unter Schema verstehen Corbin und Strauss den gemeinsam mit der Patientin ausgearbeiteten Behandlungsplan. Hier finden sich die persönlichen Ziele der Patientin wieder.

Projektion

Hier ist die individuelle Sichtweise der Patientin in Bezug auf ihren Krankheitsverlauf gemeint, beeinflusst von Wissen, Erfahrung, Gerüchten und persönlichen Überzeugungen. Auch die Projektionen der sozialen Umgebung beeinflussen ihre Sichtweise.

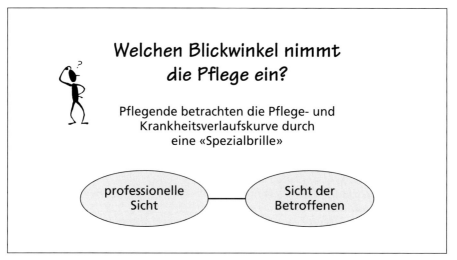

Abbildung 6-4: Blickwinkel der Pflege (Quelle: Uhländer-Masiak, 2001)

Trajectory (Pflege- und Krankheitsverlauf)

Die Pflege- und Krankheitsverlaufskurve ist eine unsichere Größe und kann nur rückblickend dargestellt werden. Während einer chronischen Erkrankung kann eine Patientin die Stadien mehrfach in beide Richtungen durchlaufen oder auch einzelne Phasen überspringen. Nicht jede chronische Erkrankung führt ursächlich zum Tod.

Gesundheit

Die Gesundheit wird im Modell als ein Vorgang der Anpassung (Adaptation) beschrieben. Darunter sind die Fähigkeiten zu verstehen, sich auf die Rolle als chronisch Kranke einzustellen sowie Veränderungen anzunehmen und effektiv damit umzugehen.

Biografiearbeit

Schwerpunkt des Pflegemodells ist die professionelle Biografiearbeit mit der Patientin. Die Lebensgeschichte der Patientin steht dabei im Mittelpunkt. Der Krankheitsverlauf und die zur Verfügung stehenden Bewältigungspotenziale verändern den Lebenslauf der Betroffenen. Mit der Krankheit zurechtkommen bedeutet nach Corbin und Strauss, die eigene Identität so weit anzupassen, dass es möglich ist, mit einem chronischen Leiden zu leben.

Hierbei finden die eigentlichen Pflegeprobleme und -ressourcen im Pflegeplan und den Rehabilitationsmaßnahmen zur Behandlung der chronischen Erkrankung Berücksichtigung.

6.2.3 Wissenschaftstheoretischer Hintergrund und praktischer Bezugsrahmen

Um das genannte Pflegemodell auf konkrete, praktische Pflegekonzepte anwenden zu können, ist es möglich, mit Hilfe der Metaparadigmen der Pflege (Meleis, 1999) zum einen die inhaltliche Bedeutung der Paradigmen zu erfassen, zum anderen konkrete Ansatzpunkte und Konzeptionen für Applikationen, z. B. in Patientenanamnese oder Pflegedokumentation und -bericht, zu entwickeln.

Person

Gemeint ist die Person mit einer chronischen Erkrankung, ihren Erfahrungen und Coping-Strategien, auch nehmen Angehörige, Freunde aktiv am Rehabilitations- bzw. Behandlungs- und Gesundungsprozess teil.

Gesundheit

Der Schwerpunkt liegt hier auf der Prävention chronischer Leiden, um Mittel und Wege zu finden, die der Kranken helfen, ihre Krankheit zu akzeptieren und mit ihr zu leben.

Integration in den Pflegeprozess

Dazu zählen Möglichkeiten der Ressourcenbestimmung bzw. -lokalisation, Gestaltung des Pflegeverlaufs vor dem Hintergrund des Pflegeprozesses, Berücksichtigung von biografischen Komponenten und Pflegemöglichkeiten bei der Erstellung eines Pflegeplanes u. ä.

Umwelt

Gemeint sind Umwelteinflüsse auf die Patientin und ihren Krankheits- bzw. Pflegeverlauf, z. B. die Bedingungen zu Hause, am Arbeitsplatz und sonstige Lebenszusammenhänge, welche die Ressourcen der Patientin bestimmen.

Das übergreifende Pflegemanagementmodell wird zum Beispiel in der bürgernahen Gemeindepflege (etwa in Sozialstationen und in den USA in Community Health Centers) oder in Wohnheimen für ältere und betagte Menschen angewendet, die an chronischen Erkrankungen und deren Folgen (z. B. Multimorbidität) leiden (Thomas, 1999).

Die Rolle der professionellen Pflegekraft gleicht hierbei der einer Case-Managerin und Koordinatorin. Hier in Deutschland erfolgt eine Vorbereitung darauf z. B. im Rahmen von Pflegestudiengängen im Pflegemanagement oder in Studiengängen der Public Health, in den USA gibt es sogenannte Family Nurses (z. B. Nurse Practitioner). Eine Case-Managerin wendet einen theoretisch fundierten, systematisierten Pflegemanagementprozess zur Organisation und zur Bewältigung der für die chronischen Erkrankung erforderlichen pflegetherapeutischen Interventionen an. Sie kooperiert mit anderen so genannten Health Professionals insbesondere im ambulanten Sektor, aber auch zur Begleitung chronisch Kranker insgesamt sowie zum Beispiel zur Unterstützung der Überleitungssituationen von stationären Behandlungen oder Rehabilitationen nach Hause.

Instrumente für das Pflegemanagement

Aus dem Modell können Instrumente für das Pflegemanagement entwickelt werden, die zur professionellen Begleitung von Verläufen chronischer Erkrankungen dienen, wie z. B. folgende:

Instrumente der Pflege
- z. B. systematischer Pflegemanagementprozess (Management der Pflegearbeit, Pflegeplanung, Entwicklung von systematischen Pflegeinterventionen und Bewältigungsstrategien von Seiten der Pflegenden und der Patientin und Evaluation nach dem «Assessment, Plan, Do, Act and Evaluation Schema»)

Transfer und Umsetzung
- durch Koordination und Kooperation mit den anderen Health Professionals bzw. Gesundheitsdiensten

- durch Orientierung an den Ressourcen und Gesundheitsbedürfnissen der Patientin oder Bewohnerin eines Altenheims, z. B. durch entsprechende Patientenanamnesen, -interviews.

Hervorzuheben ist, dass sich in der Umsetzung des übergreifenden Pflegemodells zur Begleitung chronisch Kranker die/der Pflegende bzw. GesundheitsarbeiterIn an den Ressourcen der Patientin orientiert.

In der Praxis und in Seminaren in Pflege- und Gesundheitsstudiengängen an den Hochschulen wird verständlicherweise immer wieder die Frage nach konkreten Umsetzungsmöglichkeiten des Modells gestellt. Eine Option der praktischen Anwendung bietet der Pflegeprozess, wobei im ambulanten Feld derzeit tendenziell zum Instrument des Case-Management gegriffen (differenziertere Erläuterungen s. u.) und im stationären Bereich eher das Bezugspflegesystem mit Hilfe des Pflegeprozesses realisiert werden sollte.

6.3 Praktische Umsetzung des Trajectory-Work-Modells

Im Folgenden wird kurz umrissen, wie und in welcher Form das übergreifende Pflegemanagementmodell zur Anwendung gelangen kann.

6.3.1 Integration in den Pflegeprozess

Zuerst wird das Pflegemanagementmodell in den Pflegeprozess integriert. Dabei liegt hier eine Orientierung an dem vierschrittigen Pflegeprozessmodell der WHO vor. Inhaltlich wird das Instrument des Pflegeprozesses so gefüllt, dass in erster Linie die Ressourcen der Patientin und ihrer Familie mit dem Ziel der Aktivierung der Selbstpflegepotenziale und Realisierung der Partizipation der Patientin am Pflegegeschehen erfasst werden.

Die Schritte sehen wie folgt aus:

1. Lokalisation der Patientin und ihrer Familie sowie Festsetzen von Zielen. Hier werden die Ressourcen und Probleme sowie die Privatpflegepotenziale der Patientin und ihrer Familie erfasst sowie die Pflegeziele für den Pflege- und Therapieplan festgesetzt und mit der Patientin gemeinsam bestimmt.

2. Definition des Interventionsschwerpunktes. An diesem Punkt werden die Pflegemaßnahmen bestimmt und mit der Patientin abgesprochen (z. B. Prophylaxen, Gesundheitsförderungsmaßnahmen, Pflegemaßnahmen u. ä.).

3. Einschätzung von Umständen, welche die Versorgung beeinflussen. Hier werden die Fähigkeiten der Patientin, ihrer Familie und ihrer sozialen sowie ökonomischen Bedingungen eingeschätzt, die auf ihre pflegerische und medizinische Versorgung und deren Erfolg einwirken.

4. Evaluation der Effektivität von Pflegeinterventionen. Im letzten Schritt wird geprüft, inwieweit die gemeinsam mit der Patientin gesteckten Ziele und Erfolge erreicht worden sind, Pflegemaßnahmen bestimmte Wirkung gezeigt haben oder nicht und ggf. der Therapieplan sowie die Pflegeinterventionen verändert werden müssen.

Folgende professionelle Unterstützung kann der chronisch Kranken durch die Anwendung des Trajectory-Work-Modells zu Gute kommen:

- Eine Pflegeperson könnte einer Patientin dabei helfen, einen im Verlauf einer Verbesserung eingetretenen Stillstand zu überwinden, indem sie dafür sorgt, dass sich die Patientin verstärkt an ihren Reha-Plan hält, sodass sie im Rahmen der ihrer Einschränkungen einen möglichst hohen Grad an Funktionsfähigkeit erreicht.

- Die Umstellung von Gewohnheiten und Lebensstil soweit erforderlich anregen und unterstützen. Das Ziel ist es, den Gesundheitszustand zu fördern und Krankheiten zu vermeiden.

- Bei sich verschlechterndem Gesundheitszustand dabei helfen, diejenigen Anpassungen in den Bereichen Biografie und alltägliche Aktivitäten vorzunehmen, die notwendig sind, um mit einem fortschreitenden körperlichen Verfall zurechtzukommen.

- Im instabilen Stadium dabei helfen, mehr Kontrolle über Krankheitssymptome zu gewinnen, welche die Fähigkeit zur Ausführung alltäglicher Aktivitäten beeinträchtigen.

- Helfen, einen stabilen Zustand aufrecht zu erhalten, indem die Pflegekraft eine Möglichkeit findet, die es gestattet, Aktivitäten der Bewältigung der Krankheit mit biografischen und alltäglichen Aktivitäten in Einklang zu bringen (Uhländer-Masiak, 2001).

An dieser Stelle wird nur stichwortartig skizziert, in welchen Bereichen das Corbin-Strauss-Pflegemodell umsetzbar ist. So konnten im Bereich der Pflege von Herzpatienten und chronisch Rheumakranken sowie in der Aids- und Krebskrankenpflege in den USA sehr positive Erfahrungen gesammelt werden. Insofern eignet sich das Pflegemodell übergreifend für alle chronischen Erkrankungen sowie zur Planung und Koordination aller am Heilungsprozess Beteiligten, wodurch z. B. teure Doppeldiagnostiken vermieden werden können.

6.3.2 Anwendung im Case-Management

Weiterhin dient das Modell auf der instrumentellen Ebene sowohl einem gezielten Case-Management (z. B. durch die Aktivierung der Selbstpflegepotenziale sowie durch die Unterstützung von Kostendämpfungsmaßnahmen) als auch der professionellen Beurteilung von Verläufen (z. B. chronisch-rheumatologisch, chronisch-psychisch Kranke oder alte Menschen mit der Problematik der Multimorbidität).

Zu den Aufgaben der professionellen Pflege gehören:

- Betreuung als Case-ManagerIn

- Unterstützung bei der Reintegration in die Arbeits- und Berufswelt

- Unterstützung in der Alltagsstrukturierung

- Unterstützung bei der Bewältigung der Spezifika des Verlaufs (z. B. Symptomdeutung, Erkennen von Überlastungen, Konflikten, Stresspotenzialen etc.)

- aktive Biografiearbeit (Aufarbeitung der Erkrankung im biografischen Kontext, Identitätsarbeit, Erkennen von typischen Verläufen, biografischen Wendepunkten etc.)

- aktive Beziehungsarbeit (Klären von Beziehungen in der Familie, zum anderen Geschlecht, Erkennen von Abhängigkeitsstrukturen etc.)

- Vermittlung krankheitsspezifischer Kenntnisse an die betroffenen PatientInnen (z. B. Umgang mit Medikamenten, Symptomen, Beschwerden, Warnsignalen, Rückfällen, bestimmten Verhaltenweisen)

- Koordination und Kooperation mit anderen Health Professionals, Abstimmung des Therapieplans als Case-ManagerIn (z. B. Sozialpädagogen, Therapeuten)

- Ausbildung eines besonderen Profils von Pflegeexperten (z. B. durch Bildungsbausteine: psychosozialer Umgang mit chronischen Erkrankungen, theoretisches Wissen über das Trajectory-Work-Modell, praktische und theoretische Kenntnisse im Case-Management-Verfahren etc.)

- Integration anderer Pflegemodelle und deren Inhalte in das Trajectory-Work-Modell, z. B. Orem (Selbstpflegepotenziale) (1997), Peplau (Modell der dynamischen Beziehungsgestaltung) (1952/1991), Roy (Anpassung an neue Bedingungen) (1981), Levine (Energieerhaltungsmodell, s. Kap. 5) durch die Anwendung der modellbezogenen Inhalte im Pflegeprozess bzw. bereits im Assessment bei der fallbezogenen Betreuung.

Insbesondere durch letztere Anwendungsbezüge und Illustrationen wird deutlich, wie praxisnah das aus den USA transferierte Modell zur Versorgung chronisch Kranker ist. Darüber hinaus kann es zur Qualitätssicherung der pflegerischen Versorgung (z. B. Pflegeanamnesen, Pflegepläne), zur Erstellung von Checklisten, zur Evaluation der Krankheitsverläufe u. a. verwendet werden. Durch die Nutzung dieses Modells in Kombination mit dem Instrument Case-Management, z. B. durch eine Pflegeexpertin, wird deutlich, dass die Patientin und ihre Familie aktiv in die Planung von Therapie und Rehabilitation einbezogen werden. Sowohl die Koordination der Vor- und Nachsorge als auch der erforderlichen Therapie liegt «in einer Hand» (ähnlich wie beim Gatekeeper-Prinzip der HMOs), wodurch Doppeluntersuchungen und hohe Kosten sowie unnötige Belastungen der chronisch Kranken reduziert werden können.

Der wesentliche Vorteil der Anwendung diese Modells bei der Betreuung und Begleitung chronisch kranker Frauen liegt u. a. in der hierfür erforderlichen Beziehungsarbeit und -gestaltung. Im konkreten Beispiel (s. u.) stellt diese eine wesentliche Bedingung für eine erfolgreiche professionelle Pflege und für die gemeinsame Arbeit mit der betroffenen Frau – im Sinne von Mitarbeit an der eigenen Verlaufskurve – dar. Sie basiert auf Vertrauen und professioneller Kenntnis der Pflegenden über die Verlaufskurve der Patientin in ihrer jeweiligen Lebens- und Krankheitssituation. Damit kann das Case-Management auf individuelle und frauenspezifische Bedürfnisse zugeschnitten werden.

6.4 Charakteristika chronischer Erkrankungen

In den letzten zehn Jahren sind in der Fachöffentlichkeit immer wieder die Besonderheiten chronischer Erkrankungen diskutiert worden. Zum einen wächst mit zunehmender Vorsorgungseffizienz der westlichen Gesundheitssysteme (wie z. B. in den USA oder in Deutschland) die Anzahl der Menschenleben, die gerettet werden können. Zum anderen wächst die Zahl der älteren MitbürgerInnen. Hieraus ergeben sich die bekannten Folgeprobleme der Multimorbidität älterer Menschen, die wiederum die parallele Behandlung von diversen chronischen Erkrankungen im Alter erforderlich machen und genau hierdurch enorme Anforderungen an die professionelle (Alten-)Pflege stellen.

6.4.1 Definitionen chronischer Erkrankungen

In Beantwortung der Frage, was Chronizität eigentlich ist, wird in Veröffentlichungen festgestellt, dass Chronizität sich als sehr komplexes Phänomen erweist

(Lubkin/Larsen, 2002). Interessanterweise gibt es im englischsprachigen Raum keine und im deutschsprachigen Raum nur eine Definition aus der Sicht der professionellen Pflege:

> Eine chronische Erkrankung ist ein Zustand, der anhaltend und dauerhaft ist und mit körperlichen, sozialen und psychischen Beeinträchtigungen oder Behinderungen einhergeht, die das Ergebnis eines langandauernden Prozesses degenerativer Veränderungen, somatischer und/oder psychischer Störungen sind und in der Regel eine langanhaltende medizinische Überwachung, Beobachtung und pflegerische Betreuung erforderlich machen» (Mischo-Kelling, 1989).

Aus pflegewissenschaftlicher Perspektive sollten Pflegemodelle einen Einblick in und Erkenntnisse über chronische Erkrankungen liefern und helfen, ihren Verlauf und die Bedeutung für die Patientin so zu verstehen, dass die professionelle Pflegekraft die betroffene Frau gezielt nur dort unterstützt, wo sie Hilfe benötigt und es allein nicht mehr bewältigt.

Weiterhin wurden übergreifende Merkmale aus der Sicht der «Commission of Chronic Illness» bereits 1954 festgestellt (Roberts, 1954, zit. n. Lubkin/Larsen, 2002): «Dauerhaftigkeit, zurückbleibende Behinderung, irreversible pathologische Veränderung, Notwendigkeit der Rehabilitation oder langfristigen Überwachung, Beobachtung oder Pflege».

Eine entsprechende Definition lautet: «Chronizität liegt vor, wenn eine Erkrankung oder Schädigung eine Versorgung von mehr als 30 Tagen in einem Akutkrankenhaus oder eine ärztliche Überwachung bzw. Rehabilitation von mindestens drei Monaten in einer anderen Versorgungseinrichtung erfordert» (Roberts, 1954, zit. n. Lubkin/Larsen, 2002).

Ein wesentlicher, schwieriger Punkt bei der Definition einer chronischen Erkrankung ist die Bestimmung des Ausbruchszeitpunktes einer Erkrankung. Beispielsweise kann eine organische Vorschädigung des Gewebes durch eine erste mutierte Krebszelle 30 Jahre zurückliegen.

Darüber hinaus gibt es – neben dem Versuch der zeitlichen Festlegung – Bestimmungsfaktoren einer chronischen Erkrankung, die jedoch ebenfalls recht vage sind, wie z. B. Verlauf, Umfang und Schweregrad. Bei einigen chronischen Erkrankungen, wie z. B. Multiple Sklerose, chronische Polyarthritis, Krebs oder Aids, sind sowohl die Entstehung als auch der Verlauf ungewiss und zudem für die Betroffenen hinsichtlich des Schweregrades und der Implikationen sowie der Bedeutung für die Alltagsbewältigung sehr unterschiedlich. Laut Lubkin verlangt ein Knochenkrebs einer Teenagerin sicherlich ein höheres Maß an Anpassung und krankheitsbedingten Restriktionen ab, als dies bei einem alten Mensch der Fall ist. Das oben aufgeführte Trajectory-Work-Modell dient als theoretischer Bezugsrahmen für die Pflege chronisch Kranker, der eben gerade durch zahlreiche Untersuchungen des «Phänomens» chronischer Erkrankung entwickelt werden konnte. Da die

Realisierung sowohl im Case-Management-Verfahren als auch unter Berücksichtigung der «activities of daily living» im jeweiligen lebensweltlichen Kontext geschieht (vgl. Modell des Lebens bei Roper et al., 1985), können somit Geschlechtsspezifika sowie ganzheitliche Bedürfnisse von Patientinnen in der Pflege chronisch Kranker Berücksichtigung finden. Hierbei kommt darüber hinaus die Autonomie der Patientin zum Tragen, was im Pflegemodell zur Pflege chronisch kranker Frauen zum einen deren Lebensqualität und Lebenseinstellungen als auch deren Erfahrungen im Umgang mit der Erkrankung sowie deren Bedürfnisse mit einfließen lässt. So können zum Beispiel die Erfahrungen einer chronisch kranken Schmerzpatientin mit einfließen in die Auswahl und Schwerpunktsetzung bei anstehenden Therapie- und Pflegeplänen (Woog, 1992; Strauss et al., 1984).

Da dieses Modell in der Praxis noch nicht systematisch angewendet und auch (noch) nicht erforscht wurde, ist z. B. im Rahmen der Pflege chronisch kranker Rheumapatientinnen ein Forschungsbedarf aufzuzeigen (Woog, 1992; Lorenz-Krause 1998: 10)[27].

6.4.2 Die Pflege chronisch kranker Frauen

In Bezug auf die vorliegende Thematik der Pflege chronisch kranker Frauen sind zunächst die biografische Relevanz und die Alltagsrelevanz zu klären. Das bedeutet, dass der Lebenskontext, die biografische Phase einer Frau, ihre hiermit verbundene gesellschaftliche und familiäre Rolle (z. B. als Mutter, Berufstätige etc.) näher betrachtet werden muss. Darüber hinaus wird – neben der Relevanz des gesellschaftlich realen weiblichen Lebenskontextes – in der Fachliteratur zur Frauengesundheit auf das wichtige Thema des jeweiligen individuellen weiblichen Lebenskonzeptes hingewiesen (Clarke, Ruzek, Olesen, 1999).

Ergänzend zur Lebenssituation (z. B. einer jungen rheumakranken Frau) ist ebenfalls die Frage nach den jeweiligen eigenen und fremden Ressourcen sowie nach den Möglichkeiten der Bewältigung der chronischen Erkrankung im Alltag zu klären.

Die Ergebnisse, die bislang im Rahmen von Analysen von Patienten- und Sozialanamnesen sowie von Patientenbiografien u. ä. erhoben worden sind, können hiermit zusätzlich geschlechtsspezifisch gedeutet werden. Denn einerseits tragen die individuell erlernten und zum anderen die durch sozialen Support entwickel-

27 Die Einführung des TWM in der Rheumatologie wird prozesshaft erprobt (Uhländer-Masiak, 2001). Außerdem wurde ein Konzept zur integrierten Anwendung mit Monika Krohwinkels «AEDL-Modell» im Bereich der stationären Altenpflege (Schröder, 2001) sowie eine Einführung im sozialpsychologischen Pflegebereich in Kombination mit Orems Selbstpflegemodell (Osterkamp, 2001) entwickelt.

ten Bewältigungsstrategien zur Integration von Rheuma in den Alltag (z. B. den Alltag mit Kindern und/oder in den Berufsalltag) einer jungen Frau bei. Hier sind konkrete Fragen nach den sozialen, familiären, ökonomischen Bedingungen sowie nach den Rollen und Funktionen einer Frau und ihrer Angehörigen innerhalb einer Familie zu stellen.

Die zwangsläufig mit chronischer Krankheit einhergehenden Fragen nach den Einschränkungen und Einbußen in kultureller, ökonomischer, emotionaler und sozialer Hinsicht werden hier im Kontext weiblicher Lebenszusammenhänge und Identität zu klären sein. In längeren Rehabilitationsprozessen scheint es für Frauen eine zusätzliche Belastung darzustellen, wenn Fragen der Kinderversorgung u. ä. nicht ausreichend geklärt sind.

Ungeklärte soziale Fragen sowie Unsicherheiten in der privaten Unterstützung führen in der Folge zu einer Bedrohung der körperlichen und/oder psychischen Integrität einer chronisch kranken Frau.

In Bezug auf die sozialen und psychischen Probleme, die mit einer chronischen Erkrankung verbunden sind, ist aus professioneller pflegerischer Sicht die Bestimmung der Chronizität noch nicht gelöst. Aus diesem Grunde hat Lubkin eine angenäherte, patientenbezogene Definition angeboten, die sich auch für eine ganzheitliche Betrachtung chronischer Erkrankung im weiblichen Lebenskontext eignet. Sie berücksichtigt sowohl der Auswirkungen der Erkrankung als solche als auch der Behandlung und Pflege auf das Selbst der betroffenen chronisch kranken Frau:

> Unter chronischer Erkrankung versteht man das irreversible Vorhandensein bzw. die Akkumulation oder dauerhafte Latenz von Krankheitszuständen oder Schädigungen, wobei im Hinblick auf unterstützende Pflege, Förderung der Selbstpflegekompetenz, Aufrechterhaltung der Funktionsfähigkeit und Prävention weiterer Behinderung des gesamte Umfeld des Patienten gefordert ist. (Lubkin/Larsen, 2002)

6.4.3 Professionelle Pflege und das Gender-Konzept

An dieser Stelle ist die Bedeutung des Gender-Konzeptes für die Pflege chronisch kranker Frauen zu klären. Warum muss solch ein Konzept heute noch erklärt werden?

Wenn die Hauptmerkmale des Konzeptes Geschlecht («gender») gesellschaftlich konstruiert sind, was hier sogleich aufgezeigt werden wird, dann müssen diese geschlechtsspezifischen Konstruktionen auch die Pflegerealität beeinflussen. Denn eben auch die geschlechtsspezifischen, d. h. hier weiblichen Bedürfnisse sollten im Pflegeprozess Berücksichtigung finden.

Erstens ist laut Miers das Konzept «gender» ein gesellschaftliches Konstrukt, insofern, als geschlechtsspezifische Unterschiede in verschiedenen Kulturen und

Epochen je nach Schicht, Volksgruppenzugehörigkeit und Alter unterschiedlich konstruiert werden (Miers, 2000).

Zweitens sei das Konzept auf Grund der Kategorisierung männlich/weiblich eine binäre Kategorie (Miers, 2000). Diese Betonung der binären Kategorisierung hat jedoch auch für die praktische Pflege und Gesundheitsversorgung zur Folge, dass weder die Verschiedenartigkeit der Männer noch die der Frauen noch die Ähnlichkeiten zwischen beiden Geschlechtern ausreichend zur Kenntnis genommen und anerkannt werden. Vorteilhaft bei der Berücksichtigung der binären Natur dieser geschlechtsspezifischen Kategorisierung ist allerdings der relationale Aspekt und damit die Notwendigkeit der Abkehr von «platten» Dichotomien bzw. Gegenüberstellungen von männlich/weiblich.

Das dritte Hauptmerkmal des Konzeptes lautet: Es ist relational. Im Rahmen dieses Ansatzes kommt es zur Verwirklichung von Relationen, zum «Sich-in-Beziehung-Setzen» mit dem Anderen.

Das vierte Hauptmerkmal impliziert strukturelle Verhältnisse der Ungleichheit, u. a. auch der ungleichen Machtverhältnisse.

So kommt es auch in der Pflegerealität zur ständigen Wahrnehmung asymmetrischer Machtverhältnisse (z. B. zwischen Pflegern und Schwestern, zwischen Ärzten und Schwestern). Das Thema Gender ist somit sowohl in die Organisationen der Gesundheitsversorgung (z. B. Kliniken, ambulante Dienste) als auch in gelebte Beziehungen in der Arbeitswelt der Pflege und den Interaktionen zwischen Pflegenden und z. B. weiblichen Patienten zu integrieren, da eben die sozialen Beziehungen und soziale Praktiken geschlechtsspezifisch geprägt sind.

Da es hier nicht um klare biologische Unterscheidungen wie im Rahmen des Konzeptes «sex» geht, sondern um kulturelle und soziale Konstrukte, sollte das Konzept «gender» in die professionelle Pflege eingehen, um eine Wahrnehmung der «ganzen Frau» und Patientin nicht zu verhindern.

Wenn Pflege als verbindendes Konzept wahrgenommen wird, das Geschlecht, Pflege und Gesundheit integriert, dann ist das Gender-Konzept hilfreich und unterstützend in der Pflegeausbildung, in der Durchführung professioneller Pflege und erst recht im Umgang mit Patientinnen, deren geschlechtsspezifische psychische, soziale und physische Bedürfnisse berücksichtigt werden müssen. Das Gender-Konzept ist besonders gut geeignet, um auch auf frauenspezifische Gesundheitsprobleme und -bedürfnisse einzugehen. Die beratende und begleitende Rolle, die die professionelle Pflege vor dem Hintergrund des Corbin-Strauss-Pflegemodells einnimmt, stellt diese in den Kontext geschlechtsspezifischer Gesundheitsarbeit. Im Folgenden soll eine Möglichkeit der standardisierten Anwendung des Corbin-Strauss-Pflegemodells auf die Pflege chronisch kranker Frauen am Beispiel illustriert werden. Dieses Modell, das sich mit der Steuerung der Pflege- und Krankheitsverlaufkurve beschäftigt wird in der Literatur auch als Trajectory-Work-Modell bezeichnet (Woog, 1992; Lorenz-Krause 1998).

6.5 Trajectory Work bei Rheumapatientinnen

6.5.1 Projekt «Einführung des TWM in der Rheumatologie»

Das Trajectory-Work-Modell (TWM) wurde 2001 als Rahmenmodell der Pflege für eine große Rheumaklinik ausgewählt und auf einer Modellstation im Rahmen eines 5-monatigen Praxissemesters im Studiengang Pflegemanagement eingeführt.

Das Rheumazentrum verfügt über 333 Betten, verteilt auf sechs Fachabteilungen. Die Modellstation ist ein Bereich der rheumatologischen Fachklinik und verfügt über 31 Planbetten. Sie ist auf die Pflege Erwachsener mit den unterschiedlichsten rheumatischen Erkrankungen ausgerichtet und hat einen weiteren Schwerpunkt in der so genannten «Übergangsrheumatologie», einer hauseigenen Spezialisierung, die jungen Erwachsenen den Übergang von der Kinder- und Jugendrheumatologie in die Erwachsenenrheumatologie erleichtern soll. Hier arbeiten insgesamt 17 Pflegemitarbeiter (10 in Vollzeit, 7 in Teilzeit), davon 10 Pflegefachkräfte.

Die Pflegenden arbeiten in einem Bereichspflegesystem. Die Station ist organisatorisch in zwei gleich große Bereiche geteilt. Jeder Fachkraft wird täglich einer der Bereiche zugeordnet. Sie ist dann für 17 Patienten oder Patientinnen zuständig. Da es kein schriftliches Konzept dazu gibt, erfolgen die Absprachen zum konkreten Aufgabenspektrum abhängig von den anwesenden Pflegekräften. Innerhalb der Bereiche wird wieder eher funktionell gearbeitet. So gibt es zum Beispiel Durchgänge, um die Vitalzeichen zu kontrollieren oder die Eistherapie durchzuführen.

Projektverlauf
Das Projekt «Einführung eines Pflegemodells» wurde den Stationsleitungen des Hauses vorgestellt. Gleichzeitig wurden diese darüber informiert, dass sich die Stationen um die Teilnahme als Modellstation bewerben können.

Folgende Punkte schienen bei der Auswahl besonders wichtig zu sein:

- gute Zusammenarbeit des Stationsteams

- Engagement, Aufgeschlossenheit und Wille zu Innovation

- Neugier auf Pflegeforschung und die Frage, ob ein theoretischer Rahmen die Pflegepraxis unterstützen kann

- personelle und zeitliche Ressourcen für die Projektarbeit.

Die Ausschreibung erfolgte noch in der gleichen Woche. Nachdem in den Übergaben verschiedener Stationen noch Fragen zum Projekt und dem voraussichtlichen Arbeitsaufwand für die teilnehmenden Mitarbeiter geklärt werden konnten, konnte eine Station als Modellstation festgelegt werden. Dann wurde das Projekt auch in der ärztlichen Dienstbesprechung den beteiligten Ärzten und dem ärztlichen Leiter der Fachklinik vorgestellt.

In der Zwischenzeit wurden die geplanten Methoden der Ist-Analyse überarbeitet und erweitert, da es wichtig schien, die Patientenperspektive hinsichtlich der Einführung eines Modells mit dem Fokus Krankheitsverlauf zu erheben. Dazu wurden leitfadengestützte Interviews geplant.

Zur Ermittlung der Ist-Situation wurden folgende Erhebungen mit dem Ziel durchgeführt, Ansatzpunkte für die Umsetzung des Projektes zu finden:

- Analyse der Pflegedokumentation
  - Analyse der Blanko-Pflegedokumentation unter der Fragestellung, welche Form der Dokumentation zurzeit üblich ist
  - Analyse von sechs Pflegedokumentationen von Patienten bzw. Patientinnen, deren stationärer Aufenthalt bereits beendet war
  - Erhebung der Patientenperspektive
  - Durchführung von sechs leitfadengestützten Interviews mit rheumakranken Patienten der Modellstation (je drei Gesprächspartner weiblich bzw. männlich)

- Erhebung zu den Pflegeanamnesen
  - teilnehmende Beobachtung anhand festgelegter Kriterien von sechs Anamnesegesprächen, von denen fünf auch tatsächlich ausgewertet werden konnten
  - quantitative Auswertung von 60 aktuellen Pflegeanamnesen aus drei verschiedenen Rheumastationen

- Erhebung der Pflegeperspektive
  - Workshop 1 «Von der Patientenaufnahme bis zur Entlassung – Pflegetätigkeitsanalyse» mit den Pflegenden der Modellstation
  - Darstellung pflegerischer Tätigkeiten im Verlauf des stationären Aufenthalts von Rheumakranken
  - Darstellung pflegerischer Tätigkeiten im Verlauf des stationären Aufenthalts von Fibromyalgiepatientinnen
  - Darstellung pflegerischer Tätigkeiten im Tagesverlauf

Die Ergebnisse der Ist-Analyse wurden dem Team der Modellstation zur Verfügung gestellt, und das Team wurde um Diskussion der Ergebnisse anhand eines Leitfadens gebeten.

Nach Abschluss der Ist-Analyse wurde ein Zwischenbericht erstellt. Dieser enthielt erste Ergebnisse und Vorschläge für das weitere Vorgehen. Der Bericht wurde der Modellstation, dem Pflegedirektor, dem ärztlichen Leiter der Rheumatologie und dem Geschäftsführer vorgestellt.

Aus der Ist-Analyse ergaben sich etliche Ansatzpunkte zur Umsetzung des Trajectory-Work-Modells, von denen die Wichtigsten nun zusammenfassend dargestellt werden.

Ein Unternehmensziel besteht in der Erhaltung und im Ausbau der hohen Fachkompetenz im Haus. Pflege und Betreuung sollen dazu auf einem hohen Niveau erbracht werden. Die Unterstützung der Pflegepraxis durch theoretische Modelle, wie das Corbin-Strauss-Pflegemodell, fördert dieses Unternehmensziel.

Die Pflegedokumentation ist gut eingeführt und unterstützt die tägliche Arbeit. Der Pflegeprozess ist als Methode etabliert und wird angewandt, so z. B. in der grundsätzlichen Erstellung von Anamnese, Plan und Durchführung. Corbin und Strauss haben ein 4-stufiges Prozessmodell in ihr Pflegemodell integriert. Hier sollte mit einer schriftlichen, systematischen Evaluation der letzte Schritt, wie im Modell vorgesehen, implementiert werden.

Die Anamnesegespräche werden grundsätzlich zu Beginn jedes stationären Aufenthaltes geführt. Als Leitfaden dient der Anamnesebogen. Diese Gespräche bieten eine gute Grundlage für den Aufbau einer tragenden therapeutisch-pflegerischen Beziehung. Die Frage nach dem persönlichen Ziel der Patienten und Patientinnen für den stationären Aufenthalt haben die Pflegenden zumindest im Hinterkopf, explizit wird sie je nach Situation auch gestellt. Hier lohnte es sich, dieses Vorgehen zu systematisieren und so der Forderung des Modells nach dem Festlegen eines gemeinsamen Behandlungsziels nachzukommen. Damit könnte auch die Grundlage für eine Beurteilung der erreichten Pflege- und Behandlungsziele geschaffen werden. Außerdem wäre zu überlegen, die Durchführung der Anamnesegespräche von der jeweiligen Bereichsschwester vornehmen zu lassen, um so eine gute Kontinuität zu sichern.

Die Patienten und Patientinnen schildern einhellig die gute Atmosphäre der Modellstation und betonen die Aufgeschlossenheit der Pflegenden für ihre besondere Situation als chronisch Kranke. Daraus lässt sich schließen, dass eine Menge pflegerisches Fachwissen und Kompetenz vorhanden ist, die anhand des Pflegemodells systematisch dargestellt werden könnte.

Daneben empfinden die Patienten und Patientinnen eine Projektion des Krankheitsverlaufs in die Zukunft als bedrohlich. Das Modell der Pflege- und Krankheitsverlaufskurve betont die Möglichkeit, dass der Verlauf gesteuert werden kann. Unter Einbeziehung der Untersuchungsergebnisse des Psychologen der Klinik Minnebusch, denen zufolge die externalen Kontrollüberzeugungen sowohl bei den hier behandelten Rheumakranken als auch bei den Fibromyalgiepatientinnen im Vergleich zu den internalen Kontrollüberzeugungen überwiegen (Minnebusch, 1998), sollte mit Hilfe der im Modell vorgeschlagenen «Vogelflugperspektive» der Pflegenden, welche die ganze Landschaft des bisherigen Verlaufs in den Blick nimmt, versucht werden, mit den Patienten und Patientinnen Steuerungsmöglichkeiten zu entwickeln. Dies könnte z. B. über eine weitere Systematisierung der pflegerischen Beratung und Information erreicht werden. Das Festlegen eines gemeinsamen Pflege- und Behandlungsziels erscheint auch hier wichtig. Ebenso könnten die genannten Fallbesprechungen ein gutes Instrument bieten.

Danach wurde für alle interessierten Pflegemitarbeiter eine inhaltliche Schulung über das Trajectory-Work-Modell angeboten. Die Schulung erfolgte an zwei aufeinander folgenden Tagen, damit die Interessenten unabhängig vom Dienstplan die Möglichkeit zur Teilnahme hatten. Die Schulung wurde als Vortrag mit anschließender Diskussion durchgeführt. Die Schulungsunterlagen wurden den Pflegemitarbeitern als Datei im Intranet des Krankenhauses und als Ausdruck zur Verfügung gestellt.

Mit der Modellstation und dem Pflegedirektor wurde anschließend vereinbart, die Umsetzung des Trajectory-Work-Modells bei den Pflegeanamnesen zu beginnen. Dieses Vorgehen bot den Vorteil, mit der Einführung des Pflegemodells am Beginn des Pflegeprozesses anzusetzen, sodass nachfolgend die weiteren Prozessschritte, Pflegeplanung, Pflegemaßnahmen und Evaluation unter Aspekten des Modells bearbeitet werden könnten.

Zum Transfer der pflegetheoretischen Überlegungen in die konkrete Pflegepraxis wurden mit den Mitarbeitern der Modellstation noch zwei weitere Workshops durchgeführt. Im Workshop 2 stand die Entwicklung eines Anforderungsprofils an die Pflegeanamnesen im Vordergrund. Orientierung dazu boten die von Donabedian entwickelten Qualitätskomponenten Ergebnis, Prozess und Struktur (Kaltenbach, 1993).

Außerdem wurde ein Resümee der stationsinternen Ergebnisdiskussion (Ist-Analyse und Workshop 1) gezogen und zusammenfassend dargestellt. Dabei lag ein Schwerpunkt auf der gelungenen Pflegepraxis. Ebenso wichtig waren die Fragen, was bleiben soll und welche Notwendigkeiten der Veränderung sich ergeben haben.

Im Workshop 3 wurden die Arbeitsergebnisse des vorangegangenen Workshops überprüft und in die Entwicklung eines Standards für die Pflegeanamnese (**Abb. 6-5**) übertragen und die Anamnesedokumentationen unter TWM-Gesichtspunkten überarbeitet. Auch wurde die Implementierungsphase geplant, und die dazu entwickelten Implementierungsdokumente wurden vorgestellt.

Zwischen den Workshops 2 und 3 lag der hausinterne Workshop Rheumatologie, eine zwei Mal jährlich stattfindende interdisziplinäre Veranstaltung, die der gegenseitigen Information und der Weiterentwicklung der Zusammenarbeit dient. Der aktuelle Stand des Projektes wurde dort vorgestellt. Es wurde beschlossen, in naher Zukunft den Aufnahme- und Entlassungsmodus für Rheumapatienten und -patientinnen interdisziplinär zu überarbeiten. Die Vorarbeit, die im Projekt von pflegerischer Seite geleistet wird, kann dann im Ergebnis in diese Diskussion einfließen. Danach konnten die Neuentwicklungen zur Praxiserprobung auf die Modellstation gegeben werden.

Die Anwendung des TWM im Fallbeispiel einer Rheumapatientin sowie ein Muster des zur Umsetzung des TWM entwickelten Anamnesebogens werden weiter unten dargestellt.

Bevor die Anwendbarkeit und der Transfer des TWM auf die Pflege chronisch kranker Rheumapatientinnen geklärt werden kann, soll hier als Beispiel für eine klassische rheumatische Erkrankung bei Frauen ein kurzer Überblick über die Erkrankung und die Charakteristika der chronischen Polyarthritis gegeben werden.

Ziele
- Das ruhig, ungestört und entspannt geführte Aufnahmegespräch ist die Grundlage eines vertrauensvollen und effektiven Beziehungsprozesses zwischen Pflegenden und Patienten.
- Der Patient ist über den Sinn des Gespräches aufgeklärt und erkennt dessen Bedeutung für seine individuellen Bedürfnisse. Es wurde in der individuell variierenden Aufnahmensituation ein Höchstmaß an Informationen ausgetauscht.
- Der Patient fühlt sich angenommen, als Partner akzeptiert, fasst Vertrauen und ist bereit, sich zu öffnen.
- Der bisherige Krankheitsverlauf, die persönlichen Ressourcen und Bewältigungsstrategien, die Bedeutung der Erkrankung und ihrer Auswirkungen auf das tägliche Leben sowie der individuelle Pflegebedarf wurden ermittelt und ermöglichen die nachfolgende Pflegeplanung.
- Der Patient hat alle für ihn wichtigen Informationen bezüglich Räumlichkeiten und Stationsabläufen erhalten.

Maßnahmen
- Das Anamnesegespräch wird am Aufnahmetag von einer Pflegefachkraft durchgeführt.
- Der Sinn des Aufnahmegespräches wird erklärt.
- Der Patient erhält alle für ihn wichtigen Informationen.
- Information und Aufklärung über pflegerische und/oder therapeutische Aktivitäten sowie Aktivierung zur Mitarbeit.
- Leitfaden der pflegerische Informationssammlung ist der Anamnesebogen.

Beachte
- Eine ruhige, ungestörte Atmosphäre ist für das Gelingen des Gespräches wesentlich.
- Interesse, Echtheit und Kongruenz fördern den Aufbau einer pflegetherapeutischen Beziehung.

Abbildung 6-5: Standard-Pflegeanamnese (Quelle: St. Josef-Stift, Sendenhorst)

6.5.2 Charakteristika der chronischen Polyarthritis

Im Folgenden kann das Krankheitsbild der chronischen Polyarthritis nur überblickartig dargestellt werden (**Tab. 6-1**). Die chronische Polyarthritis zählt zu den häufigsten Gelenkerkrankungen. Sie greift immer viele Gelenke gleichzeitig oder hintereinander an. Typisch ist das gleichzeitige Auftreten entzündlicher Symptome (Rötung, Überwärmung, Schwellung, Schmerz, Funktionseinschränkung) an mehreren Gelenken. Chronische Polyarthritis ist eine Systemerkrankung, das heißt, sie zieht den ganzen Körper in Mitleidenschaft. Es wird vermutet, dass sie eine den ganzen Körper beeinflussende Ursache hat. **Tabelle 6-2** auf S. 202 gibt einen Überblick über mögliche Therapieansätze.

Tabelle 6-1: Chronische Polyarthritis – Übersicht

Erkrankungs-häufigkeit	• 0,8 bis 1,2 % der Bevölkerung • Frauen 3-fach häufiger als Männer
Beginn	• meist zwischen dem 20. und 45. Lebensjahr
Vorzeichen	• häufig unbestimmt • Müdigkeit • allgemeines Krankheitsgefühl • allgemeiner Muskel-Sehnen-Schmerz • Sehnenscheidenentzündungen • vorübergehende Gelenkschmerzen, -schwellungen und -steife • flüchtige Schmerzen in den Kiefergelenken • Durchblutungsstörungen der Hände • depressive Stimmungslage
Klassische Symptome	• Morgensteifigkeit, von mindestens einer Stunde Dauer • Weichteilschwellung, Arthritis von drei oder mehr Gelenken • Arthritis der Hände • symmetrische Arthritis, simultane Beteiligung der gleichen Gelenkregionen auf beiden Körperseiten • Rheumaknoten • Rheumafaktor im Blutserum nachweisbar • Radiologische Veränderungen, gelenknahe Osteoporose und/oder Erosionen an den betroffenen Gelenken

	• Für die Diagnose müssen mindestens 4 dieser 7 Kriterien erfüllt sein, Kriterien 1 bis 4 müssen für mind. 6 Wochen bestanden haben (revidierte ACR-Kriterien, 1987).
Weitere häufige Symptome	• Schmerzen Karpaltunnel, Kiefergelenke, Halswirbelsäule • Nierenerkrankung
Verlauf	• schleichender Beginn mit Gelenkschmerzen und -schwellungen • später Ausbreitung auf viele Gelenke, auch Sehnen und Sehnenscheiden • zeitliches «Auf und Ab»: Wechsel von hochentzündlichen Phasen und Ruhephasen (schubweiser Verlauf) • Vorhersage der Schubdauer ist nicht möglich • Schubauslöser: «alle» nur denkbaren Ereignisse
Schub	• Entzündung der Gelenkinnenhaut mit Übergriff auf Knorpel und Knochen • Anschwellen der betroffenen Gelenke • Gelenkkonturen sind verstrichen • Bildung von Gelenkergüssen • vermehrtes Schwitzen der Handinnenflächen und der Fußsohlen • permanente Schmerzen, auch nachts und in Ruhe • Blutbefund: allgemeine Entzündungszeichen
mögliche Folgen	• Beeinträchtigung der Kiefergelenke • Verkleinerung der Mundöffnung • Probleme mit der Mundhygiene • Schleimhaut und Zahnfleischerkrankungen • Beeinträchtigung der Halswirbelsäule • Miterkrankung von Sehnen, Sehnenscheiden, Bändern, Schleimbeuteln und Muskeln • Fehlstellungen und Verformung von Händen und Füßen, starke Bewegungseinschränkungen durch Zerstörung der Gelenke • Kraftverlust • Schwindel • selten Sehstörungen • Verlust an Lebensqualität auf Grund mangelnder Belastbarkeit

Tabelle 6-2: Therapieansätze bei chronischer Polyarthritis – Übersicht

Medikamentös	• Basistherapeutika (langfristig wirkend) • Antirheumatika in verschiedenen Applikationsformen • Synovialverödung (chem. Synoviorthese, Radiumsynoviorthese) • Gelenkinjektionen (Kortison oder andere)
Operativ	• Rheumaorthopädie • Synovialektomie (offen oder arthroskopisch) • Fehlstellungskorrekturen • Gelenkersatz (Endoprothetik)
Physiotherapie	• lauwarmes morgendliches Wasserbad als Bewegungsstarter • Eisabrieb, Eispackungen • Kaltlufttherapie und Kältekammer • Elektrotherapie • Bindegewebsmassagen • Wickel zur Gelenkstabilisierung • Packungen • u. U. Massagen
Pflege (Alltagsbewältigung)	• Anpassen der Umgebung, Beratung und Unterstützung • Optimieren der Wohnverhältnisse: Zimmertemperatur 21 bis 23° C für Arbeits- und Aufenthaltsräume, 17° C für Schlafräume • Vermeiden von hoher Luftfeuchtigkeit durch feuchte Wände oder Kondenswasser • mittelharte, einteilige Matratze, die die natürliche Form der Wirbelsäule unterstützt • Beratung zu angepasstem, bequemen Schuhwerk • Einüben der Hilfsmittelanwendung im Alltag • Beratung zur Vermittlung des ergotherapeutischen Angebotes • Information zu Erkrankung, Krankheitsverlauf und der Bewältigung besonderer Lebenssituationen, z. B. Schwangerschaft, Übergang von der Jugend- in die Erwachsenenrheumatologie • Vermittlung zu Sozialdiensten, Selbsthilfegruppen etc.
Krankengymnastik	• gelenkentlastende Bewegungsübungen • funktionserhaltende und kräftigende Übungen • Muskeltrainingstherapie (MTT, nach Absprache)

Ergotherapie	• Ergonomie der Arbeitsplätze zur Verhinderung von Fehl- und Überbelastung (Höhe der Arbeitsflächen, angepasstes Sitzmobiliar etc.) • Schulung richtiger Hebe und Tragetechnik und entlastender Bewegungsabläufe (Gelenkschutz) • Beratung und Einüben des Gebrauchs von Hilfsmitteln wie z. B. Griffverdickungen, Sitzerhöhungen • Schienenversorgung

6.5.3 Frauenspezifische Case-Management-Verfahren bei c. P.

Fallbeispiel der Rheumapatientin Ulrike

In unserem Fallbeispiel handelt es sich um eine 31-jährige, junge Frau mit einem zehn Monate alten Baby, die vom zweiten Schub einer chronischen Polyarthritis betroffen ist. Sie lebt zusammen mit einem Lebenspartner auf einem großen Bauernhof und ist «ihre eigene Chefin». Seit zehn Jahren züchtet sie Ponys und kleinere Reitpferde. Seit zwei Jahren hat sie chronische Polyarthritis, die jedoch eher schleichend verläuft. Sie ist das erste Mal in stationärer Behandlung in einem großen Rheumazentrum und wird hier psychologisch sowie hinsichtlich des Schmerz-Managements und ihrer sozialen Bedürfnisse aus eigener Sicht sehr nett betreut. So ist z. B. jederzeit ein Besuch ihres Lebenspartners in der Klinik möglich, ihr Kind hat ein Kinderbett bekommen und lebt mit ihr gemeinsam in der Klinik. Die jungen Krankenschwestern gehen auch «mit der Kleinen» spazieren. Die angeordnete Kältetherapie und die Kombinationstherapie (gemeint ist hier die Kombination aus mindestens zwei unterschiedlichen Basistherapeutika) scheinen gut anzuschlagen.

In Bezug auf ihre Berufsausübung als Pferdezüchterin kommen ihr Zweifel, ob sie diesen noch lange wird ausüben können – und wenn, dann nach eigener Einschätzung höchstwahrscheinlich zunehmend eingeschränkt. Diese Perspektive bzw. der antizipierte negative Verlauf ihrer chronischen Erkrankung bereitet ihr zum einen Sorge auf Grund der damit verbundenen finanziellen Unsicherheiten, aber auch hinsichtlich des drohenden Verlustes des Umgangs mit Pferden und der von ihr passionierten Fohlenaufzucht, was aus ihrer Sicht einer Reduktion der eigenen Lebensqualität gleichkäme. Der ungewisse Verlauf dieser Erkrankung ist der jungen Patientin bekannt, da sie die chronische Polyarthritis von ihrem Vater her kennt, der jedoch eine Form mit schleichendem Verlauf hat.[28]

28 Anm. d. Verf.: Das Fallbeispiel wurde anhand eines Interviews entwickelt, das im Zuge einer anderen Forschungsarbeit durchgeführt wurde.

ST. JOSEF-STIFT SENDENHORST

Erstaufnahme □
Wiederaufnahme □
Letzter Krankenhausaufenthalt:

Datum:

Patienten-Aufkleber

Name

Geb. Dat.

T:
P:
RR:
Grösse:

Gewicht:
ATS oben:
ATS unten:

Aufnehmende Pflegekraft:

1. Körperpflege

2. Ernährung

3. Bewegung/Lagerung

4. Ausscheidung

5. Schlafgewohnheiten

6. Kommunikationsverhalten

7. Sozialkontakte

8. Häusliche Situation

Information zum Seelsorgeangebot gegeben   Ja   O

Aktueller Aufnahmegrund/Hauptpflegeproblem

Bisheriger Verlauf der Erkrankung / Krisen (Beginn der Erkrankung, Zeitpunkt der Diagnose, stabile Phasen, instabile Phasen)	Bedeutung Auswirkungen der Erkrankung im Alltag / Bewältigungsstrategien

ST. JOSEF-STIFT SENDENHORST

Abbildung 6-6: Anamnesebogen (Quelle: St. Josef-Stift, Sendenhorst)

Case-Management

Lokalisation. Im ersten Schritt der «Lokalisation» können hier z. B. die Besonderheiten der weiblichen Lebenssituation (Ressourcen in der Familie, Rolle der Frau in der Familie, Art der Berufstätigkeit, ggf. Doppelbelastungen, Bedeutung des Ehe-/Lebenspartners etc.) erhoben und dementsprechend die mit der Patientin gemeinsam zu erarbeitenden Pflegeziele bestimmt werden. Bereits an dieser Stelle sollten ihre Erfahrungen im Umgang mit der Erkrankung (z. B. Schmerz-Management, sportliche Aktivitäten, Bewegungseinschränkungen und Mobilität) sowie ihre bisher erlernten Coping-Strategien mit in den Pflege-/Therapieplan einfließen.

Vom ersten bis zum letzten Schritt des pflegemodellgestützten, fallbezogenen Verfahrens stehen die Lebensqualität der Patientin sowie ihre eigenen Prioritäten (z. B. Betreuung des Kleinkindes, Ausübung des Berufs als Pferdezüchterin) im Vordergrund. All dies fließt in die Erarbeitung von Pflege- und Therapiezielen ein, die hier in erster Linie an die Integration der chronischen Polyarthritis in den Alltag angepasst werden sollten.

Im vorliegenden Fallbeispiel sind im ersten Schritt bei der Lokalisation der Patientin die Ressourcen zur Unterstützung der jungen Frau – ihre eigenen und die ihrer Familie – als sehr begrenzt einzuschätzen. Sie kann zurzeit ihrer Berufstätigkeit als Pferdezüchterin, die auch Pferde trainiert und einreitet, nicht mehr nachkommen. Ihr Lebenspartner versucht, beruflich neben seinem Beruf «mehr zu machen». Da die Patientin selbstständig ist, entstehen ihr finanziell hohe Belastungen, insbesondere durch das Einstellen einer jungen Pferdewirtin in Teilzeit.

Zu den aufgezeigten finanziellen Sorgen kommen zusätzlich Sorgen, die im Assessment erhoben werden, z. B. ihrer Mutterrolle nicht mehr adäquat nachkommen zu können, indem sie nicht mehr in der Lage ist, die Babytragetasche anzuheben, den Kinderwagen zu schieben etc. und dadurch ihr kleines Kind nicht mehr ausreichend selbst begleiten und fördern kann.

Das pflegerische Assessment sollte mit Hilfe eines Anamnesebogens dokumentiert werden. Im Rahmen der Einführung des Trajectory-Work-Modells (TWM) auf einer Modellstation einer großen Rheumaklinik wurde der bestehende Anamnesebogen gemeinsam mit den Pflegenden an die Anforderungen des TWM angepasst (**Abb. 6-6**).

Der Anamnesebogen soll beim Aufnahmegespräch als Leitfaden dienen und nach dem Gespräch von der Pflegenden ausgefüllt werden, die das Gespräch auch geführt hat. Die Vorderseite des Anamnesebogens dient der Erfassung der Personalien sowie der für die Pflege von Rheumapatienten und -patientinnen dieser Klinik wichtigsten Aktivitäten des Lebens. Der Bezug zum TWM findet sich in den Rubriken «Sozialkontakte», «Häusliche Situation» und «Aktueller Aufnahmegrund/Hauptpflegeproblem». In der letztgenannten Rubrik wird das Hauptpflegeproblem aus der Sicht der Patientin dargestellt.

Die Rückseite des Anamnesebogens, dient der Darstellung des bisherigen Verlaufs der Erkrankung und eventuell aufgetretener Krisen sowie der Bedeutung bzw. Auswirkungen der Erkrankung im Alltag, jeweils aus der Sicht der Patientin. Das Gespräch über diese Punkte fördert nach den Erfahrungen der Mitarbeiter der Modellstation häufig eine ganze Reihe von Ansatzpunkten für die Pflege und Therapie der Patientinnen zu Tage. Hier können bestehende Bewältigungsmuster und Ressourcen in Erfahrung gebracht werden.

Der Anamnesebogen wird in **Tabelle 6-3** für das Fallbeispiel angewandt, soweit entsprechende Informationen vorliegen.

Tabelle 6-3: Anamnese – Fallbeispiel

Körperpflege	• leicht eingeschränkt selbstständig, je nach Tagesform, Pat. meldet sich, wenn sie Hilfe benötigt
Ernährung	• Pat. möchte die Rheumadiät testen
Bewegung/Lagerung	• eingeschränkt selbstständig, benötigt Unterstützung bei der Versorgung der Tochter (Heben, Tragen nur eingeschränkt möglich), Pat. meldet sich • Gelenkstatus siehe Extrabogen
Ausscheidung	• selbstständig
Schlafgewohnheiten	• schläft unruhig, macht sich viele Sorgen, braucht Unterstützung bei der Versorgung der Tochter
Kommunikationsverhalten	• Pat. meldet sich, wenn sie Unterstützung benötigt, sie sucht das beratende Gespräch
Sozialkontakte	• Lebenspartner kommt regelmäßig zu Besuch, übernimmt dann die Versorgung des Kindes • Kontakt zum Vater • Pat. hat einen eigenen Landwirtschaftsbetrieb mit Angestellten und den üblichen Kundenkontakten
häusliche Situation	• Pat. wohnt auf einem Bauernhof, sie züchtet Pferde, beruflich wird sie von einer Angestellten unterstützt, der Lebenspartner übernimmt Aufgaben, die sie z. Z. nicht selbst ausüben kann • Pat. ist unglücklich mit dieser Situation, da ihre Lebensqualität darunter leidet • Die 10-monatige Tochter benötigt viel Aufmerksamkeit und Versorgung, was von der Pat. gerne geleistet werden möchte, jedoch nicht immer zu realisieren ist.

Information zum Seelsorgeangebot gegeben?	• Ja
Aktueller Aufnahmegrund/ Hauptpflegeproblem	• akuter Schub • Pat. möchte adäquates Schmerzmanagement erlernen
Bisheriger Verlauf der Erkrankung	• erster Schub vor 2 Jahren • danach Diagnostik beim niedergelassenen Rheumatologen • anschließend stabile Phase mit Einschränkungen durch wechselnd starke Gelenkschmerzen • vor 5 Tagen neuer Schub • jetzt erstmalig in der Klinik • Familiäre Vorgeschichte: Vater hat eine c. P. mit eher schleichendem Verlauf
Bedeutung/ Auswirkungen der Erkrankung im Alltag	• Pat. hat Zweifel, ob sie ihren geliebten Beruf als Pferdezüchterin weiterhin im gewohnten Umfang ausüben kann, damit droht ein deutlicher Verlust an Lebensqualität. • Sie antizipiert einen negativen Krankheitsverlauf, was ihr große Sorgen (finanziell und bezogen auf ihre Tochter) bereitet.

Definition des Interventionsschwerpunktes

Beim zweiten Schritt, der «Definition des Interventionsschwerpunktes» geht es nun von Seiten der professionellen Pflege darum, zu entscheiden, welche (Pflege-) Intervention zurzeit die wichtigste ist und welcher Interventionsschwerpunkt zum Beispiel im Bereich der Gesundheitsförderung und Sekundärprävention zu wählen ist.

Hier ist im Rahmen der Behandlung einer chronischen Polyarthritis unter Umständen an Maßnahmen wie Ernährungsberatung (z. B. vitalstoffreiche Ernährung), Kontaktaufnahme mit Krankengymnasten zur (Wieder-)Herstellung der Mobilität u. ä. zu denken. Auch gezielte Maßnahmen zum Erlernen eines besseren Schmerz-Managements können hier mit der Patientin entwickelt und eingesetzt werden (z. B. Schmerztagebücher, Notieren der Wirkungsweisen von Medikamenten etc.). Verständlicherweise wird hier der edukative Part der pflegerischen Gesundheitsförderung und Sekundärprävention betont werden müssen. Auch könnte eine sukzessive leichte Krankengymnastik mit dem Ziel eines die Patientin nicht überfordernden, leichten therapeutischen Reitens zu realisieren sein, um dem nächsten Schritt, dem ersehnten «Wieder-Reiten-Können» näher kommen zu können.

Im konkreten Fallbeispiel geht es nach Gesprächen zwischen der professionell Pflegenden und der Patientin zuerst um das Erlernen eines angemessenen, auf die Frau zugeschnittenen Schmerz-Managements. Sie selbst ist komplementären alternativen Heilverfahren gegenüber aufgeschlossen und hat entsprechend Informationen eingeholt.

Alle Maßnahmen dienen dem Ziel, einer weiteren Chronifizierung in Form von Deformationen, Gelenksteifigkeit und sonstigen Einschränkungen entgegenzuwirken.

Einschätzung der Bedingungen

Der dritte Schritt beinhaltet hauptsächlich die «Einschätzung der Bedingungen» der Pflege- und Lebenssituation, die den Verlauf der chronischen Erkrankung der Patientin beeinflussen (z. B. ökonomische Ressourcen der Familie, Beschaffenheit des Haushalts, Verfügbarkeit von Pflege- und Reha-Mitteln). In Bezug auf weibliche Lebenszusammenhänge gilt es hier, den sozialen Support von Seiten der Familie, die Ressourcen des Partners etc. zu erfragen, um die Förderung der Selbstpflege im häuslichen Rahmen einschätzen zu können. Auch hier werden die Erwartungshaltung der Angehörigen im Hinblick auf den Krankheitsverlauf und deren Bewältigungspotenziale berücksichtigt. Alle genannten Punkte fließen in die Einschätzung der Ressourcen der jungen Rheumapatientin ein. Dabei könnte ein Schwerpunkt in der «Projektion» der Patientin hinsichtlich ihres eigenen Krankheitsverlaufs liegen, da sie die Erkrankung bei ihrem Vater erlebt hat (**Abb. 6-7**).

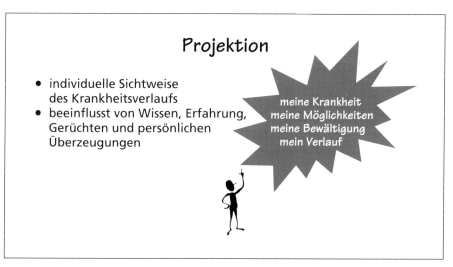

Abbildung 6-7: Projektion (Quelle: Uhländer-Masiak)

Im Mittelpunkt des Fallbeispiels steht die «Konzentration auf die Kompetenzen» zur Erziehung und zum Aufziehen der kleinen Tochter. Hierbei orientiert sich die chronisch kranke junge Frau mühsam am Aufrechterhalten der «Normalität» für das Kind, um eine gewisse Kontinuität zu garantieren.

Evaluation

Im vierten Schritt – der Evaluation – wird geprüft, ob die gemeinsam mit der Patientin gesteckten Pflegeziele erreicht wurden oder nicht, ob die Ziele ggf. zu hoch gesteckt waren, ob die Pflege-/Therapiemaßnahmen geändert werden müssen usw.

Da der Schwerpunkt der Intervention zum Zeitpunkt des Interviews bei der jungen Frau auf dem Erreichen «relativer Schmerzfreiheit» lag, werden die bisherigen Maßnahmen auf dieses Ziel orientiert und in ihrer Effizienz geprüft. Ergänzend können zu jedem Zeitpunkt des Case-Management-Verfahrens bzw. im Rahmen eines Pflegeprozesses die so genannten Aktivitäten des täglichen Lebens, z. B. im Bereich Sich-Kleiden, Ernährung, Bewegung, Sich-als-Frau-Fühlen etc., abgefragt werden, und bei jeweiligen Einschränkungen, die sich krankheitsbedingt entwickelt haben, können entsprechende Pflege- und Therapieziele in den Behandlungsplan aufgenommen werden.

Die Betreuung durch eine Case-Managerin, z. B. im ambulanten Bereich, oder durch eine Bezugspflegeschwester im stationären Bereich ist im Sinne einer Vertrauensperson zu betrachten, die der Patientin kontinuierlich bei der Bewältigung ihrer Erkrankung helfen kann. Dies ist für die Erkennung typisch weiblicher emotionaler, psychischer, sozialer und physischer Bedürfnisse sehr von Vorteil.

Im Sinne einer Evaluation werden sowohl «das gesteckte Gesundheitsziel» als auch die konkreten pflegerischen und therapeutischen Interventionen darauf hin überprüft, inwieweit sie für die Patientin selbst akzeptabel sind bzw. waren und ggf. verändert werden müssen.

6.6 Konsequenzen für die professionelle Pflege

Die Anwendung eines Pflegemodells wie des TWM erfordert von einer Case-Managerin besondere Fähigkeiten, um insbesondere den frauenspezifischen Bedürfnissen gerecht werden zu können. Zum Profil einer Pflegeexpertin bzw. Case-Managerin beispielsweise in der Rheumatologie gehören Fachkompetenz, eine hohe Sozialkompetenz einschließlich besonderer psychosozialer Kompetenzen sowie eine ausgeprägte Managementkompetenz. Dies konnte eine praxisnahe pflegewissenschaftliche Studie belegen, deren Durchführende vor dem Hintergrund der Entwicklung von Pflegekompetenzen nach Patricia Benner vorgingen (PuG, 2001). Zur Fachkompetenz zählen die Pflegenden demnach:

- klinisches, rheumatologisches Fachwissen

- alters- und geschlechtsspezifisches Wissen in Bezug auf Pflege- und Krankheitsverläufe

- pflegetherapeutische und medizinische Kompetenzen bzw. Wissen über Pflege- und Krankheitsverläufe

- Routinehandlungen und -wissen in der rheumatologischen Pflege

- Aufklärungs- und Informationsarbeit.

Im orthopädisch-operativen Bereich:

- Vor- und Nachbereitung von Operationen, Diagnostik, Infiltrationen

- Mobilisation der Patientinnen, eine Ausgewogenheit zwischen «Ruhe und Aktivität» mit den Patientinnen finden

- Grundlagenwissen in Schmerz-Management

- Umgang mit Nähe und Distanz – eine besondere Belastung für die Pflegenden stellen die auf Grund der Chronizität immer wiederkehrenden Patientinnen dar, wenn z. B. Therapien nicht erfolgreich waren.

Nach Aussage der Pflegenden in der oben genannten Studie umfasst die Sozialkompetenz:

- empathisches Vorgehen in Gesprächen, gute Aufnahmeprozesse, Zuhören und Gespräche führen können

- besondere psychosoziale Kompetenzen zur kontinuierlichen Begleitung schmerz- und leidvoller Prozesse.

- Der «umfassende Blick» wird verlangt. Das bedeutet, die Patientin ganzheitlich zu betrachten, ihr Krankheitsbild und den -verlauf, ihre Persönlichkeit und ihr soziales sowie familiäres Umfeld zu kennen.

- Hierzu werden der Umgang mit Komplikationen und ein Sich-Einstellen auf die Psyche der Patientin erwartet, da diese oft psychisch vorbelastet sind.

- Beratungs- und Begleitungskompetenz in Bezug auf den Verlauf chronischer Erkrankungen

- psychologische Grundkenntnisse, Wissen über Übertragungsmechanismen

- Projektionen und deren Wirkungen.

Zur erforderlichen Managementkompetenz gehören:

- die Koordination der anderen Gesundheitsdienste
- die Kooperationen mit anderen Therapeutinnen
- die Abstimmung der Therapiepläne und Pflegeabläufe mit Blick auf den Krankheitsverlauf
- die Unterstützung einzelner Pflegender in der Kommunikation mit z. B. schwierigen, chronisch schmerzkranken Patientinnen
- ein Fortbildungsangebot hinsichtlich eines gezielten, systematischen Umgangs mit chronischen Erkrankungen (z. B. Pflegemodell).

Hieraus hat sich aus Sicht des Managements ein erhöhter Bildungsbedarf der Pflegenden ergeben, der den generell gewachsenen Anforderungen in der Pflege und anderen qualitätssichernden Maßnahmen eher Rechnung tragen würde.

Aus unserer Sicht heute, u. a. basierend auf einem Perspektivenvergleich in der genannten Untersuchung (PuG, 2000) der Pflegenden, Ärzte, PflegemanagerInnen und Therapeuten stellt das pflegetheoretische Wissen einen wesentlichen theoretischen Input in diesem Zusammenhang dar. So ist das Trajectory-Work-Modell in diesem Zusammenhang als theoretischer Input für die Pflegenden und gleichzeitig als Instrument des Pflegemanagements zu betrachten. Dieses Modell könnte in Bezug auf die Pflege chronischer Schmerzpatientinnen nach ausgiebigen Beratungen mit Psychologen und Schmerzexpertinnen der Pflege in Kombination mit z. B. Levine's Energieerhaltungsmodell Anwendung finden (Kap. 5). Zur näheren Umsetzung wird neben der Einführung der Bezugspflege die Modifikation der Patientendokumentation in Richtung eines ressourcenorientierten Instruments betrachtet. Jedoch sind diese strukturellen Änderungen lediglich eine Voraussetzung für einen veränderten pflegerisch-therapeutischen Ansatz im Sinne von Corbin und Strauss (Uhländer-Masiak, 2001).

Abschließend sei in Bezug auf die Applikation und Umsetzbarkeit übergreifend auf die Notwendigkeit der professionellen sozialen Organisation der Pflegearbeit mit rheumakranken Frauen und der Entwicklung von Kompetenzen in Bezug auf die eigentliche Pflegearbeit und das Wesen der Pflege hingewiesen.

Die kompetenzorientierte Studie (PuG, 2000), die in der Organisationsanalyse auf zu optimierende Organisationsbedingungen und die Organisation der Pflegearbeit abgehoben hat, zeigte, dass in der Administration von den Pflegenden folgende Kompetenzen in Bezug auf die eigentliche Pflegearbeit verlangt werden:

- Organisations- und Planungskompetenz
- Pflegedokumentation und Pflegeplanung
- administrative Kompetenzen: Zuwachs an Formularwesen

- Kenntnisse über Bezugspflege

- Managementkompetenzen (Lenken, Leiten, Anleiten, Organisieren)

- gezielter Support bei der Bewältigung von Erkrankungen

- Assistenz beim Coping

- Kenntnisse über Heil-, Hilfs- und Rehabilitationsmittel

- Kenntnisse über die Existenz von und Vermittlung an Selbsthilfegruppen (z. B. Dt. Rheuma Liga etc.).

Weiterhin wird eine sehr umfangreiche, zusätzliche pflegetherapeutische Kompetenz verlangt, damit die betroffenen Frauen hier effizient begleitet und beraten werden können. In diesem Zusammenhang könnte an zusätzliche therapeutische Kompetenzen, wie z. B. Kinästhetik, basale Stimulation oder rhythmische Einreibungen, gedacht werden.

Aus der Sicht der Leitenden sollten die Pflegenden die Patientenschulungen mitgestalten, da sie die Patienten und Patientinnen am besten kennen und die längste Zeit mit ihnen verbringen. So könnten Pflegeexperten die Selbstpflegepotenziale der Patienten und Patientinnen mobilisieren. Da diese Studie u. a. auch gezeigt hat, dass es sehr wichtig ist, mit einzelnen Berufsgruppen zu kooperieren, wäre von Seiten der Patientinnenpflege z. B. die Kooperation mit Krankengymnasten, Physiotherapeuten und dem Sozialdienst hinsichtlich der Erfüllung frauenspezifischer Bedürfnisse in der Rheumapflege/-therapie weiter zu optimieren. Auf besondere organisatorische Bedingungen aus der Sicht des Pflegemanagements kann an dieser Stelle nicht eingegangen werden, da es hier in erster Linie um die Sicht der betroffenen Frauen geht.

Im Rahmen des Case-Managements muss vor dem theoretischen Hintergrund des Trajectory-Work-Modells an die Integration von professioneller begleitender Biografiearbeit von Seiten der Pflege gedacht werden. Entsprechend ginge es darum, den Pflegenden solche Fähigkeiten zu vermitteln.

Übergreifend könnten hier die frauenspezifischen Bedürfnisse von Patientinnen in verschiedenen Lebensphasen mit unterschiedlichen Erfahrungen hinsichtlich des Krankheitsverlaufs, der Schmerzen, der Integration der Erkrankung in den Alltag, der Partnerschaft und Familie sowie hinsichtlich eigener Bewältigungsstrategien (z. B. Ernährung, Umgang mit Medikamenten, Lösen von Konflikten, Bewegungsmöglichkeiten/-einschränkungen) in den jeweiligen Phasen des Pflegeprozesses bzw. im Case-Management-Verfahren berücksichtigt werden. Erste Analysen einer parallel verlaufenden Studie mit 50 rheumatisch erkrankten Frauen weisen in diesem Kontext auf eine «gender-/frauenspezifische Verortung» ihrer Krankheitserlebnisse und -deutungen hin.

6.7 Literatur

Clarke, A.; Ruzek, Sh.; Olesen, V.: Revisioning Women, Health and Healing. Routledge, New York, London 1999.

Backs, St.; Lenz, R.: Kommunikation und Pflege. Ullstein Medical, Wiesbaden 1998.

Benner, P.: Stufen zur Pflegekompetenz. Huber, Bern 1994.

Glaser B.; Strauss, A.: Grounded Theory. Strategien qualitativer Forschung (Übersetzung des amerik. Originals von 1967). Huber, Bern 1998.

Höhmann, U.: Qualität durch Kooperation. Mabuse, Frankfurt 1998.

Kaltenbach, T.: Qualitätsmanagemnt im Krankenhaus, Bibliomed, 1993.

Lorenz-Krause, R. (dt. Hrsg.): Woog, P. (Hrsg.): Chronisch Kranke pflegen. Das Corbin-Strauss-Pflegemodell. Ullstein Medical, Wiesbaden 1998.

Lubkin, I. M.; Larsen, P. D.: Chronisch Kranksein. Huber, Bern 2002.

Meleis, A.: Pflegetheorie. Huber, Bern 1999.

Miers, M.: Sexus und Pflege. Huber, Bern 2002.

Minnebusch, D.: Die Therapie des Fibromyalgie-Syndroms. Unveröffentlichter Projektbericht, 1998.

Mischo-Kelling, M.: Innere Medizin und Krankenpflege. Urban und Schwarzenberg, München, Wien, Baltimore 1989.

Orem, D.: Strukturkonzepte der Pflegepraxis. Ullstein Mosby, Berlin, Wiesbaden 1997.

Osterkamp, F.: Anwendungsbezogene Kombination der Pflegemodelle von Corbin-Strauss und D. Orem – illustriert an der Pflege chronisch psychisch Kranker durch die Institutsambulanz einer psychiatrischen Klinik. Unveröffentlichte Diplomarbeit, 2001.

PuG (Hrsg.: Forschungsgruppe Pflege und Gesundheit e. V.): Selbstverständnis, Rolle und Anforderungen an die professionelle Pflege. Unveröffentlichter Forschungsbericht, Münster/Sendenhorst 2000.

Peplau, H.: Interpersonal Relations in Nursing. G. P. Putnam's Son, New York 1952 (1), 1991.

Roper, N.; Tierney, A. J.; Logan, W. W.: The Elements of Nursing. Churchill Livingstone, Edinburgh, London, Melbourne, New York 1985.

Roy, C.: Introduction to Nursing: An adaptation model. Prentice Hall, Englewood Cliffs, NJ 1981.

Schröder, E.: Kombination des Corbin-Strauss-Pflegemodells mit einer ganzheitlich fördernden Prozesspflege nach Monika Krohwinkel – illustriert am Beispiel von Anwendungen in der stationären Altenhilfe. Unveröffentlichte Diplomarbeit, 2001.

Schütze, F.: Das Verlaufskurvenkonzept. Kollektive Verlaufskurve oder kollektiver Wandlungsprozeß – Dimensionen des Vergleichs von Kriegserfahrungen amerikanischer und deutscher Soldaten im Zweiten Weltkrieg. MS, Kassel 1989.

Schütze F.: Prozessstrukturen des Lebensablaufs. In: Matthes, J.; Pfeifenberger, A.; Stosberg, M. (Hrsg.): Biographie in handlungswissenschaftlicher Perspektive. Nürnberg 1981, S. 67–156.

Strauss, A., et al.: Chronic Illness and the Quality of Life. Mosby, St. Louis 1975.

Thomas, B.: Nursing Case Management. Teil 1. Die Schwester/Der Pfleger 1999 (7) 594–597.

Thomas, B.: Nursing Case Management. Teil 2. Die Schwester/Der Pfleger 1999 (9) 761–765.

Uhländer-Masiak, E.: Einführung des Modells der Pflege- und Krankheitsverlaufskurve für Rheumakranke auf einer Modellstation des St. Josef-Stift, Sendenhorst. Unveröffentlichter Praxissemesterbericht, 2001.

Woog, P. (ed.): The Chronic Illness Trajectory Framework. Springer, New York 1992.

Die Veröffentlichung der Ergebnisse aus der Organisationsanalyse im Rahmen der Studie «Selbstverständnis, Rolle und Anforderungen an die professionelle Pflege» (PuG, Hrsg.) und die Abbildung der Standard-Pflegeanamnese und des Anamnesedokumentationsbogens erfolgten mit freundlicher Genehmigung des St. Josef-Stift, Sendenhorst. www.st-josef-stift.de

7 Wenn die Kommunikation Pflegende belastet

Renate Tewes

7.1 Einleitung

Die Sprache ist weiblich. Das wird schon im Begriff Muttersprache deutlich. Auch die Pflege ist weiblich, was am hohen Frauenanteil der Pflegenden sichtbar wird. Gibt es noch weitere Verbindungen zwischen der Sprache, einem wichtigen Aspekt der Kommunikation und Pflege?

Pflegende sind in ihrem beruflichen Alltag kontinuierlich in verschiedene kommunikative Prozesse eingebunden. Sie führen beispielsweise beratende Gespräche mit PatientInnen, informative Gespräche mit BerufskollegInnen oder klärende Gespräche mit Medizinern. Die Kommunikation kann auch nonverbal sein, wenn eine Pflegende z. B. eine Patientin wortlos tröstet, indem sie ihre Hand hält und einfach bei ihr bleibt. Auch ein Sich-Zuzwinkern unter KollegInnen zählt hierzu, womit Verbundenheit zum Ausdruck gebracht werden kann.

Frauen wird eine größere Affinität zur verbalen Interaktion zugesprochen, als Männern. Die Erkenntnis, dass sich kleine Mädchen früher und schneller als kleine Jungen verbale Fähigkeiten aneignen, ist nicht neu (Badwick, 1971; Macoby/ Jacklin, 1974). Das macht deutlich, dass die Kommunikation für Frauen eine andere, vielleicht bedeutsamere Rolle spielt, als für Männer.

Die Qualität der Kommunikation von Pflegenden beeinflusst in hohem Maße den Beziehungsprozess zu PatientInnen und KlinikmitarbeiterInnen (Arnold/ Boggs, 1999). Die Beziehung zwischen Pflegenden und PatientInnen wird von vielen Pflegewissenschaftlerinnen als Kernstück der Pflege betrachtet (Watson, 1996; Arnold/Boggs, 1999). Peplau (1997) definiert die Pflegende-Patient-Beziehung als eine primär menschliche Verbindung, die «auf eine fundamentale Art zentral in der Pflege» steht.

Damit kommt der Kommunikation von Pflegenden eine besondere Bedeutung zu. Arnold und Boggs (1999: 210) sprechen von *therapeutischer Kommunikation,* welche, im Gegensatz zur alltäglichen sozialen Kommunikation, ernste Ziele hat und die Gesundheit und das Wohlbefinden von Patienten und Patientinnen betrifft. Um eine gute Pflege bereitstellen zu können, müssen Pflegende über kommunikative Kompetenzen verfügen (Darmann, 2000). Da die gelungene Kommunikation und Interaktion in der Pflege eine wichtige Rolle spielen, wirken sich Kommunikationsstörungen negativ auf die Pflege aus.

7.2 Kommunikationsstörungen in der Pflege

Eine gestörte Kommunikation kann Pflegende belasten. Es lassen sich unterschiedliche Kommunikationsstörungen bei Pflegenden aufzeigen, je nachdem, ob sie mit anderen KlinikmitarbeiterInnen, mit PatientInnen oder mit Teammitgliedern kommunizieren.

7.2.1 Kommunikation mit Medizinern

Im Umgang mit Medizinern überwiegt die Projektion (Kanning, 1999). Bei der Projektion werden unliebsame Eigenschaften oder Verhaltensweisen, die man/ frau bei sich selbst nicht wahrnehmen möchte, beim Gegenüber negativ bewertet. In einer deutschen Untersuchung konnte Kanning (1999) feststellen, dass Pflegende und Mediziner diesen Mechanismus wechselseitig bevorzugt verwenden.

Lalouschek, Menz und Wodak (1990) analysierten Alltagsgespräche in einer Wiener Ambulanz und wiesen nach, wie strukturelle Kommunikationsprobleme zwischen Pflegenden und Medizinern die Pflegenden psychisch extrem belasten. «Der Alltag in der Ambulanz ist ein dauerndes Neben- und Durcheinander von unterschiedlichen Handlungs- und Gesprächssträngen. Pointiert könnte man *den gestörten Ablauf als den Normalablauf* bezeichnen» (ebd., 1990). Pflegende sind in der Ambulanz durch ihre längere Erfahrung häufig routinierter und «haben daher auf einigen Gebieten – besonders bezüglich der Organisation und Koordinierung – die größere Kompetenz. Andererseits sind die Ärzt/inn/en in bestimmten Fällen weisungsberechtigt oder haben formal die Entscheidungskompetenz [...]» (ebd., 1990). Hier sehen Lalouschek et al. «Ungereimtheiten und Widersprüche» im System, die sich nachteilig auf Pflegende auswirken.

Stein (1967/1999) beschreibt dieses Dilemma mit dem Begriff «doctor-nurse-game». Dabei kompensieren Pflegende die mangelnde Erfahrung von Medizinern, indem sie Therapievorschläge machen, die dann von den Medizinern als Anordnungen ausgegeben werden. Damit hat es den Anschein, dass die/der Pflegende nur einen Vorschlag gemacht hat, die Entscheidung jedoch vom Mediziner bzw. der Medizinerin gefällt wurde. Mit diesem Kommunikationsspiel wird der Status quo der Institution Krankenhaus aufrecht erhalten, da Pflegende «in idealistischer Weise sozusagen persönlich die Widersprüche dieser Institution auffangen und in sich selbst anstatt in der Institution – die ja dadurch lahm gelegt würde – austragen. Dies ist also eine besonders versteckte und verschleierte Form der – psychischen – Ausbeutung» (Lalouschek et al., 1990).

7.2.2 Kommunikation mit Patienten

Auch in der Beziehung zu Patienten kann es zu kommunikativen Schwierigkeiten kommen. Diese Art von Problemen versteht Peplau (nach Sills, Beeber, 1995) nicht als «Fehler», sondern als eine Art Medium, im Rahmen dessen ein gemeinsames Wachsen möglich ist. Hierbei führt die Lösung der Probleme zu interpersonalem Lernen und wird als Methode verstanden.

Die (zumeist situative) Unfähigkeit von Pflegenden, sich auf eine Beziehung mit Patienten einzulassen, stellt ein ernsthaftes Problem dar (Muxlow, 1995). Eine solche Abwehr ist in aller Regel auf Überforderung zurückzuführen (Muxlow, 1995; Menzies, 1960). «Obwohl die Idee der ‹sozialen Beziehung› zwischen Pflegenden und Gepflegten eines der entscheidenden Kriterien der Pflege – in Abgrenzung zur Medizin – sein soll, findet sich sowohl in der Pflegepraxis als auch auf der Ebene der pflegetheoretischen Diskussion ein ausgeprägtes Distanzierungsbedürfnis der Professionellen gegenüber den somatisch oder psychisch kranken Menschen» (Wolber, 1998).

Am deutlichsten äußert sich dieses Abwehrverhalten gegenüber Patienten in der Kommunikation (Macleod, 1983). Pflegende entwickeln verschiedene Strategien, um Gespräche mit Patienten zu vermeiden. Dies gelingt ihnen beispielsweise, indem sie Interaktionen mit Patienten kurz halten und nur wenig mit ihnen sprechen. Die Gespräche bleiben tendenziell oberflächlich oder aufgabenorientiert. Um die Qualität und Tiefe eines Gesprächs mit Patienten zu limitieren, wird versucht, die Interaktion selbst zu kontrollieren (Macleod, 1983). Wenn Pflegende sich nicht auf eine Beziehung zu Patienten einlassen, zeigen Patienten manipulierendes oder nötigendes Verhalten, um Pflegende stärker in eine Beziehung einzubinden (Morse, 1991). Eine Erklärung, warum Pflegende sich von Patienten distanzieren, soll in Anlehnung an die Untersuchung von Hartmann (1995) entwickelt werden.

Hartmann erforschte die Übertragungsbeziehungen von Patienten, die Opfer einer Gewalttat wurden, auf Pflegende. Im Laufe des Beziehungsprozesses zwischen den Pflegenden und den Patienten manifestierten sich bei den Pflegenden ähnliche Symptome, wie bei den Patienten. So zeigten die Pflegenden Schlafstörungen und Albträume oder Ängste, Depressionen und Störungen des Selbstsystems. Hartmann nennt diese Reaktion stellvertretende Traumatisierung. Pflegende entwickeln häufig Abwehrmechanismen, wenn sie mit Gewaltopfern arbeiten, um sich von diesen Übertragungsmechanismen zu distanzieren.

Übertragung ist ein psychoanalytischer Begriff und wurde erstmals von Freud (1937) beschrieben. Bei der Übertragung verwechselt ein Mensch eine Person unbewusst mit einer anderen Person (zumeist eine Person aus der Kindheit, wie beispielsweise die Mutter) und richtet an diese Gefühle, die sie früher gegenüber der anderen Person empfunden hat. Professionelle Pflege bedeutet hier für Hartmann, sich auf die Patienten empathisch einzulassen und sich mit einer Veränderung der beruflichen Selbstintegrität zu konfrontieren.

Meines Erachtens können sich solche Abwehrmechanismen bei allen Pflegenden einstellen, die mit Patienten arbeiten. Auch Arnold und Boggs (1999) gehen davon aus, dass mit dem Konzept der Übertragung gut einige Schwierigkeiten in der Pflegenden-Patienten-Beziehung erklärt werden können. Jede körperliche oder psychische Krankheit bringt Einbußen im Selbstwertgefühl mit sich. Dieser Verlust entäußert sich im Übertragungsgeschehen. Pflegende bieten sich als Übertragungsobjekte an, da sie viel Zeit mit Patienten verbringen und ihnen bei pflegerischen Tätigkeiten oft körperlich sehr nahe kommen. Gerade die körperliche Nähe bei häufig intimen Handreichungen prädestiniert Pflegende zu Übertragungsreaktionen von Patienten. Wenn Pflegende wiederum auf diese Übertragungsgefühle unbewusst mit Emotionen reagieren, nennt man diesen Vorgang Gegenübertragung. Wenn Pflegende ein mangelndes Selbstwertgefühl beklagen, wie das beispielsweise Galuschka et al. (1993) in ihrer Studie aufzeigen, kann das also als Gegenübertragungsreaktion auf Patienten verstanden werden, die ebenfalls Einbußen im Selbstwertgefühl erleiden.

7.2.3 Kommunikation im Pflegeteam

Besonders belastend für Pflegende sind kommunikative Probleme in ihrem Pflegeteam. Fähigkeiten, um in Gruppen (im Team) zu kommunizieren, sind eine wichtige Dimension der beruflichen Entwicklung von Pflegenden (Arnold, Boggs, 1999). Diese Fähigkeit steuert Diskussionen im Pflegeteam, bewirkt Veränderungen und beeinflusst berufspolitische Aktivitäten, so Arnold und Boggs (1999). Die Kommunikation im Pflegeteam steht in enger Wechselwirkung mit den gruppendynamischen Prozessen des Teams. Obwohl die Gruppendynamik ein einflussreicher Faktor der Teamkommunikation ist, haben sich bisher nur wenige PflegewissenschaftlerInnen damit beschäftigt. Jedenfalls ist dieses Thema in der Pflegeliteratur eindeutig unterrepräsentiert (Cook/Matheson, 1997). Deshalb soll dieser Bereich hier weiter ausgeführt werden.

Gruppendynamik
Die Gruppendynamik eines Pflegeteams beinhaltet bewusste und unbewusste Prozesse und kann sich auf drei Ebenen auswirken: intrapsychisch, interpersonell

und institutionell (**Abb. 7-1**). Für das Verständnis der Dynamik eines Teams sind vor allem die interpersonelle und die institutionelle Ebene von Interesse. Diese beiden Ebenen fasst Lehmkühler-Leuschner (1998) mit dem Begriff «psychosoziale Arrangements in Organisationen» zusammen. Die unbewusste Dynamik beschränkt sich damit nicht auf intrapsychische Prozesse, sondern bezieht soziale Beziehungen mit ein. Auf diese Weise wird die innere Dynamik externalisiert. So kann die Arbeit des Über-Ichs Entlastung erfahren, wenn ein gestrenger Vorgesetzter die Rolle übernimmt, ermahnend oder strafend tätig zu werden.

Als psychosoziales Arrangement der Objektrepräsentanzen ist die positive Besetzung des Arbeitsteams denkbar, in der das Individuum durch die Identifikation mit dem kollektiven Ich eine Stärkung erfährt (Lehmkühler-Leuschner, 1998). Durch Idealisierung der Teamleitung oder der Arbeitsgruppe können unzureichend gute, internalisierte Eltern- und Leitbilder kompensiert werden. Dieses gilt insbesondere für Pflegende, denen es schwer fällt, kollegiale Kontakte und Beziehungen zu entwickeln (Lehmkühler-Leuschner, 1998). Persönliche Minderwertigkeitsgefühle können überwunden werden, indem das eigene Selbst unbewusst an Größenfantasien mit der Institution gebunden werden.

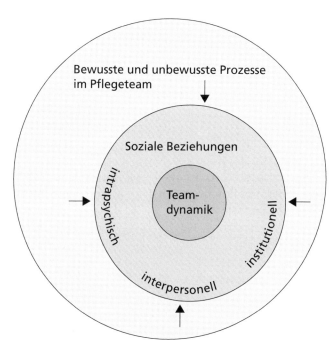

Abbildung 7-1: Gruppendynamik (Quelle: Uhländer-Masiak)

Den Einfluss der Institution erleben Pflegende häufig erst, wenn sie diese verlassen. Darlington (1994) beschreibt Pflegende, die aus der Klinik in die ambulante Pflege wechseln und nachträglich erstaunt feststellen, wie sehr sie in der Klinik einerseits beschützt und andererseits infantilisiert wurden.

7.3 Lästern – Eine besonders belastende Form der Kommunikation

Um es vorwegzunehmen: Die vorliegende Arbeit beschäftigt sich nicht mit dem Thema des Lästerns, weil sie darin etwas Typisches für Pflegende sieht oder gar davon ausgeht, Lästern sei weiblich und deshalb in der Pflege ein Thema, sondern weil Lästern ein Problem für Pflegende wie für viele andere Berufsgruppen auch darstellen kann.

Als belastende Kommunikationsformen in Pflegeteams gelten:

1. Tratschen oder Klatschen

2. Gerüchte verbreiten und

3. Lästern.

Tratschen und das Verbreiten von Gerüchten kann auch positive Konsequenzen haben, wie die Reduktion von Stress, Angst oder Wut (Ribeiro, Blakeley, 1995). Auch kann es einfach der Unterhaltung dienen (Laing, 1993) oder Solidarität erzeugen (Blakeley et al., 1996). Chinn (1990) sieht beim Tratschen in der Pflege sogar eine transformierende Kunst. Sie ermutigt Pflegende, neben der mitgeteilten Information auch die eigenen Gefühle zum Ausdruck zu bringen und durch diese Selbstoffenbarung der Anonymität entgegenzuwirken, um ein größeres gegenseitiges Verständnis und Mitgefühl zu erreichen.

Lästern ist dagegen immer negativ ausgerichtet (Laing, 1993; Blakeley et al., 1996) und kann als eine Form des Klatschens verstanden werden. Im Sinne der üblen Nachrede kann dies für Pflegende auch rechtliche Konsequenzen haben (Arms, 1997). Das Lästern gilt als eine besonders belastende Form der Kommunikation. Beim Lästern[29] wird «etwas Schändliches oder Ehrverletzendes gesagt» (Das neue deutsche Wörterbuch für Schule und Beruf, 1996). Eine Person, die lästert, ist «dem Laster ergeben» (ebd., 1996). Unter einem Laster verstehen wir

---

29 Lästern kommt dem Schmähen (verächtlich behandeln, beschimpfen, ebd. 1996: 816) und dem Verleumden (schlecht nachreden, in üblen Ruf bringen, ebd. 1996: 938) gleich.

eine «Sünde, Schande, ein Fehler von Dauer oder eine schlechte Angewohnheit» (ebd., 1996). Lästern ist eine indirekte verbale Aggression und verfolgt mindestens zwei Funktionen:

1. schlecht über eine dritte, nicht anwesende, Person zu reden und

2. sich selbst in ein positives Licht zu rücken.

Beide Ausrichtungen sprechen für ein mangelndes Selbstwertgefühl, was auf diese Art zu kompensieren versucht wird. Darüber hinaus kann Lästern der Solidarisierung dienen. Spacks (1982) macht darauf aufmerksam, dass die Neuigkeit an sich oft weniger wichtig ist, als vielmehr die Reaktion darauf. Diese Reaktion kann das Zugehörigkeitsgefühl (der Tratschenden) verstärken, indem eine andere Person ausgeschlossen wird.

Es besteht allgemein das Vorurteil, Frauen würden eher zum Tratschen neigen (Gottburgsen, 2000). Die Untersuchungen hierzu geben keine übereinstimmende Antwort. Während viele Autoren davon ausgehen, dass Männer genauso tratschen wie Frauen (Gilmore, 1978; Weigle, 1978; Spacks, 1982; Levin/Arluke, 1985; Pakaslahti et al., 2000), zeigen andere in gleichgeschlechtlichen Frauenfreundschaften eher negativen Klatsch auf (Leaper, Holliday, 1995). Steinem (1981) nimmt an, dass Frauen nicht an Männern gemessen werden, sondern an einem Maßstab, demzufolge Frauen gesehen, aber nicht gehört werden sollen. Sobald Frauen vom Maßstab des Schweigens abweichen, werden sie für geschwätzig gehalten, so Steinem. Nevo et al. (1994) kommen in ihrer Untersuchung zu dem Ergebnis, dass die Tendenz zum Klatschen weniger vom Geschlecht abhängt, als vielmehr eine Persönlichkeitseigenschaft darstellt.

In der Pflege findet Lästern häufig in verdeckter Form statt, was mit «Hinter-dem-Rücken-anderer-Reden» bezeichnet wird (Tewes, 2001). Dabei werden negative Informationen über ein Teammitglied, welche die Würde oder Ehre dieses Menschen beeinträchtigen, hinter seinem oder ihrem Rücken weitergegeben. Lästern kann sowohl personenbedingt als auch situationsbedingt sein. Personen, die zum Lästern neigen, sind typischerweise ängstlich oder machthungrig (Ribeiro et al., 1995). Personen, die nicht zum Lästern neigen, zeigen insgesamt mehr Selbstvertrauen, haben mehr Interesse an der Diskussion von Ereignissen und Ideen, statt über Persönliches zu klatschen, glauben, dass Klatsch unmoralisch ist oder sind in ihrer Arbeitsgruppe isoliert und deshalb nicht am Tratsch beteiligt (Reibeiro et al., 1995) (**Abb. 7-2** auf S. 224).

Typische Situationen, die Gerüchte und Lästern fördern, sind

1. fehlende offizielle Informationen in einer Organisation

2. Angst auslösende oder ambivalente Situationen

3. eine stark konkurrierende Umgebung (Davihizar et al., 1996).

Auch eine geringe Moral, verursacht durch fehlende Anerkennung und Arbeitsüberlastung, verstärkt die Frustration (internal) und das Lästerverhalten (external) (Briggs, Richardson, 1992) (**Abb. 7-3**).

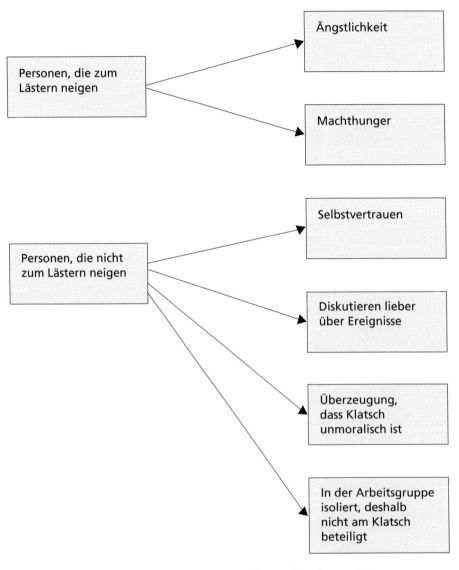

Abbildung 7-2: Personenbedingtes Lästern (Quelle: E. Uhländer-Masiak)

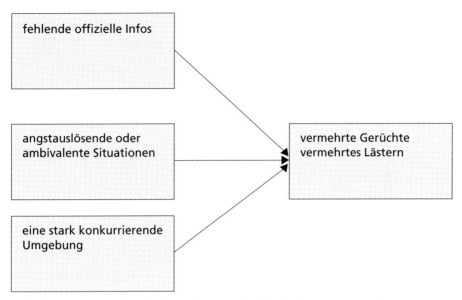

Abbildung 7-3: Situationsbedingtes Lästern (Quelle: E. Uhländer-Masiak)

7.4 Untersuchung von Kommunikationsmustern in Pflegeteams

Im Rahmen einer größeren Untersuchung zur Verantwortung von Pflegenden in Deutschland wurden die Kommunikationsmuster von verschiedenen Pflegeteams ermittelt. Drei dieser Pflegeteams sollen nun bezüglich des Umgangs mit dem Lästern verglichen werden.

7.4.1 Methoden

Zur Ermittlung der verschiedenen Kommunikationsmuster und Pflegekulturen der Teams wurden folgende Erhebungsmethoden[30] eingesetzt:

- themenzentrierte Gruppendiskussion (Leithäuser/Volmerg, 1988)
- problemzentrierte Einzelinterviews (Witzel, 1985)
- teilnehmende Beobachtung (jeweils 14 Tage pro Team)
- Dokumentenanalyse.

30 Eine ausführliche Besprechung der Methoden findet sich bei Tewes (2001).

7.4.2 UntersuchungsteilnehmerInnen

Folgende drei Pflegeteams sollen hier miteinander verglichen werden: die Pflegeteams A und B sind zwei interne Stationen, das Pflegeteam C ist eine chirurgische Station. Alle Pflegeteams sind für die Betreuung von 29 Patienten ausgerichtet, die internen Stationen werden jedoch häufig überbelegt und versorgen zeitweise bis zu 31 Patienten. Das Pflegeteam A arbeitet mit 7,3 Jahren am längsten miteinander und Team C hat mit 1,8 Jahren die kürzeste gemeinsame Zeit. Die Pflegeteams A und C sind gemischte Teams, und Pflegeteam B besteht ausschließlich aus Frauen. Alle drei Teams werden von einer Frau geleitet (**Tab. 7-1**).

7.4.3 Pflegeteam A

Ergebnisse der themenzentrierten Gruppendiskussion

Mit der themenzentrierten Gruppendiskussion wurden Besonderheiten der Kommunikation im Umgang miteinander erhoben, die vor allem unter gruppendynamischen Gesichtspunkten betrachtet wurden.

Im Pflegeteam A fallen eine ganze Reihe von Sprachbesonderheiten auf, insbesondere «Insiderbegriffe», mit denen sich das Team untereinander verständigt, die jedoch von Außenstehenden in ihrer Bedeutung nicht erfasst werden. Hierzu zählen die «Seitenschwester» für die stellvertretende Stationsleitung, die «blaue und rote Seite» für die beiden Stationsbereiche und den dazu farblich gekennzeichneten Kurven und der «Ösenball[31]» für das Stationsleitungstreffen. Humor hat für dieses Team eine wichtige Bedeutung. Das untereinander Necken und spielerische Anpöbeln hat eine lange Tradition. Dieser «gespielte Ernst» wird von Außenstehenden oft fehlinterpretiert und als «rauer Umgangston» erlebt. Doch

Tabelle 7-1: Übersicht der drei untersuchten Pflegeteams

	Pflegeteam A	**Pflegeteam B**	**Pflegeteam C[1]**
Fachrichtung Anzahl der Patienten	internistisch 29	internistisch 29	chirurgisch 29
Jahre der gemeinsamen Zusammenarbeit:	Durchschnitt: 7,3 Jahre	Durchschnitt: 5,1 Jahre	Durchschnitt: 1,8 Jahre

1 In der Hauptuntersuchung entspricht dieses Team dem Team D (Tewes, 2001).

31 Stationsleitungen hießen früher Stationösen und wurden intern kurz Ösen genannt.

auch darüber lacht das Team und geht davon aus, dass sich beispielsweise SchülerInnen oder neue MitarbeiterInnen daran gewöhnen müssen.

Während der Gruppendiskussion sprechen sich die Teammitglieder untereinander mit Namen an. Nach einem kleinen humorvollen Einstieg der Stationsleitung in die Gruppendiskussion («Wenn wir jetzt nichts sagen, können wir dann wieder gehen?») lacht das Team, entspannt sich und diskutiert offen miteinander. Wenn sie sich nicht einig sind und verschiedene Meinungen vertreten, werden diese offen thematisiert. Es wird viel Verständnis für andere Positionen gezeigt und gleichzeitig die eigene Position mit Argumenten untermauert. Auch über Ängste kann offen gesprochen werden. So berichtet ein Teammitglied, dass es ihr schwer fällt, etwas Neues zu beginnen. Deshalb habe sie sich ganz gezielt für die MentorInnenausbildung entschieden, um zu verhindern, eine Ausbildung in Hygiene machen zu müssen. Damit geht sie ihre Angst vor Veränderungen offensiv an, um das kleinere Übel zu wählen. Während der Ausbildung stellt sie dann jedoch fest, dass ihr das viel Spaß macht, und sie mit ihrem Fachwissen immer auf dem neusten Stand ist, was ihr wichtig ist.

Während der Gruppendiskussion wird auch einem zweiten Teammitglied Raum gegeben, seine Ängste anzusprechen. Dabei hören alle aufmerksam zu und zeigen Verständnis. Einige ermutigen das betroffene Teammitglied zu neuen Sichtweisen, ohne dabei belehrend zu sein. Insgesamt herrscht ein respektvoller Umgang miteinander, in dem den anderen mitgeteilt wird, was sie sich von dieser Person «abgeguckt» und somit gelernt haben. Die Stationsleitung bringt ihrem Team viel Respekt entgegen und umgekehrt. Die Anleitung neuer MitarbeiterInnen und SchülerInnen ist dem Team sehr wichtig. Neue MitarbeiterInnen müssen dabei ein gewisses Maß an Selbstständigkeit mitbringen. Die Anleitung verfolgt das Ziel eigenständiger Arbeit, um in der Bereichspflege bestehen zu können. Dabei werden neue MitarbeiterInnen oft nach ihrer Meinung und Erfahrung gefragt. Neue Anregungen werden gern aufgenommen und im Team diskutiert. Eine typische Formulierung hierzu ist: «Wir machen das hier üblicherweise [...], aber vielleicht hast Du ja einen besseren Vorschlag». Neue MitarbeiterInnen suchen sich die Mitglieder dieses Teams selbst aus. Wenn eine Stelle vakant wird, beobachten sie die SchülerInnen aus dem Oberkurs und bieten der oder dem Besten diese Stelle an. Dieses Vorgehen hat den Vorteil, dass die Schüler bereits eingearbeitet sind, wenn sie als Examinierte auf der Station beginnen und das Team oft ein halbes Jahr Zeit hat, die betreffende Person zu begleiten und sich eine Meinung über deren Kompetenz bilden kann. Entscheidende Vorbedingung für die Auswahl ist die Fähigkeit, selbstständig arbeiten zu können.

Ergebnisse der teilnehmenden Beobachtung
Mittels teilnehmender Beobachtung wurden insbesondere der Führungsstil und das Arbeitssystem aufgezeigt.

Das Pflegeteam A wird demokratisch geführt. Damit räumt die Stationsleitung ihrem Team ein deutliches Mitspracherecht bei wichtigen Entscheidungen ein. Das Team arbeitet seit einem Jahr in der Bereichspflege. Die Station ist in zwei Bereiche geteilt. Für jeden Bereich gibt es eine hauptverantwortliche Bereichspflegende, welche die gesamte Pflege plant, organisiert und gemeinsam mit ihrem kleinen Team ausführt. Die Stationsleitung ist primär für administrative Aufgaben zuständig, springt aber ein, wenn in der Pflege Hilfe benötigt wird. Wenn sie einspringt, lässt sie sich die Aufgaben von der entsprechenden Bereichspflegenden zuweisen. Die Gesamtverantwortung für die Pflege bleibt somit immer bei der Bereichspflegenden und wird nicht an die Stationsleitung abgegeben, wenn diese einspringt.

Ergebnisse der problemzentrierten Einzelinterviews

Im Einzelinterview werden subjektiv erlebte Entscheidungsspielräume sowie der Umgang mit Konflikten und die Bedeutung der Empathie und des gegenseitigen Feed-back der Teammitglieder angesprochen.

Sowohl die Stationsleitung als auch die Teammitglieder nehmen einen besonders großen Entscheidungsspielraum wahr. Alle teilen eine lange gemeinsame Berufserfahrung und fühlen sich im «pflegerischen Bereich» sicher. Die Einführung der Bereichspflege vergrößerte den individuellen Handlungsspielraum und führte zu einer größeren Eigenständigkeit der Teammitglieder, worauf die Stationsleitung stolz ist. Demnach fühlen sich die Teammitglieder auch nicht in ihrer Entscheidungsautonomie eingeschränkt. Die Bereichspflege lässt sie «sehr unabhängig arbeiten». Hierzu fallen Aussagen wie: «Ich habe genügend Spielraum, um Entscheidungen zu treffen». Oder: «Sicherlich habe ich meine Entscheidungsfreiheit». Für ihre Fähigkeiten werden die Teammitglieder individuell von der Stationsleitung gelobt. Die Teammitglieder loben sich auch untereinander. Bei Konflikten werden diese offen angesprochen. Wenn es dabei um grundlegende Entscheidungen geht, werden diese bei der Übergabe vorher angekündigt, im Sinne von: «Mir ist aufgefallen, dass nicht alle unsere abgesprochenen Lagerungstechniken einhalten. Darüber möchte ich gern morgen noch einmal sprechen.» Alle können sich dann argumentativ auf dieses Gespräch vorbereiten.

Wenn ein Fehler passiert ist, wird der Fehler als solcher angesprochen und gemeinsam überlegt, wie das in Zukunft zu verhindern ist. Dabei ist nicht so wichtig, wer den Fehler begangen hat, sondern wie dieser zu vermeiden ist. An der Suche nach einer Lösung sind alle beteiligt. Bei schwer wiegenden Mängeln, wenn jemand beispielsweise die Probezeit nicht überstehen wird oder durch sehr häufiges Kranksein das Team überbelastet, verabredet die Stationsleitung einen Termin für ein gemeinsames Gespräch. Bei diesem Gespräch lässt sie dem anderen viel Zeit, sich zu äußern und fragt dann, was die betroffene Person vorschlägt, um eine Änderung zu bewirken. Auf diese Art lösen sich viele Probleme von ganz allein, wie die Stationsleitung erklärt.

Das Mitgefühl spielt in diesem Team eine große Rolle. Die Stationsleitung sieht ein gutes Zeichen darin, dass alle immer mal wieder um einen Patienten weinen, weil sie sehr bewegt sind. Diese Form offen ausgedrückter Empathie beweist demnach, dass dieses Team «nicht abgestumpft» ist. Der Stationsleitung liegen besonders Patienten am Herzen, die zur Chemotherapie kommen und niemanden haben, mit dem sie reden können. Hier nimmt sie sich immer wieder Zeit für ein Gespräch und geht damit als gutes Vorbild voran.

7.4.4 Pflegeteam B

Ergebnisse der themenzentrierten Gruppendiskussion

An sprachlichen Besonderheiten fällt in diesem Team auf, dass die Stationsleitung häufig formuliert: «Das ist so». Diese Worte verwendet sie vor allem, wenn Informationen oder Erklärungen weitergegeben werden, und schließt die Aussage dann mit diesen Worten ab. Das bringt die Teammitglieder dazu, das Gesagte nicht in Frage zu stellen. Insgesamt ist die Kommunikation sehr zögerlich. Die Teammitglieder erwarten von der Diskussionsleitung, dass diese Fragen stellt, auf die dann aber nicht alle antworten müssen. Es entsteht keine Diskussion, bei der sich die Teammitglieder miteinander unterhalten. Die meisten erwarten, dass sie direkt angesprochen werden. Die Stimmung ist angespannt. Die Teammitglieder haben offenbar Angst, einen Fehler zu machen und halten sich mit Äußerungen zurück.

Stattdessen üben viele Teammitglieder indirekt Kritik an Dingen, welche nicht auf das Team abzielen. So beklagt sich beispielsweise ein Teammitglied über den defekten Fahrstuhl, eine andere über die fehlende Kooperation der so genannten Schnittstellen (gemeint sind die Funktionsabteilungen, wie Labor, Röntgen etc.). Diese indirekte Kritik scheint eine typische Reaktion dieses Teams zu sein und wird auch in der teilnehmenden Beobachtung aufgezeigt. Die einzige, welche die Teammitglieder direkt anspricht, ist die Stationsleitung. Dabei fragt sie die Themen der Diskussionsleitung vertiefend nach und übernimmt phasenweise die Leitung der Diskussion. Ein Wort, dem in diesem Team eine besondere Bedeutung zukommt, ist das der Arroganz. Die wichtigste Voraussetzung, um in diesem Team zu arbeiten, ist nicht arrogant zu sein, so die Stationsleitung.

Wenn Teammitglieder Dinge äußern, die der Stationsleitung nicht gefallen, interveniert diese und bemüht sich, die Station in ein gutes Licht zu rücken. So beklagt ein Teammitglied das mangelnde Mitspracherecht bei Neueinstellungen. Darauf weist die Stationsleitung diese Pflegende zurecht, dass sie durchaus Wünsche an die Pflegedirektion richten könnten. Auch dieses Gespräch endet mit einem «Das ist so» der Stationsleitung. Einige Teammitglieder äußern vorsichtig, dass es ihnen schwer fiel, sich an dieses Team zu gewöhnen. Der von allen erlebte

Anpassungsdruck wird bei einigen mit dem Aufgeben der eigenen Selbstständigkeit zitiert. Als Beispiel wird hierfür die Umstellung vom Nachtdienst, in dem jede frei entscheiden kann, auf den Tagdienst, in dem jede sich dem Team anpassen muss, angeführt.

Die Anleitung neuer Mitarbeiterinnen erfolgt hier durch die Dienstälteste. Die Einarbeitung ist dabei wichtig, damit das Teammitglied sich in das Team einfügt. Bei der Anleitung geht es um Anweisungen und Mitteilungen, wie in diesem Team üblicherweise gehandelt wird. Vorschläge von den neuen Mitarbeiterinnen werden nicht erwartet und sind oft auch nicht erwünscht. Die für die Anleitung Zuständige berichtet, dass sie schon einige neue Mitarbeiterinnen «durch die Jahre geschleust» habe: «Ich habe bestimmt, sage ich jetzt mal so, sechs, sieben, acht Examinierte durchgeschleust.» Auf Nachfrage erklärt sie: «Durchgeschleust, das heißt, so richtig angelernt.»

Insgesamt fällt in diesem Team weniger das Gesagte, als vielmehr das Nichtgesagte auf. An mehren Stellen kommt es in dem Gespräch zu langen Pausen, und zwar immer dann, wenn es inhaltlich um persönliche Einschätzungen geht. Offensichtlich will niemand in diesem Team ihre persönliche Meinung mitteilen. Als die Diskussionsleitung nach der Aufgabenverteilung fragt, erklärt die Stationsleitung, dass jeder für alles zuständig sei und es keine besondere Verteilung von Aufgaben gäbe.

Ergebnisse der teilnehmenden Beobachtung
Das Pflegeteam B wird autokratisch geführt, womit alle Macht und Verantwortung sich in der Position der Stationsleitung bündeln. Das Team arbeitet mit dem System der Funktionspflege. Das bedeutet, dass die Stationsleitung alle Visiten allein bestreitet und ihr Team den einzelnen pflegerischen Aufgaben zuordnet.

Ergebnisse der problemzentrierten Interviews
In Bezug auf ihre Handlungs- und Entscheidungsspielräume äußern sich die Teammitglieder ausgesprochen vorsichtig und verwenden dabei viele relativierende Begriffe, wie «eigentlich», «manchmal», «relativ» oder «ziemlich». Der berufliche Entscheidungsspielraum wird als begrenzt erlebt, was jedoch nicht deutlich zum Ausdruck gebracht werden kann. So finden sich hier Formulierungen, wie: «Ich denke mal schon, dass ich eigentlich Entscheidungsfreiheit auch habe». Diese Begrenzung liegt für einige am Stationsalltag: «Im Prinzip ist unsere Tätigkeit ja doch recht begrenzt auf den Stationen oder der Alltag auf den Stationen liegt ja fest». Andere erfahren das Team selbst als Begrenzung: «Ja unabhängig ist man im Prinzip ja auch nicht, weil man ja im Team arbeitet». Die dienstälteste Pflegende (12 Jahre auf dieser Station) gesteht Unsicherheiten ein: «Also ich treffe nicht unbedingt immer alleine Entscheidungen, und wenn ich jetzt auch ziemlich unsicher bin, dann will ich auch, dass andere da eben auch zu Stellung nehmen».

Es wird deutlich, dass es für berufliche Entscheidungen einen «vorgegebenen Rahmen» gibt, der nicht überschritten werden darf.

Ganz anders stellt sich die Situation für die Stationsleitung dar. Sie erlebt einen «relativ großen Entscheidungsspielraum» und misst sich dabei nicht an ihrem Team, sondern an den Mitgliedern der Klinik insgesamt. Dieser große Spielraum hängt vor allem mit dem umfangreichen medizinischen Fachwissen der Stationsleitung zusammen. Auf die Frage, ob sie auch MitarbeiterInnen anleite, berichtet sie, dass sie den AIP'lern (Arzt im Praktikum) durchaus manchmal Hinweise gebe. Für die Anleitung von Pflegenden scheint sie sich nicht zuständig zu fühlen. Von einigen Teammitgliedern wird sie insgeheim respektvoll ein «halber Arzt» genannt. Die Stationsleitung beklagt die mangelnde Entscheidungsfähigkeit ihres Teams und geht davon aus, dass eine solche Fähigkeit nicht zu erlernen ist, sondern «Charaktersache» sei.

Wenn Fehler passieren, wird in diesem Team primär nach der Schuldigen gesucht, die oft vor den Augen der anderen Teammitglieder abgemahnt wird.

7.4.5 Pflegeteam C

Ergebnisse der themenzentrierten Gruppendiskussion
Als Sprachbesonderheit fällt im Pflegeteam C auf, dass alle eine sehr ausdrucksstarke und oft abwertende Sprache benutzen. So wird beispielsweise erklärt, dass einem jemand «mit dem nackten Hintern ins Gesicht gesprungen» sei, um deutlich zu machen, dass ein Kollege wütend reagiert hat. Auch bei der Chefarztvisite werde «blöd rumgemotzt». Ein Teammitglied sieht sich gezwungen «den Patienten ins Bett zu werfen». Und einen Patienten, der im Zimmer raucht, gilt es «zusammenzustauchen». Wobei einer anderen Pflegenden diese Tatsache «links am Hintern vorbei» geht. Die Leitung dieses Teams berichtet vom «PDL-Geschoss» und meint damit die Pflegedirektion und erzählt «wie es einmal an der Front war», was bedeutet, dass sie sich an ihre praktische Pflege am Krankenbett erinnert. Ihrer Meinung nach müsse man sich an diesen rauen Umgangston gewöhnen, der typisch für die Chirurgie sei. Ein Ausdruck, der von allen Teammitgliedern dieser Station verwendet wird (und in keinem anderen der untersuchten Pflegeteams vorkommt), ist, «ins kalte Wasser geworfen worden zu sein». Mit dieser Formulierung beschreiben alle übereinstimmend ihren Einstieg in dieses Team. Niemand sei angeleitet worden. Alle haben sich irgendwie zurechtfinden müssen. Dieser Umstand wird von allen heftig kritisiert. Auch die Leitung spricht von einem «Polarmeer», in das sie gestoßen worden sei, als sie vor einem halben Jahr dieses Team übernahm. Ein junges Teammitglied berichtet, dass sie froh ist, wenn sie «mitschwimmen» könne, und meint damit, ihre Arbeit unauffällig zu erledigen.

Die Gruppendiskussion verläuft phasenweise etwas chaotisch, weil häufig alle durcheinander reden. Dabei geht es nicht um einen Austausch untereinander, sondern darum, bei der Diskussionsleiterin Gehör zu finden. Die Teammitglieder sprechen sich auch nicht untereinander mit Namen an, sondern reden einfach drauf los, wenn ihnen etwas zum Thema einfällt. Wenn andere ebenfalls reden, versucht jeder einfach lauter zu reden oder die Aufmerksamkeit auf sich zu ziehen. Dieses Durcheinander scheint typisch für dieses Team zu sein, da sie auch in der täglichen Arbeit häufig anderen gegenüber erklären, es sei gerade sehr «chaotisch» oder auf dieser Station herrsche das Chaos (teilnehmende Beobachtung). Hierdurch weckt das Team den Eindruck, offen untereinander zu kommunizieren. Dennoch ist das Konkurrieren ein Thema in diesem Team. Mitten in der Gruppendiskussion teilt die Leitung mit, dass sie nun gehen müsse, da sie noch Dienstpläne schreiben müsse und morgen frei habe. Nachdem sie gegangen ist beginnen zwei Pflegende, bestimmte Verhaltensweisen der Stationsleitung zu kritisieren. Die meisten Teammitglieder unterstützen diese Aussagen. Nur eine Pflegende versucht, das Verhalten der Leitung zu verstehen und den anderen zu erklären. Doch damit wird sie letztlich nicht ernst genommen. Ängste werden in diesem Team nicht offen thematisiert. Wenn sich jemand unsicher zeigt, setzt er oder sie sich der Gefahr aus, ausgelacht zu werden.

Während das Team sich in der beruflichen Arbeit oft nicht gut ergänzt oder miteinander kooperiert, scheint das im Privatleben ganz anders zu sein. Viele Teammitglieder treffen sich abends nach dem Dienst und gehen zusammen Essen, Tanzen oder in die Sauna. Fast alle Teammitglieder beurteilen die berufliche Zusammenarbeit negativ. So berichtet eine Pflegende, dass sie vom Team «eigentlich immer so'n bisschen enttäuscht» sei und fasst zusammen: «Also die Teamarbeit [...] das ist teilweise mehr ein Gegeneinander als ein Miteinander».

Ergebnisse der teilnehmenden Beobachtung

Das Pflegeteam C wird im Laissez-faire-Stil geführt. Die Leitung ist auf Grund ihrer fehlenden Leitungserfahrung und mangelnden Qualifikation für die chirurgische Pflege in ihrer Führung unsicher und überlässt vieles dem Team. Sie selbst fühlt sich letztlich nur für den Dienstplan zuständig. Sie hat dieses Team übernommen und zugleich mit der Zusatzqualifikation als Stationsleitung begonnen. Die letzten sieben Jahre hat sie im Nachtdienst gearbeitet und kannte sich deshalb mit den neuesten Pflegepraktiken nicht aus. Um sich einen Überblick zu verschaffen, ließ sie sich anfangs von dem Team, das sie leiten sollte, einweisen und anleiten. Als das Team ihr signalisierte, dass sie von ihr Führung erwarten, zog sie sich zurück. Zwischendurch hat sie versucht, Veränderungsvorschläge einzubringen, konnte sich damit jedoch nicht im Team durchsetzen.

Offiziell arbeitet dieses Pflegeteam in der Bereichspflege, doch überwiegen dabei deutlich die funktionellen Anteile. Demnach wird die Station zwar in zwei

Bereiche geteilt, jedoch wird weiter in der Funktionspflege gearbeitet. Auch scheint nicht allen die Bedeutung dieser Arbeitsorganisation klar zu sein. Die Mentorin berichtet zum Beispiel, dass sie in der Bereichspflege nicht so viel Verantwortung hätte, wie in der Funktionspflege, da sie in der Funktionspflege für mehr Patienten zuständig sei.

Ergebnisse der problemzentrierten Interviews

Sowohl die Leitung als auch das Pflegeteam erleben den eigenen Handlungs- und Entscheidungsspielraum als deutlich begrenzt. Die Begrenzung wird dabei fast ausschließlich durch die Ärzte erfahren. Ein Teammitglied berichtet, «nicht so viel Entscheidungsspielraum» zu haben, da es in dieser Klinik üblich sei, dass sich die Mediziner in pflegerische Belange, wie beispielsweise die Dekubitusbehandlung oder die Wundbehandlung, einmischen. Da sie ihren Handlungsspielraum in anderen Kliniken als größer erfahren hatte, fühlt sie sich hier sehr begrenzt und ist darüber verärgert. Ein junger Pfleger sieht, dass sein Entscheidungsspielraum «durch die Ärzte auch ziemlich eingeschränkt ist» und kommt zu dem Schluss: «Da wird die Kompetenz der Pfleger total geschnitten». Diese Aussage wird auch von einem anderen Teammitglied unterstützt, die berichtet, dass man «ziemlich oft von den Ärzten eingeengt wird, die […] in die Pflege eingreifen wollen». Die Leitung erklärt: «Ich habe einen sehr kleinen Handlungsspielraum und eine relativ große Verantwortung zu tragen». Sie erlebt diesen Spielraum als «sehr gedeckelt, sehr begrenzt». Ihre berufliche Entscheidungsfreiheit fasst sie folgendermaßen zusammen: «Das einzige, was ich frei gestalten kann, ist die Dienstplangestaltung im Rahmen der mir vorgegebenen Maßnahmen». Sie bezeichnet ihr Team als «Material» mit dem sie arbeiten müsse, um den Dienstplan zu gestalten.

Das Team hatte über etwa ein halbes Jahr keine Stationsleitung. In dieser Zeit wurden drei Pflegende nacheinander gebeten, die stellvertretende Leitung zu übernehmen. Alle drei konkurrieren heute mit ihrer Leitung, der sie die Kompetenz absprechen.

Das Team hat einen eigenen Umgang mit Konflikten gefunden. Wenn Probleme auftauchen, werden sie zunächst nicht ernst genommen oder geleugnet. Oft kommt es vor, dass etwas vergessen wird. Konflikte erleben die Pflegenden oft nur dann, wenn sie von Medizinern auf Dinge angesprochen werden, die fehlerhaft gelaufen sind. Auch kommt es vor, dass Probleme heruntergespielt und erst dann zum Thema werden, wenn beispielsweise von der Pflegedirektion darauf angesprochen wird. Wenn Fehler passieren, versuchen alle, sich von der Schuld freizusprechen und sie anderen zuzuschieben. Insgesamt überwiegt die Erwartung, dass Probleme nicht selbst, sondern nur von «außen» gelöst werden können.

Wegen der fehlenden Prioritätensetzung können es auch wichtige Dinge sein, die vergessen werden. Das junge Team mit wenig Berufserfahrung ist in seinem

Pflegeverständnis verunsichert. Ein junger Pfleger teilt mit, dass er sich ange-wöhnt habe zu denken, dass «Nur-Reden» mit Patienten eigentlich «unnötige Zeitaufwendung» sei und er es deshalb immer verbinde, indem er zum Beispiel etwas zu trinken reiche. Ein anderes Teammitglied bezeichnet sich selbst als «Bote des Arztes» und nimmt deshalb manchmal Blut ab, obwohl alle anderen Pflegen-den dieses Teams diese Aufgabe ablehnen, weil sie darin eine ärztliche und keine pflegerische Aufgabe sehen. Die derzeitige Stellvertretung der Stationsleitung geht davon aus, dass das Team es vermissen würde, wenn sie nicht «ausflippe» oder mit den «Türen knalle». Obwohl sie weiß, dass einige KollegInnen dieses Verhalten nicht mögen, sieht sie für sich darin den Vorteil, «ziemlich viel Frust schnell los» zu werden.

7.4.6 Dokumentenanalyse zu allen drei Pflegeteams

Bei der Dokumentenanalyse wurden die Fluktuation und Fehlzeiten durch Krank-heit der einzelnen Teammitglieder im Erhebungsjahr der Untersuchung ermittelt (**Tab. 7-2**).

Im Vergleich hat das Pflegeteam A die niedrigste Fluktuation (0,75 Stellen in fünf Monaten) und die niedrigste Krankheitsrate (15,3 Stunden pro Tag) und das Pflegeteam C die höchste Fluktuation (7,5 Stellen in fünf Monaten) und die höchste Krankheitsrate (37,1 Stunden pro Tag).

Tabelle 7-2: Fluktuation und Krankheitsstunden in den drei Pflegeteams nach der Erhe-bungsphase

	Pflegeteam A	**Pflegeteam B**	**Pflegeteam C**
Fluktuation seit Jan.1998 bis Mai 2000	0,75 Stellen	4,75 Stellen	7,5 Stellen
Krankheits-stunden Jan. bis Dez. 1998	5593,6	9241	13544,8
Krankheits-stunden umge-rechnet pro Tag	15,3	25,3	37,1
Krankheits-stunden umgerechnet in Personen	2,1	3,6	5,3

7.4.7 Diskussion der Ergebnisse

Im Folgenden sollen einige Aspekte des kommunikativen Verhaltens der drei Pflegeteams diskutiert und Einflüsse aufgezeigt werden, die das Lästern beeinflussen. Die folgende **Tabelle 7-3** dient dazu als Übersicht.

Tabelle 7-3: Ergebnisse zum Kommunikationsverhalten der drei Pflegeteams

	Pflegeteam A	Pflegeteam B	Pflegeteam C
Lästern	kein Problem	ein Problem	ein Problem
Führungsstil	demokratisch	autokratisch	laisser-faire
Arbeitssystem	Bereichspflege	Funktionspflege	Bereichspflege mit hohen funktionalen Anteilen
Zusammenarbeit	positive Erfahrungen	schwierig, belastend	konfliktgeladen
Kommunikation	offen	verdeckt	verdeckt
Feed-back	Loben ist üblich	kein Loben, aber indirektes Kritisieren	kein Loben, aber Kritisieren
Respekt	untereinander groß	fehlt, insbesondere vor der Individualität der Teammitglieder	fehlt, sind Einzelkämpfer und kritisieren sich gegenseitig oft respektlos
Empathie	wichtig, auch bei Mitleid gefördert	Distanz zum Patienten als Lernziel	Empathieprobleme mit Patienten
Umgang mit Konflikten	systematisches und aktives Herangehen	Konflikt leugnen, Lösung von Leitung erwarten	Konflikt leugnen, Lösung von «außen» erwarten
Anleitung neuer Mitarbeiter	Wichtig: Ziel Selbstständigkeit	Wichtig: Ziel Anpassung	nicht wichtig (wird beklagt, jedoch nicht geändert)
Lernziel	Selbstständigkeit	Anpassung	«mitschwimmen»
Stationsleitung als Vorbild	bezüglich Fachkompetenz und interpersonaler Kompetenz	nur in Bezug auf Fachkompetenz	kein Vorbild für Fach- oder interpersonale Kompetenz

Zunächst kann festgestellt werden, dass die Pflegeteams B und C ein Problem mit dem Lästern haben, während das Pflegeteam A kein Problem damit hat. Die drei Teams zeigen unterschiedliche Führungsstile, die sich auf die Kommunikation auswirken. Pflegeteam A wird demokratisch geführt, das Pflegeteam B autokratisch und das Team C im Laissez-faire-Stil. Ein demokratischer Führungsstil ist oft mit weniger Spannungen und Feindseligkeit und mehr Gruppenzugehörigkeit verbunden als bei der autokratischen Führung (Bernhard/Walsh, 1997). Dies kann durch Team A bestätigt werden. Bei der autokratischen Führung zeigen sich die Teammitglieder unterwürfiger und verlangen mehr Aufmerksamkeit und Anerkennung von der Leitung (Bernhard/Walsh, 1997), was für Team B zutrifft. Im Vergleich zu den anderen beiden Führungsstilen führt der Laissez-faire-Stil oft zu einer geringeren Produktivität (Bernhard/Walsh, 1997). Ein solcher Zusammenhang kann auch im Team C beobachtet werden, das häufig seine Arbeiten nicht fertig bekommt und an die nächste Schicht übergibt oder manchmal auch vergisst.

Das Arbeitssystem der Bereichspflege (auch Gruppenpflege genannt) kooperiert am besten mit einem demokratischen Führungsstil, da der Grundgedanke des partnerschaftlichen Zusammenarbeitens hier zentral ist. Deshalb erlebt das Pflegeteam A seine Zusammenarbeit positiv und kommuniziert offen miteinander. Auch die Funktionspflege und der autokratische Führungsstil ergänzen sich gut, da die Zentralisierung von Macht und Verantwortung bei beiden im Mittelpunkt steht. Aus diesem Grund erleben die Teammitglieder des Teams B ihre Zusammenarbeit als belastend und weisen insgesamt ein hohes Angstpotenzial auf. Die persönliche berufliche Entwicklung bzw. eine eigenständige Arbeitsweise ist in diesen Systemen ohne Bedeutung. Jede Arbeitsgruppe lebt in der Spannung zwischen dem Bedürfnis nach Zugehörigkeit und nach unabhängiger Identität seiner Mitglieder (Stokes, 1994). Die einseitige Ausrichtung des Pflegeteams B erhöht das Konfliktpotenzial. Da sich in diesem Team alle Macht bei der Stationsleitung bündelt und die Teammitglieder die Kritik ihrer Leitung fürchten, überwiegt eine verdeckte Kommunikation, die sich größtenteils in der persönlichen Unzufriedenheit zeigt, über die geschwiegen wird. Belenky et al. (1991) untersuchten, wie Frauen denken, und fanden eine Verbindung zwischen dem Schweigen von Frauen und dem Entstehen von Gerüchten.

Der Laissez-faire Führungsstil im Team C ist vor allem gekennzeichnet durch Gewährenlassen und Nichteingreifen. Die Leitung macht keine Vorgaben, sondern lässt das Team so arbeiten, wie die MitarbeiterInnen es für richtig halten. Obwohl die Station in zwei Bereiche geteilt ist, wird in der Funktionspflege gearbeitet. Das Lästern ist in diesem Team ein großes Problem und zeigt sich auch in der Gruppendiskussion. Erst nachdem die Leitung vorzeitig gegangen ist, wird ihr Verhalten vom Team kritisiert, um dann zu bedauern, dass sie ja leider schon gegangen ist, und es schade sei, dass sie das nicht mehr mitbekomme. Mit diesen Formulierungen entlasten sie sich scheinbar von dem Schuldgefühl, was aufkommt, wenn sie über jemand anderen schlecht reden. Die Zusammenarbeit ist insgesamt sehr konfliktgeladen.

Vergleich typischer Kommunikationsmuster

Im Folgenden sollen typische Kommunikationsmuster in den drei Teams verglichen werden. Im Pflegeteam A ist das gegenseitige Loben üblich, was den Respekt der Teammitglieder untereinander unterstreicht. Die Leitung ist stolz auf die Eigenständigkeit ihres Teams, was sie offen äußert, und macht sich somit unabhängig vom Lob der Mediziner. Der Humor spielt in diesem Team eine große Rolle und wirkt Angst reduzierend.

In den Pflegeteams B und C ist Loben unüblich, dafür Kritisieren üblich. Die Leitungen der Pflegeteams B und C distanzieren sich von ihren Teams, indem sie diese funktionalisieren. Dabei wird die Beziehungsebene weitgehend ausgeblendet und das Team insgesamt als eine arbeitende Gruppe und nicht als Einzelindividuen wahrgenommen. Im Team C wird das besonders deutlich, wenn die Leitung ihre Teammitglieder als «Material» bezeichnet. Das Ignorieren persönlicher Fähigkeiten der einzelnen Pflegenden weist auf fehlenden Respekt hin und erzeugt bei den einzelnen Teammitgliedern ein größeres Bedürfnis nach Anerkennung und Unabhängigkeit (Stokes, 1994). Da im Pflegeteam B die Unabhängigkeit der Teammitglieder nicht erwünscht ist und sie keine Anerkennung im Sinne eines Lobes erwarten können, empfinden sie einen hohen Anpassungsdruck, der hingenommen, aber nicht thematisiert wird. Die Unzufriedenheit der Pflegenden mit der Zusammenarbeit wird auf Allgemeines (z. B. defekter Fahrstuhl) projiziert. Da die Leitung selbst als «halber Arzt» wahrgenommen wird, darf die Unzufriedenheit nicht auf die Mediziner projiziert werden. Das Pflegeteam C nimmt ihre Leitung letztlich nicht ernst und erwartet deshalb Lob und Anerkennung von den Medizinern. Da sie als Gruppe immer wieder Chaos produzieren, sind einige bemüht, durch individuelle Zugeständnisse an die Ärzte gelobt zu werden. Gemeinsame Absprachen werden nicht eingehalten in der Hoffnung auf Anerkennung ihrer Arbeit durch die Mediziner. Mit der fehlenden Anerkennung der Teammitglieder durch ihre Leitungen werden die Arbeitsmoral reduziert und das Lästern gefördert (Davidhizar, 1996).

Im Pflegeteam A spielt die Beziehungsebene eine große Rolle. Hier wird auch Mitleid mit Patienten gefördert, indem verständnisvoll auf Tränen und Trauer von KollegInnen reagiert wird. Diese emotionale Betroffenheit wird positiv bewertet und zeigt ihnen, das sie nicht abgestumpft sind. Dieser konstruktive Umgang miteinander wirkt sich auch auf die individuelle Pflege von Patienten aus. Die Leitungen der Pflegeteams B und C haben keinen persönlichen Kontakt zu Patienten und messen diesem auch keine Bedeutung bei. Die Dienstälteren des Teams B werden wegen ihres distanzierten Umgangs mit Patienten als Vorbilder erlebt. Das Konkurrieren der Teammitglieder des Teams C führt zu Empathieproblemen untereinander, die ebenfalls auf die Patienten übertragen werden. Außerdem erhöht rivalisierendes Verhalten die Tendenz zum Lästern (David-hizar, 1996).

Umgang mit Konflikten

Mit Konflikten wird in den drei Teams sehr unterschiedlich umgegangen. Das Pflegeteam A geht diese systematisch und aktiv an, dabei überwiegt das gegenseitige Überzeugen mit Argumenten. Alle sind an Problemenlösungsprozessen beteiligt, und jede Meinung findet Gehör. Im Pflegeteam B werden Konflikte geleugnet und tabuisiert, indem darüber geschwiegen wird. Lösungen für Probleme werden verständlicherweise von der Leitung erwartet, die ohnehin die einzige Person mit Entscheidungsmacht ist. Im Pflegeteam C werden Konflikte geleugnet, indem diese nicht ernst genommen werden. Lösungen für Probleme werden von «außen» erwartet. Die meisten Teammitglieder können sich nicht vorstellen, selbst für Veränderungen zu sorgen.

Einarbeitung neuer Mitarbeiter

Die Einarbeitung neuer MitarbeiterInnen ist mit unterschiedlichen Zielen verbunden. Dem Pflegeteam A und B ist diese Einarbeitung wichtig. Während das Pflegeteam A dabei die Selbstständigkeit als Lernziel hat, geht es im Pflegeteam B um Anpassung. Das Pflegeteam C beklagt die fehlende Einarbeitung, die bei allen Teammitgliedern dazu führte, dass sie «ins kalte Wasser geworfen» wurden. Dennoch ändern sie diese Praxis nicht. Das Lernziel der Mitarbeiter scheint darin zu bestehen, dass alle irgendwie «mitschwimmen».

Vorbildfunktion der Leitung

Besonders bedeutsam für die Kommunikation im Team ist das Erleben der Leitung als Vorbild. Das Pflegeteam A sieht seine Leitung sowohl bezüglich der Fachkompetenz als auch der interpersonalen Kompetenz als Vorbild. Diese Kombination wirkt dem Lästern im Team entgegen und erhöht die Verantwortung der Teammitglieder. Das Pflegeteam B erlebt seine Leitung nur in Bezug auf Fachkompetenz als Vorbild, was sich negativ auf die Kommunikation auswirkt. Die ausgeblendete Beziehungsebene erhöht die Spannung im Team und unterstützt das Auftreten von Lästereien. Das Pflegeteam C erlebt seine Leitung weder bezüglich der Fachkompetenz noch in Bezug auf interpersonale Kompetenz als Vorbild. Die abwertende Sprache des Teams macht deutlich, wie sehr die Kommunikation gestört ist. Lästern ist hier ein ernsthaftes Problem, das allerdings nicht ernst genommen wird. Eine gestörte Kommunikation wirkt sich negativ auf den Umgang mit Patienten aus und reduziert letztlich das individuelle Verantwortungsgefühl.

Zusammenfassend kann festgestellt werden, dass Lästern eine belastende Form der Kommunikation ist und in den Pflegeteams B und C ein Problem darstellt.

Positiv auf ein gesundes Kommunikationsverhalten und damit dem Lästern entgegen wirken eine demokratische Führung und das Arbeitssystem der Bereichspflege. Der entscheidende Faktor ist jedoch die Stationsleitung selbst. Wenn sie dieses lästernde Verhalten in ihrem Team reduzieren möchte, macht sie folgendes: Sie respektiert ihre Teammitglieder und bringt ihre Anerkennung durch differenziertes (im Gegensatz zu verallgemeinerndem) Loben zum Ausdruck. Sie legt Wert auf selbstständiges Arbeiten ihrer Teammitglieder und leitet diese systematisch dazu an. Die Leitung pflegt eine offene Kommunikation und verfügt sowohl über Fachkompetenz als auch über interpersonale Kompetenz. Sie ist humorvoll und stolz auf ihr Team. Konflikte geht sie gezielt an, ohne dabei jemanden bloßzustellen.

Eine Leitung mit solchen Eigenschaften bietet ihrem Team einen geschützten Raum, in dem die MitarbeiterInnen Forderung und Förderung gleichermaßen erleben. Das Schaffen einer solchen Atmosphäre (im Sinne des «healing environment») wirkt ausgesprochen gesundheitsfördernd.

7.5 Ausblick

Eine gestörte Kommunikation unter Pflegenden ist belastend für alle Beteiligten und stellt generell eine Gesundheitsgefährdung für die Pflegenden dar. Teams, in denen Lästern ein Problem darstellt, unter dem eines oder mehrere Teammitglieder leiden, weisen eine deutlich höhere Krankheits- und Fluktuationsrate auf. Damit verursachen Kommunikationsstörungen in Pflegeteams enorme Kosten im Gesundheitswesen. In Anbetracht der zunehmende Sparmaßnahmen im Gesundheitsbereich ist es sinnvoll, den Kommunikationsmustern von Pflegeteams und natürlich auch von anderen MitarbeiterInnen des Gesundheitswesens mehr Aufmerksamkeit zu schenken als bisher.

Darüber hinaus wirkt sich eine gestörte Kommunikation negativ auf den Umgang mit Patienten aus, was mit den Zielen einer Kundenorientierung kollidiert. Kommunikative und interpersonale Fähigkeiten bei Teamleitungen wirken dem als stärkster Faktor entgegen und können deshalb nicht hoch genug geschätzt, unterstützt und eingefordert werden. Die weit verbreitete Vorstellung, interpersonale Kompetenz könne durch Fachkompetenz kompensiert werden, ist und bleibt ein Ammenmärchen. Neben gezielten Trainingsmaßnahmen bei Leitungen ist hierzu schon in der Erstausbildung ein umfassendes Kommunikations- und Stressbewältigungstraining notwendig.

In Pflegeteams, in denen belastende Kommunikationsformen bereits seit Jahren bestehen, empfiehlt sich eine Supervision des gesamten Teams oder ein Coaching für die Leitung. Bleibt dies erfolglos, muss über psychotherapeutische Maßnahmen bei der Leitung oder einen Leitungswechsel nachgedacht werden.

7.6 Literatur

Arms, F.: Üble Nachrede mit Folgen. Krankenpflege Soins Infirmiers, 1 (1997) 32.

Arnold, E.; Boggs, K. U.: Interpersonal relationships. Professional communication skills for nurses. Saunders Company, Philadelphia 1999.

Badwick, J.: Psychology of Women. Harper and Row, New York 1971.

Bernhard, L.; Walsh, M.: Leiten und Führen in der Pflege. Ullstein, Mosby, Berlin 1997.

Blakeley, J.; Ribeiro, V.; Hugehs, A.: Managing rumor and gossip in operating room settings. Seminars in Perioperative Nursing, 5/3 (1996) 111–118.

Briggs, L. D.; Richardson, W. D.: Causes and effects of low morale among secondary class teachers. Journal of Instructional Psychology, 19/2 (1992) 87–92.

Chinn, P.: Gossip: A transformative art for nursing. Journal of Nursing Education, 28 (1990) 72–75.

Cook, St.; Matheson, H.: Taching group dynamics: a critical evaluation of an experiential programme. Nurse Education Today, 17 (1997) 31–38.

Darmann, I.: Kommunikative Kompetenzen in der Pflege. Ein pflegedidaktisches Konzept auf der Basis einer qualitativen Analyse der pflegerischen Kommunikation. Kohlhammer, Stuttgart 2000.

Davidhizar, R.; Dowd, St.: The dynamics of rumours in the clinical setting. Nursing Standard, 18/11 (1996) 13–15: 40–43.

Dowd, St.; Davidhizar, R.; Dowd, L.: Rumors and gossip: A guide for the health care supervisor. Health Care Supervisor, 16/1 (1997) 65–70.

Freud, S.: Vorlesungen zur Einführung in die Psychoanalyse. S. 34–445, Studienausgabe Bd. 1 Fischer, Frankfurt am Main 1916/1989.

Galuschka, L.; Hahl, B.; Neander, K.-D.; Osterloh, G.: Die Zukunft braucht Pflege. Eine qualitative Studie über Belastungswahrnehmungen beim Pflegepersonal. Mabuse, Frankfurt am Main 1993.

Gilmore, D.: Varieties of gossip in Spanish rural community. Ethnology, 17 (1978) 89–99.

Gottburgsen, A.: Stereotype Muster des sprachlichen doing gender. Eine empirische Untersuchung. Westdeutscher Verlag, Wiesbaden 2000.

Hartmann, C.: The nurse-patient relationship and victims of violence. In: Scholarly Inquiry for Nursing Practice: An International Journal 9/2 (1995) 175–192.

Kanning, U. P.: Selbstwertdienliches Verhalten und soziale Konflikte im Krankenhaus. Gruppendynamik 30/2 (1999) 207–229.

Laing, M.: Gossip: Does it play a role in the socialization of nurses? IMAGE: Journal of Nursing Scholarship, 25/1 (1993) 37–43.

Lalouschek, J.; Menz, F.; Wodak, R.: Alltag in der Ambulanz. Reihe: Kommunikation und Institution. Gunter Narr, Tübingen 1990.

Leaper, C.; Holliday, H.: Gossip in same-gender and cross-gender friends' conversations. Personal Relationships, 2/3 (1995) 237–246.

Lehmkühler-Leuschner, A.: Die institutionsanalytische Balintgruppe: Zum Verstehen psychosozialer Dynamik des Unbewussten in beruflich-institutionellen Situationen. Forum Supervision, 6/11 (1998) 33–57.

Leithäuser, Th.; Volmerg, B.: Psychoanalyse in der Sozialforschung. Eine Einführung am Beispiel einer Sozialpsychologie der Arbeit. Westdeutscher Verlag, Opladen 1988.

Levin, J.; Arluke, A.: An exploratory analysis of sex differences in gossip. Sex Roles, 12 (1985) 281–286.

Macleod, C.: Nurse-patient communication, an analysis of conversation from cancer wards. In: Wilson, B. J. (Hrsg.): Nursing research: Ten studies in patient care. John Wiley, Chichester 1983.

Macoby, E.; Jacklin, C.: The Psychology of Sex Differences. Stanford University Press, Stanford 1974.

Menzies, I.: Containing anxiety in institutions. Free Association Books, London 1960.

Morse, J.: Negotiating commitment and involvement in the nurse-patient relationship. Journal of Advanced Nursing 16 (1991) 455–468.

Muxlow, J.: The relationship between nurse and patient. Professional Nurse, 11/1 (1995) 63–65.

Nevo, O.; Nevo, B.; Derech-Zehavi, A.: In: Laurence, K.S.: Good gossip. p. 180–189, University Press of Kansas, Kansas 1994.

Pakaslahti, L.; Keltikans-Jaervinen, L.: Comparison of peer, teacher and self-assessments on adolescent direct and indirect aggression. Educational Psychology, 20/2 (2000) 177–190.

Peplau, H.: Interpersonal relations in nursing. Macmillan Press, London 1988.

Peplau, H.: Peplau's theory of interpersonal relation. Nursing Science Quarterly, 10/4 (1997) 162–167.

Reibeiro, V.; Blakeley, J.: The proactive Management of rumor and gossip. Journal of Nursing Administration, 25/6 (1995) 43–50.

Sills, G.; Beeber, L.: Hildegard Peplaus interpersonale Pflegekonzepte. In: Mischo-Kelling, M.; Wittneben, K. (Hrsg.): Pflegebildung und Pflegetheorien. Urban und Schwarzenberg, München 1995.

Spacks, P.: In praise of gossip. Hudson Review, 35 (1982) 19–39.

Stein, L.: The doctor-nurse game. Archives of Psychiatry, 16 (1967/1999) 699–703.

Steinem, G.: The politics of talking in groups. Vortrag Minnesota (9.5.1981).

Stokes, J.: The unconscious at work in groups and teams. In: Obholzer, A.; Roberts, V. Z. (eds.): The unconscious at work. Individual and organizational stress in the human services. p. 19–27, Routledge, London 1994.

Tewes, R.: Pflegerische Verantwortung und ihre Zusammenhänge zur Pflegekultur und zum beruflichen Selbstkonzept. Dissertationsschrift Universität Bremen, 2001.

Watson, J.: Pflege: Wissenschaft und menschliche Zuwendung. Huber, Bern 1996.

Weigle, M.: Women as verbal artists: Reclaiming the sisters of Enheduanna. Frontiers, 3 (1978) 1–9.

Witzel, A.: Das problemzentrierte Interview. In: Jüttemann, G. (Hrsg.): Qualitative Forschung in der Psychologie. S. 227–249, Beltz, Weinheim 1985.

Wolber, E.: Von der ritualisierten Distanz in der Pflegepraxis und Pflegetheorie zu einer Begegnung auf Augenhöhe. Pflege, 11 (1998) 149–155.

8 Frauengesundheit aus der Sicht der professionellen Pflege

Hanneke van Maanen

8.1 Einleitung

Frauengesundheit war bis vor 20 Jahren noch ein vernachlässigtes Forschungsgebiet der Gesundheitsversorgung. Die Gesundheitsforschung konzentrierte sich vorrangig auf weiße, sozialökonomisch gut etablierte Männer in den industrialisierten Ländern – auf die «Ernährer» und Produzenten der Gesellschaft. Diese gesellschaftlichen Normen, Werte und Auffassungen spiegelten sich in der klinischen Versorgung der Frauen wider.

Medizinische Kenntnisse wurden an Männern festgemacht und auf Frauen übertragen. Obwohl das Bewusstsein wuchs, dass Frauen sich in ihrem Denken, Fühlen und Handeln von Männern unterscheiden, hat es lange gedauert, bis die Anerkennung von genderspezifischen Merkmalen in der Gesundheitspolitik und Forschung umgesetzt wurden. Trotz der Fortschritte der vergangenen Jahre steht die Frauengesundheit noch am Anfang ihrer Entwicklung, daher gibt es in der Gesundheitsforschung mehr Fragen als Antworten.

«Frauen sind anders gesund und anders krank als Männer» (Hauffe, 1998), und Frauen reagieren in der Symptomatik, Erfahrung und Gestaltung von Gesundheit und Krankheit anders als Männer.

Die Entwicklung der Frauengesundheit kann als ein Prozess mit unterschiedlichen Phasen betrachtet werden. Laut Healy (1995) war die erste Phase der Frauenbewegung in den USA um die Jahrhundertwende mit heftigen Protesten verbunden, bis dann schließlich das Frauenwahlrecht eingeführt wurde. Dieses gewährte den Frauen das Recht zur Partizipation in der Politik, jedoch bot es in der Praxis noch wenig Chancen, um sich Zugang zu Ämtern und führenden Positionen zu verschaffen. Obwohl durch die «Human Rights Movements» Frauen juristisch die gleichen Rechte wie Männern verliehen wurden, erreichten die Frauen damit nicht automatisch die Gleichstellung. Um den Prozess der Gleichstellung zu fördern, wurde 1966 die National Organization for Women (NOW) etabliert, welche «equal partnership» von Frauen und Männern im Beruf förderte und versuchte, die Diskriminierung und Vorurteile gegenüber Frauen zu beenden. Es sollte noch ca. 30 Jahre dauern, bis Frauen, z. B. in den USA, in allen Aspekten des gesellschaftlichen Lebens ihren männlichen Kollegen («counterparts») gleichgestellt wurden (Phase 2 der Entwicklung). Der Streit um Anerkennung und Gleichstellung ging manchmal auf Kosten der eigenen Identität. Die Sozialisierung in den neuen Rollen führte zu Konflikten und Verunsicherungen. Phase 3 umfasste die Identitätskrise und ihre Bewältigung, das «empowerment» der Frauen, das Einschätzen eigener Talente und die Möglichkeit zur Entwicklung einer neuen Identität. In den siebziger Jahren entstand dann das «Boston Health Collective», eine Koalition kritischer Frauen, die die Macht der Gynäkologie über den Körper der Frau unter dem Leitspruch «our bodies, our selves» zu überwinden versucht. Es war wie eine Offensive von Frauen gegen die etablierte (männliche) Medizin, die zu wenig den Bedürfnissen von Frauen entgegenkam. Healy (1995) scheint diesen Meilenstein der Entwicklung der Gesundheitsbewegung in Boston zu ignorieren, wenn sie betont, dass zu der Phase des «empowerment» der Frauen auch das wachsende Körperbewusstsein, die Anerkennung des Selbst als Quelle der Kreativität und Selbstbestimmung gehört – eine Beobachtung, die sich auch in der deutschen feministischen Literatur widerspiegelt (Cyrus, 1993; Duden, 1987; Schrader, 2000). Zu dieser letzten Phase des wachsenden Körperbewusstseins gehört auch das Interesse für die eigene Gesundheit, von Healy (1995) zitiert als «Es lohnt sich meine Gesundheit zu fördern» und erklärt als «Ich bin es wert gefördert zu werden». Ein Vergleich zwischen den Entwicklungen in den USA und Deutschland lässt sich nicht mehr ohne Weiteres darstellen. Die «Human Rights Movements» scheinen in Deutschland weniger heftig als in den USA verlaufen zu sein. Drei Meilensteine haben auf die Gleichstellung der Frauen in Deutschland großen Einfluss genommen. Erstens wurde 1977 das deutsche Familienrecht geändert, und damit wurden patriarchale Elemente aus dem Gesetz entfernt. Zweitens haben sich deutsche Frauen ungefähr seit 1985 an der Politik beteiligt, eine Initiative, die maßgebend vom deutschen Juristinnenbund gesteuert wurde. Drittens wurde die Vergewaltigung von Frauen innerhalb der Ehe ab 2000 als krimineller Akt in das Strafgesetzbuch aufgenommen, das heißt, dass die Frau gegen den Vergewaltiger in Schutz genommen wird und diesem das Recht, seine Wohnung zu betreten, aus juristischen Gründen verweigert werden kann. Im Rahmen der Entwicklung der Frauenbewegung ist es interessant, die Pflege im historischen Kontext zu betrachten, eine Geschichte, die mit diesem Frauenberuf ausgesprochen eng verknüpft ist.

Mit diesem Kapitel sollen drei Aspekte der Frauengesundheitsversorgung angesprochen werden: Erstens werden die Geschichte und der soziale Kontext der Frauengesundheit dargestellt, zweitens werden einige Beispiele von Frauengesundheitsinitiativen und ihre Ergebnisse vorgestellt, und letztendlich wird die Position der Pflege und der PflegewissenschaftlerInnen in der Entwicklung der Frauengesundheit angesprochen.

8.2 Geschichte und sozialer Kontext

Das viktorianische Zeitalter im 19. Jahrhundert stellte die Frau einerseits wegen ihrer Tugenden («virtues») auf einen Sockel, bestimmte jedoch anderseits, dass ihr Platz zu Hause war, in der Familie, beim Ehemann und den Kindern. Der Uterus war das Symbol der Mutterschaft und die Erziehung von Kindern die wichtigste Aufgabe der Frau in der Gesellschaft. Familiengemälde aus dieser Zeit zeigen große Familien, das Ehepaar von vielen Kindern umgeben. Kinderreiche Familien waren sowohl eine Investition als auch eine Garantie für das Fortbestehen der Familie. Die Mortalität bei Müttern und Kindern war hoch, und das tägliche Leben war eng mit Krankheit und Tod verbunden.

Die Geschichte der Pflege ist mit der Entwicklung der Frauenbewegung wie eine doppelte Helix verknüpft. Diese enge Verbindung hat die Pflege in ihrer Professionalisierung sehr behindert, da berufliche Kompetenzen im Rahmen feministischer Zielsetzungen gesellschaftlich gleichgesetzt wurden.

In der pflegehistorischen Fachliteratur gibt es wenig Ansätze für spezifische Schwerpunkte in der Frauengesundheitsversorgung, mit Ausnahme der Etablierung des «The Women's Hospital of Philadelphia» (1861), eines amerikanischen Krankenhauses, verbunden mit dem «Women's Medical College of Pennsylvania». Als erste Frau erwarb dort Dr. med. Ann Preston ein medizinisches Diplom und gestaltete eine Krankenhausausbildung für Pflegende, die einen Zeitraum von sechs Monaten umfasste.

Das Krankenhaus behandelte kranke Frauen und Kinder und verfügte über eine Entbindungsstation, wo bereits damals das Konzept der Praxisanleitung durchgeführt wurde. Eine vergleichbare Situation entstand zu Beginn des 20. Jahrhunderts in Toronto (Kanada) mit der Etablierung des «Women's Hospital», einem innerstädtischen Krankenhaus für Diagnostik und Therapie frauenspezifischer Krankheiten. Das Women's Hospital in Kanada hatte sich gegen Ende des 20. Jahrhunderts eine prominente Position in der Betreuung vergewaltigter Frauen und Mädchen erworben und war in der HIV/Aids-Behandlung von Frauen federführend. Aus Kostengründen wurde das Krankenhaus im Jahr 2000 geschlossen, aber die benannten Forschungsschwerpunkte wurden von anderen Krankenhäusern übernommen.

Pflegende haben ohne Zweifel diese Entwicklung mitgestaltet, jedoch sind in der Geschichte die Namen von Ärztinnen festgehalten. Das Entstehen der «Victorian Order of Nurses» (VON) im Jahr 1897, dem ersten nationalen, public-health-orientierten ambulanten Pflegedienst Kanadas, ist auf eine Initiative einiger sozial engagierter Frauen und Pflegender zurückzuführen. Der VON stellte die Basis für die spätere Entwicklung des Gesundheitssystems dar. Der Name des Ordens steht für die Entwicklung der Basisgesundheitsversorgung, die sich an erster Stelle an die Krankenpflege im Haus und die sanitären Bedingungen in der Gemeinschaft richtete (Splane/Splane, 1994).

Auch in den europäischen Ländern gab es Initiativen in der Frauengesundheitsversorgung, jedoch sind meistens die Namen von Ärztinnen damit verbunden, da Projekte in der Medizin ohne Probleme legitimiert werden konnten. In Deutschland wurde 1909 das Kaiserin Auguste Victoria Haus eröffnet. Diese Anstalt hatte eine Abteilung für Geburtshilfe sowie weitere Abteilungen für Kinder verschiedener Altersstufen, eine Mütterberatungsstelle und war Ausbildungsstätte für Säuglings- und Kinderpflege. Im Jahre 1934 erfolgte die Schließung des Heimes durch die Nationalsozialisten.

Der Name einer Pflegenden ist für dieses Haus besonders prägend: Schwester Antonia Zerwer. Sie arbeitete in den verschiedenen Abteilungen des Hauses und als Fürsorgeschwester in der häuslichen Säuglings- und Kinderpflege. Besonders hervorzuheben ist die «Säuglingspflegefibel» (1912) von Antonia Zerwer. Sie richtete sich vorwiegend an die jungen Mädchen, die ihre Geschwister versorgten, während die Mütter arbeiten gingen. Das Buch wurde 2 Millionen Mal verkauft, davon ca. eine halbe Million Exemplare in deutscher Sprache und der Rest in acht verschiedenen Sprachen. Im Jahre 1933 erschien die 10. und damit letzte Auflage.

In den Niederlanden versuchte Aletta Jacobs als erste Frau an der Universität Groningen Medizin zu studieren, eine Entscheidung, die vom Minister-Präsident Thorbecke in 1872 persönlich unterschrieben werden musste (Jacobs, 1924)! Aletta Jacobs war die erste Ärztin, die in der Innenstadt von Amsterdam eine große Praxis eröffnete und die Frauengesundheit an Ort und Stelle sehr vorangetrieben hat.

Das erste Hospiz in Großbritannien wurde von einer Pflegenden, Cicely Saunders, geplant. Um ihre Ideen durchsetzen zu können, studierte Saunders Medizin. Diese Qualifikation ermöglichte es ihr, im Jahr 1970, das «St. Christophers Hospice» in London zu gründen (van Maanen, 1972).

Es gibt viele Pflegende, die ihre Kompetenzen durch das Studium der Medizin erweitert haben, um ihre Zielsetzungen zu erreichen und den Weg in der Gesundheitsversorgung mitzugestalten.

Die Entwicklung der Frauengesundheit ist nicht nur eine Sache der klinischen Zuwendung, die Behandlung von Frauen im Rahmen von Gesundheit und psychosozialem Kontext, wie Zerwer im Victoria Haus in Deutschland, Preston im Krankenhaus von Philadelphia und Jacobs in einer Hausärztinpraxis in Amsterdam förderten. Fortschritte zeigen sich auch an neuen Erkenntnissen und Forschungen, die in einem Fachgebiet durchgeführt werden.

Eines der ersten umfassenden Forschungsprojekte war die amerikanische Studie über die Menopause, Hormontherapie und Frauengesundheit, initiiert von den prominenten Politikerinnen Patricia Schroeder und Olympia Snowe,

Vizevorsitzenden der «Congressional Caucus for Women's Issues», einer parlamentarischen Frauenkoalition.

Demographische Hochrechnungen zeigten, dass es im Jahre 1991 36,3 Millionen Frauen im Alter von 50 Jahren geben würde, mit einer verbleibenden Lebenserwartung («life-expectancy») von gemittelt 25 Jahren. Diese Frauenkohorte hat noch ein Drittel ihres Lebens vor sich, Grund genug, um die Biographien dieser Frauen mit niedrigen Ovarialhormonspiegeln genauer zu beobachten (Hanna, 1992). Diese Forschung wurde vom US-Kongress gefördert. Der US Public Health Service (PHS) hat Frauengesundheit schon seit 1983 als Thema in die Gesundheitsplanung aufgenommen und 13,5 % des nationalen Gesundheitsbudgets für diesen Bereich reserviert, was 778 Millionen Dollar (ca. 884 Mio.) entspricht.

Für die Erforschung von Gesundheitsproblemen bei Frauen wurden folgende Kriterien festgelegt:

- Krankheiten oder Konditionen, die einzigartig für (alle) Frauen oder einen Teil der Frauen sind

- Krankheiten oder Konditionen mit einer höheren Prävalenz unter Frauen

- Krankheiten oder Konditionen mit Risiken, die «anders» (im Vergleich zu Männern) für (alle) Frauen oder einen Teil der Frauen sind

- Krankheiten oder Konditionen mit Interventionen, die «anders» für (alle) Frauen oder einen Teil der Frauen sind (Kirschstein, 1991).

Diese Kriterien entsprechen einer epidemiologischen Perspektive und vernachlässigen das Gesundheitspotenzial der Frauen – ein Blickwinkel, der unter deutschen Gesundheitsfachfrauen hohe Priorität genießt (AKF, 1996–2001).

Eine andere Studie, die auch in Deutschland mit Interesse verfolgt wird, ist eine seit 1975 laufende Langzeitstudie, die «Nurses Health Study» (Brigham and Women's Hospital, Harvard). Weil so wenig Frauenforschung existierte, wurde entschieden, eine groß angelegte Studie zu planen und damit über einige Jahrzehnte den Gesundheitsstatus von 120 000 Frauen (Pflegenden) zu verfolgen.

Diese Pflegenden bilden als freiwillige Stichprobe eine relativ homogene Gruppe und vertreten dadurch nicht einen repräsentativen Durchschnitt von Frauen in der Gesellschaft. Methodischer Zweck dieser Arbeitsweise ist, dass während des Alterungsprozesses regelmäßig Untersuchungen geplant und Ergebnisse bewertet wurden und werden, wie es jeder Frau gesundheitlich im Vergleich zu den anderen Frauen ging bzw. geht. Das Problem dieser Beobachtungsstudie ist, dass sich während der Datenerhebung neue Erkenntnisse entwickeln. Wären die Kriterien für naturwissenschaftliche Forschungen beachtet worden, dann hätten die ForscherInnen Hypothesen formuliert und auf ihre Validität überprüft.

Eine geeignetere Arbeitsweise, um eine Datenbasis über ein noch unbekanntes Phänomen wie Frauengesundheit aufzubauen, wären «treatment-control studies» (Kontrollstudien), wie «double-blind trials» (Doppelblindversuche) und/oder «(quasi)experimental designs» (quasiexperimentelle Untersuchungsdesigns). Aus der «Nurses Health Study» werden regelmäßig Forschungsergebnisse in der Fachpresse veröffentlicht. Es ist allerdings auffällig, mit welcher Vorsicht die Ergebnisse diskutiert werden – als wäre es zu früh, diese der Öffentlichkeit preiszugeben.

Beispiele von Gesundheits- bzw. Frauengesundheitsaspekten, die untersucht wurden, sind:

- die Relationen zwischen Diätfetten – hohen Cholesterinwerten – Kolon- und Brustkrebs
- die Effekte von Betakarotin und Vitamin E auf kardiovaskuläre Krankheiten und Krebs
- die Effekte von Vitamin-A-Derivaten auf ernsthafte Akne und andere Hautprobleme
- die Abnahme des Erkrankungsrisikos an Ovarialkrebs um 70 % für Frauen nach Tubenligatur
- die Relation zwischen Rauchen und Kolonkarzinom.

Frauen, die orale Kontrazeptiva einnehmen und rauchen, haben ein 40 Mal höheres Risiko, an einem Schlaganfall zu erkranken (Healy, 1995)! Es ist auch bekannt, dass Frauen, die von einem Myokardinfarkt betroffen sind, andere Symptome als Männer zeigen und manchmal nicht oder untertherapiert werden, weil Signale wie Schwindel, Erbrechen und Atemnot nicht als Symptome einer Herzerkrankung eingeschätzt werden. Da Frauen nach dem Wegfallen des hormonalen Schutzes meistens älter sind zum Zeitpunkt der Beschwerden, werden Symptome im Rahmen einer schon bestehenden Komorbidität («co-morbidity») erklärt. Während für Männer nach einem Herzversagen nur eine 5- bis 6-prozentige Mortalitätsrate zu verzeichnen ist, liegt das prozentuale Risiko der Mortalität bei einer Frau bei 11 bis 12 %. Folglich hat eine Frau ein doppelt so hohes Risiko, nach einem Herzversagen («cardiac failure») an einer zerebrovaskulären Folgeerscheinung zu erkranken (Healy, 1995).

Die vorgestellten Beispiele basieren auf nordamerikanischen Forschungen, was nicht den Eindruck erwecken soll, dass es in den industrialisierten nord- und westeuropäischen Ländern keine Frauenstudien gibt, jedoch hat sich die Frauengesundheitsforschung in den USA schon einigermaßen etabliert. Die fortgeschrittene Frauengesundheitsforschung in den USA wurde während der vom Bundesministerium für Familie, Senioren, Frauen und Jugend im Oktober 2001 geplanten ersten Frauen-Expertenberatung («Bericht zur gesundheitlichen Situation von Frauen in Deutschland») erneut diskutiert. Der deutsche Forschungsbericht ist auf Anregung der Weltgesundheitsorganisation entstanden, die 1994 ihren Mitgliedsländern empfohlen hat, die zweijährlichen Gesundheitsberichte in Zukunft genderspezifisch zu gestalten.

Das Differenzieren der Gesundheitsdaten in getrennte Information über Frauen und Männer hat klar gezeigt, wie wenig über Frauengesundheit bekannt ist und wie stark der Schwerpunkt – auch in Deutschland – auf der maskulinen Seite der Gesellschaft liegt. So gibt es in Deutschland noch keine Forschungsergebnisse über die geistige Gesundheit von Frauen (Bundesministerium, 2001).

8.3 Frauengesundheitsinitiativen und ihre Ergebnisse

Frauengesundheitsbericht

In Deutschland hat sich im letzten Jahrzehnt eine Reihe von Initiativen entwickelt, die sich auf Frauengesundheit und Soziales zentrieren. Die Initiativen dazu sind sowohl von Fachfrauen als auch von Laien geplant und durchgeführt worden, wobei grenzüberschreitende Netzwerke entstanden sind.

Aus wissenschaftlicher Perspektive ist der jüngst erschienene Frauengesundheitsbericht als ein Meilenstein zu betrachten (Bundesministerium, 2001). In diesem Bericht sind die in Deutschland gesammelten Forschungsdaten von Wissenschaftlerinnen zusammengebracht und analysiert worden. Außer demographischen Informationen wurden Daten über den Gesundheitsstatus der Frau (Morbidität und Mortalität), gesundheitsbezogene Lebensweise, Gewalt im Geschlechterverhältnis, reproduktive Biografien und Gesundheit, Arbeit und Gesundheit, Gesundheit im mittleren Lebensalter, Frauen in besonderen sozialen und gesundheitlichen Lebenslagen und frauenzentrierte Ansätze in der Gesundheitsförderung und in der gesundheitlichen Versorgung bearbeitet. Die Frauen-Expertenberatung diente dazu, Empfehlungen für die Zukunft zu geben und Prioritäten aufzuzeigen.

Forschungsinitiativen

Weitere Forschungsinitiativen in der Frauengesundheitsforschung sind an Universitäten etabliert worden, z.B. an der Technischen Universität Berlin, Institut für Gesundheitswissenschaften (Prof. Dr. U. Maschewsky-Schneider) und am Forschungsinstitut Frau und Gesellschaft-IFG in Hannover (Prof. Dr. Carol Hagemann-White). Die Frauenforschungsinitiativen sind dem «European Women's Health Network» (EWHNET, 1997) angegliedert, in dem sich eine steigende Zahl von Ländern, z.B. Irland, Finnland, die Niederlande, Österreich, Russland und

Schottland zusammenschließen. Es geht in diesem Verband um die Vernetzung von Kenntnissen in Bezug auf Frauengesundheit und um die Erfahrungen mit unterschiedlichen Modellen von Frauenkliniken, Frauenprojekten und sozialpolitischen Entwicklungsstrategien, um die Frauengesundheit zu fördern und in der Gesundheitspolitik zu etablieren. Innerhalb des EWHNET werden die verschiedenen Forschungsinitiativen – klinische, ambulante und soziale – zusammengebracht. Es werden gemeinschaftliche Modelle und Strategien diskutiert, die zum Ziel haben, die noch bescheidenen materiellen Ressourcen so effektiv wie möglich einzusetzen. Deutschland nimmt in dieser Entwicklung eine federführende Position ein.

Arbeitskreis Frauengesundheit in der Medizin, Psychotherapie und Gesellschaft e. V.

Der seit 1994 eingerichtete Arbeitskreis Frauengesundheit in der Medizin, Psychotherapie und Gesellschaft e. V. (AKF) ist ein kritisches Forum von professionellen Frauen: (Fach-)Ärztinnen, Psychotherapeutinnen und Vertreterinnen anderer Gesundheits- und Sozialberufe, die sich für eine frauenfreundliche Gesundheitsversorgung einsetzen. Es gibt auch einige Fachpflegende in der AKF, die sich aktiv mit Frauengesundheit beschäftigen. Beim AKF liegen die Schwerpunkte der Aktivitäten auf:

- Informationsvermittlung und Aufklärung von Frauen über ihre Gesundheit und ihr Wohlbefinden

- Vernetzung von kritischen Fachfrauen in der Gesundheitsversorgung

- Entwicklung und Veröffentlichung von Informationsmaterial für Frauen in jährlichen Konferenzberichten (AKF, 1995–2001).

Internationale Zentren für Frauengesundheit

Im Jahr 2000 wurde in Bad Salzuflen das erste Internationale Zentrum für Frauengesundheit (IZFG) eröffnet, wo Frauen prä- und postoperativ in ihren physischen, psychischen und sozialen Bedürfnissen betreut werden. Beratung und Begleitung nehmen in der Rehabilitation eine zentrale Stelle ein.

Die Vernetzung von Fachfrauen hat dazu geführt, dass im Jahr 2000 eine gemeinsame AKF-IZFG-Konferenz in Zusammenarbeit mit dem EWHNET durchgeführt werden konnte. Diese Tagung über «Frauenalltag und Gesundheit in Europa – Ein Dialog über Grenzen: Modelle kennen lernen, Strategien entwickeln» demonstrierte in Referaten und Diskussionen, wie zielorientiert die Akteurinnen sich mit der Frauengesundheit beschäftigen. Zwei Podiumsdiskussionen über die Frauengesundheitspolitik in Europa und den deutschen Wissensstand zum Thema Frauengesundheit demonstrierten die soziopolitischen Kompetenzen der Teilnehmerinnen.

WHO-Projekt «Gesundheit in Städten»

Im sozialen Umfeld verdient das WHO-Projekt «Gesundheit in Städten» Aufmerksamkeit, weil diese Initiative, wie z. B. in München und Wien, nicht nur die Gesundheitsversorgung, sondern auch das soziale Milieu einbezieht und diese Projekte manchmal von Frauen initiiert und begleitet werden. In diesem Projekt liegt ein Schwerpunkt auf den Lebensgewohnheiten der Bevölkerung, und es konzentriert sich auf den Bereich der Gesundheitsförderung und -erziehung in Schulen, sozialen Verbänden und Krankenhäusern (Schmidl et al., 1998; Wimmer-Puchinger, 1997; WHO/EURO, 1995).

International Council of Nurses

Im internationalen Rahmen gibt es aus der Perspektive der Pflegewissenschaft innerhalb der angeschlossenen Mitgliedsländer des International Council of Nurses ein steigendes Interesse für Frauengesundheit, das sich in der Zahl der Referate auf Fachkongressen widerspiegelt (ICN, 2001).

International Council on Women's Health Issues (ICOWHI)

Weiter gibt es den International Council on Women's Health Issues (ICOWHI), worin ForscherInnen und Fachpflegende sich über Themen der Frauengesundheit austauschen. Die Erkenntnisse wurden in der Zeitschrift «Health Care for Women International» (2001, Vol. 21) veröffentlicht. Die ICOWHI ist ein interdisziplinärer Verband, in dem Frauen aus vielen Ländern vertreten sind.

8.4 Position der Pflege bzw. Pflegewissen-schaftlerInnen

Die Pflege bzw. Pflegewissenschaft ist traditionell von Frauen besetzt. Je nach Land sind momentan zwischen 17 und 25 % Männer in der beruflichen Pflege tätig. War es Pflegern anfänglich noch nicht erlaubt, in typisch weiblichen Feldern der Pflege, z. B. auf einer Entbindungsstation, zu arbeiten, ist es heutzutage auch Männern möglich, den Hebammenberuf auszuüben. Im Deutschen Krankenpflegegesetz von 1985 wurden jedoch die Spezialgebiete der Wochenbettpflege sowie der urologischen Pflege noch für weibliche und männliche Pflegende entsprechend festgeschrieben. Diese Rollendifferenzierung hat sich in der Medizin interessanterweise nicht manifestiert, wo Frauen und Männer jeweils Personen beiderlei Geschlechts diagnostizieren und behandeln.

In der internationalen Pflegetradition beschränkt sich die Zusammenarbeit von Pflegenden mit Einzelnen, Familien/Gruppen und der sozialen Gemeinschaft nicht auf die Betreuung von Patienten, die konform der medizinisch vorgeschriebenen Therapie gepflegt und behandelt werden, vielmehr ist der Bereich der Pflege wesentlich breiter und tiefer:

> Pflege umfasst das Erkennen des Gesundheitspotentials bei gesunden und pflege-
> bedürftigen Personen sowie die Entwicklung dieses Potentials und die Förderung der
> Gesundheit. Pflege fokussiert die Prävention von Krankheit und Beeinträchtigung, die
> Einschätzung und Behandlung (Diagnose und Therapie) der Reaktionen von Personen
> mit gestörter Gesundheit, die Linderung von Leiden und die Wiederherstellung der
> Gesundheit durch Rehabilitation. (ANA, 1994; van Maanen, 1995)

Diese Beschreibung umfasst alle Aspekte von Gesundheit und Krankheit und beschränkt sich nicht primär auf die Pflege von erkrankten und beeinträchtigten Personen. Jedoch könnte dieser Eindruck möglicherweise entstehen, wenn die heutige Arbeit der Pflegenden, wie sie im Krankenpflegegesetz und in den Richtlinien für die Pflege festgelegt worden sind, be(ob)achtet wird.

Meistens sind solche Rahmenbedingungen nicht von der Pflegedisziplin selbst, sondern von anderen Fachleuten wie Juristen, Arbeitswissenschaftlern und Ökonomen entwickelt worden, also von Personen, die mit der Komplexität der Pflegepraxis wenig oder gar nicht vertraut sind und ihre Einschätzungen an wirtschaftlichen und sozioökonomischen Kriterien validieren.

Es ist für externe Beobachter nicht einfach, den Arbeitsprozess der Pflege, der sich unter anderem in Handlungen und Aktivitäten zeigt, zu bewerten. Die Komplexität der Interaktionen und Prozesse lässt sich schwer in objektiven Parametern beschreiben. Für erfahrene Pflegende sind solche subjektiven Aspekte der Berufspraxis so selbstverständlich, dass diese in der Kommunikation mit anderen Berufsgruppen häufig übersehen werden. Dadurch werden auch Chancen vernachlässigt, die berufliche Pflege gegenüber anderen Gesundheitsfachleuten und der Gesellschaft transparent zu machen.

Deutsche Pflegende haben seit Beginn der neunziger Jahre unter dem wachsenden Interesse für Qualitätssicherung angefangen, sich aktiv mit der Darstellung der Pflegepraxis zu beschäftigen. Mitte der neunziger Jahre ist die Entwicklung der Pflegediagnosen hinzugekommen, die in Konzepten wie Pflegephänomenen, Pflegeinterventionen und Pflegeergebnissen beschrieben werden und als Synthese den Pflegeprozess untermauern.

Ist die Pflegepraxis unter den bisherigen Rahmenbedingungen (Krankenpflegegesetz von 1985) noch primär auf einen linearen Arbeitsablauf festgelegt, manifestiert sich die berufliche Pflege als ein Prozess mit Patienten/Klienten und Angehörigen durch den wachsenden Bedarf in der Gesundheitsversorgung. In diesem Prozess wird die Eigenverantwortung der Menschen für ihre Gesundheit und ihre Lebensgewohnheiten einbezogen. Das ist allerdings keine einfache Aufgabe in einer Konsumgesellschaft, die gerne die Eigenverantwortung für ihre Gesundheit an offizielle Stellen delegiert. In der heutigen Zeit der Gesundheitsreform und der eingeschränkten Ressourcen ist es wichtig, die Eigenverantwortung aufs Neue zu fördern und die Konsumhaltung durch Partizipation und Engagement zu ersetzen.

Welchen Einfluss nimmt eine umfassende und integrative Pflege auf die Frauengesundheit? Ist oder sollte die Handlungsweise von Pflegenden genderspezifisch sein?

In der Präambel der ICN-Ethikkodex für berufliche Pflegende wird festgestellt, dass Pflege:

> […] die Achtung der Menschenrechte, einschließlich dem Recht auf Leben, auf Würde und auf respektvolle Behandlung [umfasst]. Sie wird ohne Rücksicht auf das Alter, Behinderung oder Krankheit, das Geschlecht, den Glauben, die Hautfarbe, die Kultur, die Nationalität, die politische Einstellung, die Rasse oder den sozialen Status ausgeübt. Die Pflegende übt ihre Tätigkeit zum Wohle des Einzelnen, der Familie und der sozialen Gemeinschaft aus; sie koordiniert ihre Dienstleistungen mit denen anderer beteiligter Gruppen. (Deutscher Berufsverband für Pflegeberufe [DBfK] e. V., 2000; basierend auf dem ICN Code of Ethics, 1973, mit Revisionen)

Der Ethikkodex weist verpflichtend darauf hin, dass Pflegende sich ungeachtet des Geschlechts und des soziokulturellen Hintergrundes an den Menschenrechten orientieren.

Warum ist es dann relevant, über Frauengesundheit aus der Sicht der professionelle Pflege zu diskutieren? Berufliche Pflegende haben einen spezifischen Zugang zur integrativen Gesundheitsversorgung, zum Kontinuum von Gesundheit/ Wohlbefinden und Krankheit mit den entsprechenden subjektiven und objektiven Dimensionen. Damit ist eine Skala von Nuancen gemeint, die von *sich gesund fühlen* versus *gesund sein* oder *sich krank fühlen* versus *krank sein* reicht.

In der integrativen Gesundheitsversorgung besetzen Frauen eine wichtige Rolle. Im Rahmen von Public Health, insbesondere in Projekten mit Schwerpunkten wie Lebensgewohnheiten und Gesundheitsverhalten, sind es häufig Frauen, Mütter und Partnerinnen, die die Verantwortung für das Wohlbefinden der Familie übernehmen (s. a. Kap. 9).

Das zeigt sich z. B. im Bereich der ambulanten Pflege, wo es möglich ist, auf die Gesundheit von Familien und Bevölkerungsgruppen Einfluss zu nehmen. Es gibt viele Beispiele der Zusammenarbeit ambulant Pflegender mit Frauenkoalitionen im Bereich der Gesundheitsförderung und der Förderung von gesunden Lebensgewohnheiten. Auf Grund des Einflusses, den Frauen und Mütter in ihren Familien haben, ist die Rolle der Frau von essenzieller Bedeutung für das Wohlbefinden der Gesellschaft. Die Frau und Mutter ist der Dreh- und Angelpunkt in der Förderung von Gesundheit in der Familie.

WHO-Studie, Karelia-Gebiet, Finnland

Ein klassisches Beispiel ist die von der WHO initiierte Karelia-Studie in Finnland. In dieser Gemeinschaft manifestierte sich, im Vergleich zu anderen Regionen Finnlands, eine hohe Mortalität infolge von Herzinfarkten. Weil das Phänomen nicht klar darzustellen war, wurde eine Studie geplant, bei der Public-Health-Ärzte (Epidemiologen) und ambulant Pflegende eng zusammenarbeiten. Die Studienkohorte umfasste eine Bevölkerungsgruppe von Holzfällern im Karelia-Gebiet, im Herzen von Finnland. Die Ernährungsgewohnheiten dieser Männer waren an das kalte Klima des Nordens angepasst und enthielten viel Fett (hohe Cholesterinwerte) und damit auch viele Kalorien. Obwohl diese Nahrungsgewohnheiten in der Zeit der körperlichen Anstrengungen mehr oder weniger angemessen schienen, führten sie zu einem riesigen Überangebot an Fetten in der Ernährung, als sich die Automatisierung des Holzfällens durchsetzte. Die geringere körperliche Arbeit erforderte keine überreichliche Ernährung mehr und hatte so eine steigende Inzidenz der Herzinfarkte zur Folge.

Im Rahmen der Studie wurde an erster Stelle eng mit den Frauen zusammengearbeitet, um die Ernährungsgewohnheiten zu analysieren und angemessene Diäten für die neuen Arbeitsumstände zu entwickeln. Über die Beeinflussung der Lebensgewohnheiten entwickelten nicht nur die Frauen mehr Verständnis für die kardiovaskulären Risiken, sondern auch die Männer übernahmen mehr Eigenverantwortung für ihre Gesundheit.

HIV/Aids-Projekte, Südafrika

Ein anderes Beispiel ist die gesundheitliche Intervention bei HIV/Aids in südafrikanischen Ländern, die primär über Frauenverbände («women's coalitions») mit Unterstützung von Pflegenden, Sozialarbeitern und Schullehrern geplant und durchgeführt wird. Die hohe Promiskuität der Männer, die Weigerung, beim Geschlechtsverkehr ein Kondom zu benutzen, da dies als «unmännlich» gilt, sowie der Mythos, dass man durch Geschlechtsverkehr mit einer Jungfrau (in vielen Fällen junge Mädchen und sogar die Vergewaltigung von Kindern) von HIV/Aids genesen kann, hat dazu geführt, dass in dieser Region eine Generation von Eltern stirbt, bevor ihre Kindern erwachsen geworden sind. Die Konsequenz ist, dass diese Waisenkinder betteln müssen, um am Leben zu bleiben und keinen Schulunterricht absolvieren können. Damit gehen sie für den Arbeitsmarkt der «Geschulten» verloren. Sie gehören zu einer verlorenen Generation («lost generation»), die Habenichtse («have not's») der Gesellschaft. Da viele Frauen die Verantwortung für eine Großfamilie, die Waisen aufnimmt («extended family») zu übernehmen haben, sind sie diejenigen, die in den Prozess der sozialen Änderung eingebunden werden – und mit Erfolg (Oikocredit, persönliche Information; WHO Berichte 1996–1999)!

Beiträge der professionellen Pflege

Die Beiträge der beruflich Pflegenden können am Beispiel der ambulanten Gesundheitsversorgung klar demonstriert werden. In den Länderstudien der Weltgesundheitsorganisation (Regionalbüro Kopenhagen) stehen Daten, welche die Pflegeinterventionen bezogen auf den Gesundheitsstatus von Einzelnen, Familien bzw. Gruppen und sozialen Gemeinschaften widerspiegeln. Die Anerkennung dieser Pflegearbeit wird leider noch immer über medizinische Gutachten legitimiert! Da sich der Gesundheitsstatus einer Bevölkerungsgruppe so schwierig definieren lässt, sind die Ergebnisse pflegerischer und medizinischer Interventionen nicht problemlos in objektive Daten umzusetzen und werden dadurch als weniger valide bewertet. In der deutschen Pflege ist die Funktion der ambulant Pflegenden noch wenig transparent, da mit Ausnahme einiger Weiterbildungen noch keine anerkannten Fachspezialisierungen für ambulante Pflege und Public Health vorhanden sind. Jedoch gibt es in den Frauenkliniken der Krankenhäuser erfahrene Pflegende, die sich im klinischen Bereich intensiv mit Frauengesundheit beschäftigen. Die systematische Bearbeitung von Frauengesundheitsdaten lässt sich momentan in der deutschen Pflegefachliteratur noch nicht widerspiegeln.

Beiträge der Pflegewissenschaft

Die Beiträge der Pflegewissenschaft können sich sowohl im wissenschaftlichen als auch im klinischen (praktischen) Bereich der Gesundheitsversorgung zentrieren, z. B. in der Gestaltung der forschungsuntermauerten Pflegepraxis in Krankenhäusern, Pflegeheimen und den ambulanten Pflegediensten. Im Rahmen der Frauengesundheitsforschung liegt ein umfassendes Arbeitsfeld in der systematischen Beschreibung und Auswertung von Frauengesundheitsdaten. Die pflegewissenschaftliche Forschung in Deutschland steht noch am Anfang der Entwicklung, das heißt, es konnte sich bisher in der Frauengesundheitsforschung noch kein sichtbares pflegewissenschaftliches Profil entwickeln. Die deutsche Frauengesundheitsforschung wird vorrangig von SozialwissenschaftlerInnen und FachärztInnen durchgeführt. In den USA gibt es seit den achtziger Jahren renommierte Frauenforschungsabteilungen, z. B. an der University of Washington, School of Nursing in Seattle (Prof. Dr. Nancy Fugate Woods, Director Center for Women's Health Research, z. Z. Dean of the School of Nursing) und an der University of California San Francisco School of Nursing in San Francisco (Prof. Dr. Em. Virginia Olesen). Diese und andere Frauengesundheitsabteilungen werden unter anderem von den «Institutes of Health and Human Ressources» in Bethesda (Maryland), zu vergleichen mit dem Bundesministerium für Gesundheit in Deutschland, über Drittmittel finanziert. Von Anfang an ist in den USA die Pflegewissenschaft gemeinsam mit anderen Disziplinen federführend in der Entwicklung der Frauengesundheitsforschung gewesen.

Die Funktionen, Rollen und Aktivitäten der Pflege bzw. Pflegewissenschaftlerinnen im Rahmen der Frauengesundheit vernetzen sich mit der Gesundheit der Familie. Gesundheitsaspekte, die in pflegewissenschaftlichen Forschungen angesprochen werden, betreffen Themen wie z. B.

- perimenstruelle Syndrome (Woods et al., 1997, 1982)

- HIV-Risiken und präventive Maßnahmen (Timmons/Sowell, 1999)

- Hormonersatztherapie und Alzheimer-Krankheit (Benson, 1999)

- das Verhältnis zwischen chronischer Krankheit und Depression (Hough et al., 1999)

- menopausale Meinungen und Auffassungen in Bezug auf Gesundheitsprobleme (Berg/Lipson, 1999)

- Auffassungen von Brustkrebs bei Frauen mit und ohne familiäre Risiken (Hailey et al., 2000).

Die Mehrheit dieser Studien sind in der USA – seit den fünfziger Jahren die Heimat der pflegewissenschaftlichen Forschung – entwickelt worden. Pflegewissenschaftlerinnen arbeiten nicht nur intradisziplinär, sondern auch, wie das in anderen Disziplinen üblich ist, in interdisziplinären Forschungsteams als Projektleitende oder als teilnehmende Forscherinnen.

Die Entwicklung der Frauengesundheitsforschung steht in Deutschland noch am Anfang. Es lässt sich jedoch einschätzen, dass diejenigen, die sich international mit diesem Zweig der Wissenschaft verbunden fühlen, die Erkenntnisse über die Gesundheit von Frauen und Mädchen in grenzüberschreitenden Studien fördern werden.

8.5 Literatur

American Nurses Association: Policy Statement. Autor, Kansas City 1994.

Benson, S. L.: Hormone replacement therapy and Alzheimer's disease: an update on the issues. Health Care for Women International: 20 (1999) 6: 619–638.

Berg, J. A.; Lipson, J. G.: Information sources, menopause beliefs, and health complaints of midlife Filipinas. Health Care for Women International, 20 (1999) 1: 81–92.

Bundesministerium für Familie, Senioren, Frauen und Jugend: Bericht zur gesundheitlichen Situation von Frauen in Deutschland: Eine Bestandsaufnahme unter Berücksichtigung der unterschiedlichen Entwicklung in West- und Ostdeutschland. Kohlhammer, Berlin 2001.

Cyrus, H.: Geschlechterspiel – Geschlechterkampf? Zur Geschichte des Diskurses über das Geschlechterverhältnis. In: Kruger, M. (Hrsg): Was heißt hier eigentlich feministisch?

Zur theoretischen Diskussion in den Geistes- und Sozialwissenschaften. S. 164–180, Donat, Bremen 1993.

den Broeder, L.: Women's health network: State of affairs, concepts, approaches, organizations in the health movement. Country Report of the Netherlands. EWHNET, Institut Frau und Gesellschaft, Hannover 1998.

Deane, A.: Women's health network: State of affairs, concepts, approaches, organizations in the health movement. Country Report Ireland. EWHNET, Institut Frau und Gesellschaft, Hannover 1998.

Deutscher Verband für Pflegeberufe (DBfK) e. V. (2000): ICN-Ethikkodex für Pflegende. Autor, Eschborn 2000.

Dorst, B.; Hagemann-White, C.: Present state and development of women-friendly psycho-therapy. Workshop documentation. EWHNET, Landesverein für Gesundheit Niedersachsen e.V., Hannover 1999.

Duden, B.: Geschichte unter der Haut. Klett Cotta, Stuttgart 1987.

Hailey, B. J.; Carter, C. L.; Burnett, D. R.: Breast cancer attitudes, knowledge, and screening behavior in women with and without a family history of breast cancer. Health Care for Women International, 21 (2000) 8: 701–715.

Hammer, J.; Becker, J.: Women's health network: State of the art, concepts, approaches, organisations in the women's health movement. Country Report Great Britain. EWHNET, Landesvereinigung für Niedersachsen e.V., Hannover 1998.

Hanna, K. E.: The menopause, hormone therapy and women's health. Washington: U. S. Congress, Office of Technology Assessment. OTA-BP-BA-88. U. S. Government Printing Office, 1992.

Hauffe, U.: Frauen brauchen eine andere Medizin! Hofgeismarer Vorträge, Bd. 10/1998, S. 37–48. Evangelische Akademie Hofgeismar 1998.

Healy, B.: A new prescription for women's health: Getting the best medical care in a man's world. Viking, Sabon 1995.

Hough, E. S.; Brumitt, G. A.; Templin, T. N.: Social support, demands of illness and depression in chronically ill urban women. Health Care for Women International: 20 (1999) 4: 349–362.

International Council of Nurses (ICN): Abstracts for concurrent sessions and seminars. 22nd Quadrennial Congress 10–15 July, Copenhagen. ICN, Geneva, 2001.

Jacobs, A.: Herinneringen. Socialistische Uitgeverij, Nijmegen SUN 1924/1978.

Kelly, L. Y.: Dimensions of professional nursing. 3. Auflage, Macmillan, New York 1975.

Kirschstein, R. L.: Research on women's health. American Journal of Public Health, 81 (1991) 3: 291–293.

Lasch, V.; Hagemann-White, C.: Standards in der Praxis: Dokumentation der Diskussion in einem Netzwerk von Frauengesundheitsprojekten im Rahmen einer transnationalen Zusammenarbeit. EWHNET, Institut Frau und Gesellschaft, Hannover 1998.

Lasch, V.; Hantsche, B.: Netzwerk Frauengesundheit: Situation, Konzepte, Herangehensweisen und Organisationen in der Frauengesundheitsbewegung. Länderbericht Bundesrepublik Deutschland. EWHNET, Institut Frau und Gesellschaft, Hannover 1998.

Ojanlatva, A.: Women's health network: State of affairs, concepts, approaches, organizations in the women's health movement. Country Report Finland. EWHNET, Landesvereinigung für Gesundheit Niedersachsen e.V., Hannover 2000.

Rasky, E.: Netzwerk Frauengesundheit: Entwicklung, Konzepte, Herangehensweisen und Organisationen in der Frauengesundheitsbewegung. Länderbericht Österreich. EWH-NET, Institut Frau und Gesellschaft, Hannover 1998.

Schmidl, H.; Svoboda, T.; Hüber, U.: Gesundheit planen für die Stadt: Strategien, Konzepte und Erfahrungen. International Congress Wien, WHO Projekt: «Wien – gesunde Stadt» 1998

Schrader, M.: Schönheitsideal der Brust im Wandel der Zeit – Körperbild und Selbstwertgefühl im Therapiefeld der plastischen Chirurgie. In: Scheffler, M. (Hrsg.): Brust 2000: Gesundheitspolitische Ein- und Aussichten. S. 121–123. Dokumentation der 6. Jahrestagung des Arbeitskreises Frauengesundheit in Medizin, Psychotherapie und Gesellschaft e.V. (AKF) Nov. 1999. AJZ, Bad Pyrmont, Bielefeld 2000.

Sonntag, U.; Eichler, K.: Kommunale Strategien der Frauengesundheit. Workshopbericht. EWHNET, Landesverein für Niedersachsen, Hannover 1999.

Splane, R. B.; Splane, V. H.: Chief nursing officer positions in national ministries of health: Focal points for nursing leadership. San Francisco School of Nursing, San Francisco, UCSF 1994.

Timmons, S. M.; Sowell, R. L.: Perceived HIV-related sexual risks and prevention practices of African American women in the southeastern United States. Health Care for Women International, 20 (1999) 6: 579–591.

Van Maanen, H.: Een model voor de verpleegkunde. (Ein Modell für die Pflege; eine theoretische Verhandlung über Pflege am Beispiel von Innovationsprojekten in St. Christopher's Hospice in London und Loeb Center, Montfiore Hospital in New York City). Tijdstroom, Lochem 1972.

Van Maanen, H.: «Zum Wohl», Antrittsvorlesung Universität Bremen, Fachbereich Human- und Gesundheitswissenschaften; Lehramtstudiengang Pflegewissenschaft. Internes Dokument, 1995.

Wegmann, H.: Antonia Zerver: Ein Leben für Kinder. 75 Jahre Kinderkrankenpflege. Hentrich, Berlin 1992.

Wimmer-Puchinger, B.: 5 Jahre WHO-Modellprojekt. Frauengesundheitsförderung an einer Frauenklinik. 1992/93–1997. Ludwig Boltzmann Institut für Frauengesundheitsforschung in Zusammenarbeit mit der Semmelweis Frauenklinik in Wien, 1997.

Woods, N.; Lentz, M.; Mitchell, E.; Taylor, D.; Lee, K.; Barash, N.: Perimenstrual symptoms, social environment, socialization, health practices and health status. Final Report to the National Center for Nursing Research. USPHS, Baltimore, ML 1997.

Woods, N.; Most, A.; Dery, G.: Prevalence of perimenstrual symptoms. American Journal of Public Health, 72 (1982) 11: 1257–1264.

World Health Organization Regional Office for Europe (WHO/EURO): Action for health in cities. Autor, Kopenhagen 1995.

Zusätzliche Referenzen der Frauengesundheit in Deutschland

I. Arbeitskreis Frauengesundheit in Medizin, Psychotherapie und Gesellschaft e.V. (AKF) Jährliche Tagungen mit Dokumentation (Verlag: Bielefeld AJZ Druck und Verlag).
Verdener Straße 20, 28205 Bremen
Tel./Fax (0421) 434 93 40
E-Mail: AKF-mail@t-online.de

Frauengesundheit, Frauenkrankheit, Körperlichkeit (1994)
Zeitschrift für Frauenforschung 4-1994
Institut Frau und Gesundheit
1. Jahrestagung, Bad Pyrmont, November 1994

Wechselwirkungen Wendezeiten: Pubertät/Adoleszenz und Wechseljahre (1996)
2. Jahrestagung, Bad Pyrmont, November 1995

Wege aus Ohnmacht und Gewalt (1997)
3. Jahrestagung, Bad Pyrmont, November 1996

Von der Krankheit Frau zur Frauengesundheit (1998)
4. Jahrestagung, Bad Pyrmont, November 1997

Vom Umgang der Frauen mit Macht, Geld und Gesundheit (1999)
5. Jahrestagung, Bad Pyrmont, November 1998

BRUST: Gesundheitspolitische Ein- und Aussichten (2000)
6. Jahrestagung, Bad Pyrmont, November 1999

Frauenalltag und Gesundheit in Europa – ein Dialog über Grenzen: Modelle kennen lernen, Strategien entwickeln (2001)
7. Jahrestagung, Bad Salzuflen, 28. September – 1. Oktober 2000

Therapie, Technik, Markt, Moral (wird veröffentlicht 2002)
8. Jahrestagung, Kassel – Bad Wilhelmshöhe, November 2001

II. Arbeitskreis Frauen und Gesundheit im Norddeutschen Forschungsverbund Public Health
Hampel, E.; Jahn, I.; Koppelin, F.; Reinerts, H.; Steinbach, I. u. Stumm, B. (1998)
Frauen und Gesundheit(en) in Wissenschaft, Praxis und Politik. Verlag Hans Huber, Göttingen

III. Internationales Zentrum für Frauengesundheit (IZFG)
Alte Vlothoer Straße 47–49, 32105 Bad Salzuflen
Tel. (05222) 37 43 62

IV. European Women's Health Network EWHNET
IFG Dr. Vera Lasch
Landesverein für Gesundheit Niedersachsen e. V.
30165 Hannover
Tel. (0511) 350 00 52, Fax 350 55 95
E-Mail: Iv-gesundheit.nds@t-online.de

V. International Council on Women's Health Issues (ICOWHI)
University of Victoria School of Nursing
P. O. Box 1700, Victoriy, B. C. Canada V8W 2Y2
Fax 001 (0) 250-721 62 31

9 Frauengesundheitsforschung in deutschen Pflegestudiengängen

Elisabeth Uhländer-Masiak

9.1 Einleitung

Warum eigentlich sollen sich Studierende in Pflegestudiengängen mit Fragen zur Frauengesundheit beschäftigen? Ist der Fächerkanon nicht bunt genug, brauchen wir noch ein wenig *Exotik*?

Eine spontane Antwort wäre, dass es sehr viel Spaß machen würde und die interessantesten und kontroversesten Diskussionen auslösen könnte. Gibt es aber darüber hinaus auch Gründe, die dafür sprächen, dass sich Pflegestudierende mit Frauengesundheitsforschung befassen? Gibt es also relevantes Wissen im Bereich der Frauengesundheitsforschung, das in der Berufspraxis sinnvoll umgesetzt werden könnte, diese entwickeln und die Professionalisierung unterstützen könnte?

Existieren Fragen und Phänomene in der Pflege, die Forschung aus der Geschlechterperspektive erfordern?

Dieses Kapitel will sich mit diesen Fragen beschäftigen und versuchen Argumente zu finden.

9.2 Pflege

Seit sich Theoretikerinnen mit dem Fachgebiet Pflege beschäftigen, steht die Definition der Domäne Pflege mit der Abgrenzung gegen andere Disziplinen im Zentrum des Bemühens. Die deutsche Diskussion um das Wesen der Pflege, ihre Ziele, Inhalte, Methoden und dafür nötige professionelle Kompetenzen hat mit der Einrichtung der Pflegestudiengänge einen starken Impuls bekommen und ist in vollem Gange.

Die in der Kranken- und Altenpflegepraxis gesammelte Erfahrung, dass Pflege vor allem Unterstützung bei der Bewältigung des Alltagslebens mit und trotz verschiedenster körperlicher, geistiger und seelischer Beeinträchtigungen bedeutet, findet sich bei Bartholomeyczik (2001) wieder. Sie definiert die Auswirkungen von Gesundheitsstörungen auf die Betroffenen und die damit verbundene Bewältigung des Alltagslebens als Kerngeschäft der Pflege. In diesem Zusammenhang benennt sie zwei allgemeine Ziele der Pflege:

- zum einem die möglichst selbstständige Bewältigung des Alltags in Würde, der Leben und Sterben umfasst,

- zum anderen die Verhinderung von Sekundärschäden, die durch die gesundheitlichen Probleme und damit einhergehenden Beeinträchtigungen eintreten können.

Ergänzend dazu muss sicherlich die Primärprävention als Ziel genannt werden.

Um diese Ziele erreichen zu können, benötigen Pflegende folgende Schwerpunktkompetenzen:

- Fähigkeit zur Beziehungsgestaltung

- Prozesssteuerung

- Beratungs- und Anleitungsfähigkeiten

- Case- und Trajekt-Management.

Diese Schwerpunktkompetenzen müssen pflegeinhaltlich gefüllt werden, um Pflegekompetenz zu werden. Professionalität erhält eine solche Pflegekompetenz, wenn sie unter folgenden Schlüsselkompetenzen durchgeführt wird:

- Umsetzung wissenschaftlicher Ergebnisse

- Fähigkeit zum Management verschiedenartigster Prozesse (Pflegeprozess, aber auch z. B. Krankheitsverläufe)

- soziale Kompetenz im weitesten Sinne (einschließlich Perspektivenübernahme, ethischem Entscheiden und Handeln) (Bartholomeyczik, 2001).

9.3 Frauengesundheit

Frauen sind anders gesund und anders krank als Männer. Was sich so selbstverständlich anhört und nach 30 Jahren Frauenbewegung von Frauen eher positiv besetzt wird, war ein Grund jahrhundertelanger Abwertung weiblicher Körper und Psyche. Mit der Frauenbewegung erfolgte eine Rückbesinnung auf die Stärken der Weiblichkeit, und Frauen forderten Forschung von Frauen über Frauen, auch und gerade im Bereich Gesundheit. Dennoch vergingen Jahrzehnte, bis 1996 die erste Frauengesundheitsprofessur Deutschlands in Münster (Frau Prof. Dr.

Irmgard Nippert) eingerichtet wurde. Diese ist am Institut für Humangenetik angesiedelt. Forschungsschwerpunkte sind die Art und Weise der Umsetzung medizinisch-therapeutischer Maßnahmen bei Patientinnen (z. B. die Beratung im Vorfeld und die Umsetzung von Schwangerschaftsabbrüchen nach positivem Befund in der pränatalen Diagnostik) sowie familiäre Mamma- und Ovarialkarzinome. Daneben befasst sich die Frauengesundheitsforschung mit der gesamten Bandbreite unterschiedlicher lebensweltlicher Lagen und biologisch-biografischer Lebensphasen. Ziel ist es, diese Erkenntnisse mit spezifisch weiblicher Morbidität und Mortalität, spezifisch weiblichem Gesundheits- und Krankheitsverhalten zu verknüpfen. Seitdem sind weitere Forschungszentren für Frauengesundheit entstanden (s. Kap. 8).

Ergebnisse der Frauengesundheitsforschung bestätigen die These, dass Frauen anders mit Gesundheit und Krankheit umgehen als Männer (Maschewsky-Schneider, 1997). Daraus ergibt sich die Forderung nach einem an Frauenbedürfnisse angepassten Gesundheitswesen.

Frauen definieren Gesundheit als «Wohlbefinden in Form von guten Nerven und guter Laune». Jüngeren Frauen sind Kraft, Ausdauer und Leistungsfähigkeit wichtig. Ältere Frauen nennen die Abwesenheit von Krankheit, Arztbesuchen und Schmerzen als wichtige Komponenten ihres Gesundheitsbegriffes. Diese Untersuchungsergebnisse von Schulze und Welters (1991) decken sich mit denen anderer Forschungsgruppen. Alle bestätigen die These, dass für Frauen psychische und soziale Gesundheitsaspekte wichtig sind (Sonntag/Blättner, 1998). Darüber hinaus scheint die Umschreibung von Gesundheit von der jeweiligen Lebensphase und Altersstruktur der Frauen abhängig definiert zu werden.

Frauen zeigen im eigenen Gesundheitshandeln ein hohe Sensibilität und Aufmerksamkeit im Umgang mit ihrem Körper und ihrer Gesundheit sowie eine stärkere Beachtung des Zusammenhangs zwischen körperlichem und seelischem Geschehen. Sie nutzen häufig Angebote der Gesundheitsbildung, speziell Bewegungsangebote und Entspannungsmethoden. Frauen suchen Entlastung in Form von Kommunikation und nutzen ihr soziales Netz für heilsame Aussprachen und die Auseinandersetzung mit Gefühlen. Frauen nehmen auch Vorsorgeuntersuchungen häufiger in Anspruch als Männer und begeben sich häufiger in ärztliche Behandlung (Bedenbecker-Busch/Wohlfahrt, 1998).

Klesse et al. (1992) untersuchten Gesundheitshandeln von Frauen unter dem salutogenetischen Blickwinkel und fanden fünf Dimensionen, die zur Gesundheit von Frauen beitragen:

- Aufmerksamkeit für die eigene körperliche und seelische Gesundheit und für den Blick in die Zukunft

- die Erkenntnis und Inanspruchnahme gesellschaftlicher und persönlicher Wahl- und Handlungsmöglichkeiten

- die Fähigkeit, Realität und Wünsche in ein ausgewogenes Verhältnis zueinander zu setzen
- das Ausmaß von Selbstbestimmung und Fremdbestimmung
- Identitätskonzept und Selbstwertgefühl als Frau.

Daraus ergaben sich vier Strategien, um die eigene Gesundheit zu erhalten:

- Schwierigkeiten begrenzen und Überforderungen vermeiden können
- Gefühlsbereitschaft und Gefühlsfähigkeit entwickeln können
- Handlungsfähigkeit herstellen
- Widersprüche und Ambivalenzen aushalten und integrieren können (Klesse, et al. 1992).

Nach wie vor wird Frauen von der Gesellschaft die Hauptlast für die Gesundheitssorge übertragen. Nach Graham (1985, zit. n. Klesse et al., 1992) lassen sich folgende Dimensionen der Verantwortlichkeit von Frauen für Gesundheit beschreiben:

- Frauen sind «Lieferantinnen» von Gesundheit. Ihnen obliegen die Sorge um das Wohlbefinden der Familie (Prävention und Krankenpflege), das Schaffen eines gemütlichen, sauberen Zuhauses, die Sorge für eine ausreichende und ausgewogene Ernährung sowie das Arrangieren eines der Gesundheit zuträglichen sozialen Umfeldes.

- Frauen agieren als Lehrerinnen von Gesundheit. Sie stellen einen informellen Gesundheitsdienst dar, übermitteln eine bestimmte Kultur, in die Gesundheit und Krankheit eingebettet sind und lehren den Nachwuchs den Umgang mit Gesundheit und Krankheit (z. B. Gesundheitsberatung auf Laienbasis).

- Frauen sind Mediatorinnen zum Gesundheitsdienst. Sie beschaffen Informationen und stellen den Kontakt zum professionellen Gesundheitswesen her.

Diese Verantwortlichkeiten können dazu beitragen, dass Frauen nicht für ihr eigenes Wohlbefinden sorgen, sondern in der Absicht durchzuhalten gar nicht erst auf ihre eigene Befindlichkeit achten (Klesse et al., 1992).

Daneben tragen viele gesellschaftliche Faktoren dazu bei, dass Frauen ihre Gesundheit gefährden. Exemplarisch sollen hier das Frauenbild und die Auswirkungen weiblicher Armut näher erläutert werden. Das gängige Bild von der schlanken, schönen, attraktiven, berufstätigen, sozial engagierten Idealfrau treibt Frauen dazu, sich permanent zu überfordern und ein schlechtes Gewissen zu haben, weil diesen Ansprüchen niemand gerecht werden kann.

Bepko und Krestan (1997) beschreiben das gesellschaftlich geprägte Frauenbild in einem Codex der weiblichen Pflichten:

- Sei attraktiv: Eine Frau ist so gut, wie sie aussieht. Für viele Frauen ist ihr Selbstbild nahezu völlig identisch mit ihrem Körperbild geworden. Wenn sie perfekt aussehen, sind sie perfekt. Dann sind Frauen mehr darauf zentriert, gut auszusehen, als sich wohl zu fühlen.

- Sei eine Dame: Eine Frau verliert nie die Selbstbeherrschung. Damit verbunden ist die Anforderung, die eigene Spontanität zu kontrollieren, starke Gefühle nicht zu leben, eigene Bedürfnisse zurückzustellen und keine Ansprüche an andere zu stellen.

- Sei selbstlos und immer für andere da: Eine Frau ist zum Geben geboren. Frauen haben gelernt, einen Großteil ihrer Zeit für andere zu verwenden. Sie streben nicht offen nach Macht und versuchen selten eine Situation zu eigenen Gunsten zu gestalten.

- Leiste Beziehungsarbeit: Eine Frau ist von Kopf bis Fuß auf Liebe eingestellt. Frauen wird nach wie vor die Verantwortung für die emotionalen und physischen Bedürfnisse ihrer Familien übertragen. So entwickeln sie Fähigkeiten wie Sensibilität, Einfühlungsvermögen, Großherzigkeit, Fürsorglichkeit und Zentrierung auf die emotionalen und physischen Bedürfnisse anderer. Nur selten wagen sie es, sich um ihr persönliches Wachstum zu kümmern, indem sie diese Fähigkeiten sich selbst zugute kommen lassen. Damit verbunden sind außerdem Schuldgefühle, wenn eine Beziehung nicht funktioniert.

- Sei kompetent und klage nicht: Eine Frau schafft alles und wirkt nie überfordert. Die Forderung nach Kompetenz hat hier die beiden Aspekte, selbstständig berufliche Leistung zu bringen und zusätzlich weder überfordert noch verletzlich noch sonst wie emotional zu wirken. Der Stress der modernen Frauenrolle ergibt sich somit weniger aus den praktischen Problemen einer erhöhten Arbeitsbelastung, als vielmehr daraus, sich unter Belastung gut zu behaupten.

Nichtberufstätige Frauen wiederum stehen unter Legitimationszwang, selbst wenn sie Haus- und Erziehungsarbeit leisten (Bepko/Krestan, 1997).

Dieses idealisierte Bild von Weiblichkeit hat wenig Ähnlichkeit mit den realen Erfahrungen von Frauen, und es verwundert, dass es trotz Frauenbewegung immer noch so starken Einfluss hat. Dennoch scheint es wirksam zu sein, da sich viele Frauen schlecht und unwohl fühlen, obwohl sie zum Teil ihre Verhaltensweisen emanzipiert geändert haben (Bepko/Krestan, 1997).

Als weitere gesellschaftliche Bedingung trägt das höhere Armutsrisiko dazu bei, dass Frauen ein hohes Gesundheitsrisiko tragen. Frauen sind häufig wirtschaftlich schlechter gestellt als Männer. Sie besitzen nur einen geringen Anteil von Vermögenswerten. Alte Frauen werden durch das Rentensystem benachteiligt. Alleinerziehende Mütter können die Sorge für die Kinder und Berufstätigkeit kaum miteinander vereinbaren, zudem wurden sie steuerlich den Singles gleichgestellt, was den finanziellen Spielraum noch verkleinerte. Der weibliche Lebenslauf zeigt vielfach Brüche, Kindererziehung, Wiedereinstieg in den Beruf, häufig verbunden mit gravierenden Nachteilen, Reduzieren der wöchentlichen Arbeitszeit, um alte Familienangehörige zu pflegen und zu betreuen. Frauen leisten den Hauptteil an unbezahlter, sozial wenig anerkannter Arbeit. Die Folge der nicht kontinuierlichen Erwerbsarbeit sind deutlich niedrigere Erwerbseinkommen und Altersrenten (BMFJFSF, 2002).

Somit ist das Budget, über das Frauen verfügen, niedriger. Damit geht einher, dass an der Gesundheit gespart werden muss. Es bleiben keine finanziellen Ressourcen, Ratschläge zur gesunden Ernährung oder Ähnliches zu befolgen. Arme Frauen gehen seltener zu Vorsorgeuntersuchungen, Risikogeburten sind häufiger. Hinzu kommt, dass sie durch die Wohnverhältnisse auch ökologisch benachteiligt sind. Das Selbstwertgefühl armer Frauen ist nur gering ausgeprägt. Sie fühlen sich häufig hilf- und hoffnungslos. Damit fehlt ihnen eine wichtige Ressource zur Erhaltung der Gesundheit und zur Krankheitsbewältigung (Schmidt-Hieber et al. in: Schneider, 1981).

9.4 Männergesundheit

Männergesundheit ist ein Frauenthema. In vielen Untersuchungen zeigte sich, dass den Frauen die Sorge für die Gesundheit der ihnen verbundenen Männer gesellschaftlich zugeschrieben wird. Diese Sorge ist in den Augen von Männern, trotz 30 Jahren Frauenbewegung, nach wie vor typisch weiblich und damit unmännlich, behauptet Hollstein (1992).

Dass sich Männer dennoch mit ihrer eigenen Gesundheit befassen, ist ein neues, noch wenig verbreitetes Phänomen der letzten Jahre. Dieses Phänomen hängt mit der Etablierung einer «Männerbewegung» zusammen, die sich zur Aufgabe macht, das durch gesellschaftliche Veränderungen nicht mehr tragfähige alte Rollenbild durch ein neues zu ersetzen. So können sich Männer in ihren durch gesellschaftlichen Wandel ausgelösten Identitätskrisen und den damit zusammenhängenden psychischen und physischen Beeinträchtigungen gegenseitig beistehen.

Goldberg (in Hollstein, 2001) beschreibt das gängige männliche Selbstbild anhand von sieben maskulinen Imperativen:

- Je weniger Schlaf ich benötige,
- je mehr Schmerzen ich ertragen kann,
- je mehr Alkohol ich vertrage,

- je weniger ich mich darum kümmere, was ich esse,

- je weniger ich jemanden um Hilfe bitte und von jemandem abhängig bin,

- je mehr Gefühle ich kontrolliere und unterdrücke,

- je weniger ich auf meinen Körper achte,

- desto männlicher bin ich.

Will Mann diesem Bild entsprechen, sind gesundheitliche Probleme vorprogrammiert. Solche Rollenerfordernisse widersprechen grundlegenden Bedürfnissen des Menschen nach Entspannung und Schlaf, Mitmenschlichkeit, Partnerschaft, Sorge und Geborgenheit.

Dazu kommt, dass viele Männer ein instrumentell-mechanistisches Verhältnis zu ihrem Körper haben. Dies zeigt sich besonders in der Vorstellung, der Körper habe zu funktionieren. Verweigert er sich, wird die «Körpermaschine» mit Medikamenten auf Vordermann gebracht. Die Vorstellung, dass Körper, Geist und Seele zusammen gehören und sich gegenseitig beeinflussen, wird als «mystisch» abgetan und belächelt.

Mittlerweile gibt es einiges an Forschungsergebnissen über Männergesundheit, die nicht mehr dem Ansatz «Mensch gleich Mann» folgen. So fand z. B. der erste Männergesundheitskongress 1992 in London statt. Schulze und Welters (1992) haben u. a. männliche Gesundheitsdefinitionen erforscht und weisen Kraft, Ausdauer und Leistungsfähigkeit als wesentliche Elemente eines männlichen Gesundheitsverständnisses nach. Psychische und soziale Aspekte kommen in den Gesundheitsdefinitionen von Männern im Gegensatz zu denen von Frauen kaum vor.

Hollstein weist darauf hin, dass Männer körperliche Warnsignale häufig missachten und sich nur schlecht entspannen können. Körperpflege, Psychohygiene und medizinische Vorsorge gelten als unmännlich. Die Konsultation eines Arztes gilt als Eingeständnis männlicher Schwäche. Er zählt etliche mögliche Folgen eines solchen unachtsamen Umgangs mit der eigenen Gesundheit auf:

- Gesundheitliche Probleme werden verdrängt, Arztbesuche werden bis zuletzt hinausgezögert, erfolgen oft nur auf Drängen der Partnerin.

- Krankheit, Beschwerden, Schmerzen und Leiden gelten als Schwäche und müssen verheimlicht werden.

- Körperliche Funktionsfähigkeit und Fitness sind Voraussetzung für beruflichen Erfolg und damit für das Fundament männlicher Identität.

- Das Beachten der eigenen Befindlichkeit gilt als ausgesprochen unmännlich.

- […]

- Der Gefühlshaushalt von Männern ist wesentlich unausgeglichener.

- Männer stellen sich viel häufiger in ungesunde Konkurrenzsituationen (z. B. im Berufsleben).

- Männer werden schneller krank als Frauen; Jungen leiden doppelt so oft an Kinderkrankheiten als Mädchen.

- Männliche Fehlgeburten sind häufiger.

- Männer haben häufiger genetische Defekte. (Hollstein, 2001)

Diese Ergebnisse werden von Männern in der Regel ignoriert. Für sie steht die Leistungserfüllung im Vordergrund. Dafür darf man nicht krank sein, sondern muss gesund wirken, gut aussehen und eine männliche Pose zur Schau stellen.

Folgt man Ergebnissen US-amerikanischer medizinsoziologischer Forschung, befördern gesellschaftliche Bedingungen und hier speziell die übliche männliche Sozialisation, nicht nur ungesundes Verhalten, sie bedingen sie entscheiden mit. Die derzeitige Krise der Männlichkeit wird dort in sechs Zwängen zusammengefasst:

- Eingeschränktes Gefühlsleben: Männer unterdrücken ihre Emotionalität. Es entstehen Verärgerung, Frustration, Feindseligkeit und Wut, die sich häufig in eruptiven Formen der Aggression und Gewalt äußern.

- Homophobie: Männer haben Angst vor der Nähe zu anderen Männern.

- Kontroll-, Macht- und Wettbewerbszwänge: Diese Attribute dienen als Indikatoren für die eigene Männlichkeit, ein Ergebnis der männlichen Sozialisation.

- Gehemmtes sexuelles und affektives Verhalten: Dieses wird bedingt durch die Unterdrückung eigener weiblicher Anteile. Damit verbunden ist die Unterdrückung von Gefühlen, Sinnlichkeit, Intimität und Liebe zu anderen.

- Sucht nach Leistung und Erfolg: Damit verbunden ist die zwanghafte Notwendigkeit, das eigene Mann-Sein immer wieder neu erfahrbar zu machen und zu messen. Die Parameter dafür sind Erfolg im Beruf und die entsprechenden Gratifikationen. (Hollstein, 2001)

Die traditionelle Männlichkeit von Herrschaft, Stärke, Unerschütterlichkeit, Wettbewerb und Kontrolle wird heute mehr und mehr in Frage gestellt. Das Männerbild wirkt brüchig und unklar. So klagen Männer vermehrt über Kraftlosigkeit, Lustlosigkeit, Traurigkeit und Melancholie, Hoffnungslosigkeit, Verlangsamung und Depression.

Männer setzen sich auch nicht mit dem Alterungsprozess und der Wirklichkeit des Alterns auseinander. Vielfach wissen Männer, die aus dem Erwerbsleben ausgeschieden sind, nichts mehr mit sich und ihrem Leben anzufangen, was wiederum Auswirkungen auf ihr Befinden und die gesundheitliche Verfassung hat.

9.5 Geschlechtsspezifische Gesundheitsforschung in Pflegestudiengängen

Die Frage, ob die Frauengesundheitsforschung relevantes Wissen für die Berufspraxis der Pflegenden bereithält, muss eindeutig positiv beantwortet werden. Genauso wichtig scheint es jedoch zu sein, die Erkenntnisse der Männergesundheitsforschung den Männern auch zugute kommen zu lassen. Pflegende können sich nicht davor verschließen, dass ihr Klientel beide Geschlechter umfasst.

Die in den vorangehenden Abschnitten vorgestellten Forschungsergebnisse und Erfahrungen zeigen nur einen kleinen Ausschnitt geschlechtsspezifischer Erkenntnisse.

Sie betreffen vor allem die beiden Metaparadigmen der Pflege Gesundheit und Umwelt.

Unabhängig davon, welche Pflegetheorie die Praxis leitet, ist es wesentlich, die Vorstellung von Gesundheit zu kennen, welche die Pflegeempfänger haben. Ansonsten wird die Ausrichtung an Patientenbedürfnissen zur Farce. Im Pflegeprozess werden die Ziele der Pflege zwischen Pflegenden und Patienten ausgehandelt. Die Kenntnis geschlechtsverschiedener Gesundheitsdefinitionen und dem daraus folgenden Handeln kann das gegenseitige Verständnis erleichtern, die Kommunikation verbessern und dazu beitragen, die Wirkung von Pflege zu verstärken. Somit können gemeinsame Pflegeziele besser erreicht werden.

Unterstützung der Alltagsbewältigung setzt voraus, wesentliche Aspekte des Alltags der Pflegeempfänger zu kennen. Das Rollenverständnis und das Selbstbild spielen dabei eine wichtige Rolle. Vor allem dann, wenn es um die Auswahl einer angemessenen Pflegemaßnahme geht. Die Forschungsergebnisse legen nahe, dass das Geschlecht der Patienten dabei immer berücksichtigt werden muss. Wir können und sollten nicht so pflegen, als ob Chromosomen und Sozialisation uns, unser Verhalten, unser Empfinden und unser Handeln nicht beeinflussten. Geschlechtsspezifische Gesundheitsforschung im Studium könnte dazu beitragen, entsprechend angepasste Pflegetheorien und -therapien zu entwickeln. Damit könnte die Pflegepraxis sowohl gefördert als auch entlastet werden.

Prävention wird möglich, wenn die besonderen Gesundheitsrisiken, einzelner Patientengruppen bekannt sind. Auch hier sind Geschlechtsunterschiede zu berücksichtigen, um Risiken einzuschätzen und adäquate Prophylaxe anzubieten.

Zurzeit wird die Forderung nach forschungsgestütztem Handeln im Gesundheitswesen besonders laut und nachdrücklich diskutiert. Evidence-based Nursing heißt meiner Meinung nach auch, die Erkenntnisse aus geschlechtsspezifischer Forschung zu berücksichtigen.

Das Studium dient neben dem Erwerb eines Hochschulabschlusses dazu, die «Inseln» des Wissens zu vergrößern und einzelne Inseln zu verbinden. So entsteht eine breite Basis für professionelles Pflegehandeln, unabhängig von Studienschwerpunkten wie z.B. Pädagogik, Management oder Pflegewissenschaft. Die Beschäftigung mit geschlechtsspezifischer Gesundheitsforschung trägt auch dazu bei, das eigene Leben und Dasein besser zu verstehen und sich selbst neu zu verorten. Menschen sind eben nicht gleich, sie sind bunt in jeder Beziehung, ob körperlich, geistig oder seelisch; sie sind quasi ganzheitlich uneinheitlich.

Auch die Frage nach Phänomenen und Pflegeforschungsfragen muss positiv beantwortet werden.

Es wäre sicher interessant herauszufinden, ob pflegetherapeutische Konzepte, wie z.B. Validation, basale Stimulation etc., von Männern und Frauen verschieden angenommen werden und wirksam sind.

Lassen sich aus den unterschiedlichen Krankheitsbewältigungsstrategien angepasste Pflegekonzepte entwickeln?

Wie erleben Männer und Frauen Pflegebedürftigkeit?

Hat das Geschlecht der Pflegenden Auswirkungen auf die Art zu pflegen?

Werden Männer und Frauen unterschiedlich gepflegt?

Welche Risiken tragen pflegende Angehörige?

Die gängigen Pflegetheorien wurden alle von Frauen entwickelt. Hier wäre zu fragen, inwiefern sie männlichen Realitäten gerecht werden oder ob hier, entgegen alter, von feministischer Seite heftig kritisierter wissenschaftlicher Tradition, Frau mit Mensch gleichgesetzt wurde. Gleichzeitig wäre die Frage zu stellen, welche Pflegeforscher eigentlich für Männer forschen sollen, ist doch der Anteil an Absolventinnen von Pflegestudiengängen ungleich größer.

Es ist wesentliches Kennzeichen einer Profession, das berufliche Handeln aus einem spezifischen Fachwissen heraus zu begründen. Auch das ist ein Argument für geschlechtsspezifische Pflegeforschung und die Vermittlung von relevanten Kenntnissen im Studium. Besonders spannend wären sicher interdisziplinär angelegte Veranstaltungsreihen.

9.6 Integrationsmöglichkeiten von Frauengesundheitsthemen

Im Rahmen der akademischen Pflegeausbildung in Pflegestudiengängen in Deutschland können Frauengesundheitsthemen als Schwerpunkte in Fächer wie

z. B. Public Health oder Pflegewissenschaft integriert werden. Denkbar wären folgende übergreifende Themengebiete und Inhalte:

- gemeindeorientierte Versorgung
- patientenorientierte Pflegemodelle und Bezugspflegsysteme
- Einführung von Care- und Case-Management
- bedürfnis- und gesundheitsproblemorientierte Versorgung
- Gesundheitsvorsorge, -erziehung, Prävention («health education»)
- Gesundheitsfürsorge, Entwicklung gezielter Programme («health promotion»)
- Statistik (Epidemiologie)
- studentische Projekte, z. B. interdisziplinäre Projekte von Pflegemanagern und -pädagogen zu Themen wie Bildung von Versorgungsnetzwerken für Frauen in bestimmten Stadtteilen oder Bezirken.

Zu diesen Themengebieten könnten Seminare mit Übungscharakter oder Workshops eingeführt bzw. verstärkt angeboten werden.

Generell ist eine engere Kooperation zwischen den Disziplinen Public Health und Pflege wünschenswert, da so gemeinsame Projekte, z. B. in einer Gemeinde mit bestimmten Gesundheitsbedürfnissen und Problemen, bereits in praxisnahen Projekten bearbeitet werden könnten.

9.6.1 Inhaltliche Schwerpunkte

Den Lehrinhalten und Anwendungsfeldern der Pflege entsprechend bietet es sich an, einige Schwerpunkte für Frauengesundheit in den Pflegestudiengängen zu bilden. Innerhalb der Pflegewissenschaft könnten dazu zählen:

- Geriatrie (Gesundheitsprobleme älterer Frauen)
- allgemeine chronische Erkrankungen aus Frauenperspektive, z. B. rheumatische Erkrankungen, Herz-Kreislauf-Erkrankungen
- Gynäkologie
- Versorgung von Schwangeren und Müttern
- häusliche Pflege und aktuelle Versorgungsformen (Vernetzungsmodelle, Pflegeüberleitung etc.) mit dem Schwerpunkt der Pflege chronisch kranker Frauen, Unterstützung pflegender Angehöriger etc.

Eine Integration dieser Themen in das aktuelle Curriculum Pflegemanagement der Fachhochschule Münster zeigt **Tabelle 9-1** auf S. 272.

Tabelle 9-1: Ausschnitt aus dem Curriculum Pflegemanagement. Die Ergänzungen sind mit einem Aufzählungszeichen versehen. (Quelle: Lorenz-Krause)

Semester	Thema/Pflegewissenschaft
1	**Einführung in die Pflegewissenschaft** Einführung in die klassischen Pflegemodelle/-theorien • Nutzen und Anwendung klassischer Pflegetheorien für «Frauengesundheit» bzw. geschlechtsspezifische Besonderheiten in Pflege- und Gesundheitswissenschaften
2	**Pflegemodelle/-theorien und Praxis der Pflege chronisch Kranker** • chronisch kranke Frauen, ihre Gesundheitsbedürfnisse und Erfahrungen (Case-Studies) • Männergesundheit und chronische Erkrankung – Geschlechtsvergleich und Konsequenzen für adäquate Gesundheitsversorgung
3	**Pflegemodelle und -theorien in der Praxis der Pflege psychisch Kranker** • psychische Erkrankungen bei Frauen und Implikationen für die professionelle Pflege (Case-Studies und Integration in passende Pflegemodelle (Vorschlag: 3 von 12 Veranstaltungen)
4	**Pflegemodelle und -theorien und die Praxis der Pflege geriatrischer Patienten** Geriatrische Erkrankungen allgemein und Implikationen für die professionelle Pflege Integration in Pflegemodelle (z. B. rehabilitative Pflegemodelle) • Älterwerden von Frauen im Lebenszusammenhang • Frauenspezifische Bedürfnisse unter gerontologischen Aspekten • Selbsthilfeaspekte und -potenziale: gemeinsam älter werden • Frauen in Altenheimen, Frauenbiografien und Gesundheit
5	**Projektsemester – interdisziplinär** • Frauengesundheitsprojekte • Bildung von Frauengesundheitsberatungsstellen bzw. -netzwerken aus pflegerischer, gesundheitspädagogischer und betriebswirtschaftlicher Sicht • Versorgungsprobleme älterer Frauen in der Gemeinde • Einführung einer gemeindenahen Versorgungsform (Kombination aus Case- und Care-Management nach dem Muster ambulanter geriatrischer Versorgung unter frauenspezifischer Sicht) • Frauenbildung und Frauengesundheit; Entwicklung von Fortbildungsveranstaltungen, Seminar-Schools, Workshops für Frauen zu frauenspezifischen Gesundheitsthemen (z. B. Frauen und Brustkrebs) • Kooperation zwischen StudentInnen des Pflegemanagement- und Pädagogikstudienganges

Semester	Thema/Pflegewissenschaft
6	**Praxissemester – Praxisprojekte** z. B. zu Themen wie: • Gesundheitsförderung von Frauen in der Krankenpflege (Kooperation mit Pflegedienstleitungen, Entwicklung von Gesundheitsförderungskonzepten) • Erfassung von Frauenselbsthilfegruppen und -beratungstellen in der Region und Entwicklung von professioneller Gesundheitsberatung durch PflegeexpertInnen
7	**Qualitätsmanagement in der Pflege** Neue Ansätze in der Pflegewissenschaft (z. B. Ergebnisse aus patientenorientierter und praxisnaher Pflegeforschung nach der Methode der Grounded Theory und deren Anwendung) Anwendung qualitativer Sozialforschung in der Pflege in «Frauengesundheit»; z. B. • Integration von Behinderungen und chronischen Erkrankungen in den Alltag • Entwicklung von Copingstrategien aus Sicht der Betroffenen
8	**Diplomandenkolloquium** Diplomarbeiten zum Thema Frauengesundheit: z. B. • Pflege- und Krankheitsverläufe von Aids-Patientinnen • professionelle Pflege brustkrebskranker Frauen • Biografiearbeit im Altenheim mit älteren Frauen • professionelle Pflege rheumakranker Frauen (Expertenwissen in der Pflege für Frauengesundheitsberatung)

9.6.2 Ansatzpunkte zur Kooperation in Projekten

Vor allem in den so genannten neuen Handlungsfeldern des Pflegemanagements und der Pflegepädagogik sowie der Gesundheitsförderung ergeben sich hieraus mögliche Projekte wie z. B.:

• Leitung einer Gemeindestation

• Arbeit bei Kostenträgern, Krankenkassen, Einrichtung von Pflegeberatungsstellen

• Qualitätsmanagement in der Pflege, z. B. nach TQM- oder EFQM-Ansätzen mit notwendigem Transfer in die gemeindenahe Versorgung unter besonderer Berücksichtigung der Kundenorientierung

• Bildung von Versorgungsnetzwerken ambulanter und stationärer Gesundheitsanbieter

- Ansätze des Care-Management in der ambulanten Versorgung

- Case-Management (Bezugspflege und Überleitungspflege in der stationären Pflege, Case-Management im ambulanten Bereich)

- Qualitätsmanagement in Kooperation mit Kostenträgern (Managed Care unter Aspekten der Kostenreduktion)

- Aktivierung und Verbesserung der Versorgung alter und hochbetagter Frauen mit chronischen Erkrankungen (qualitative Einschätzung und Beurteilung von Versorgungsketten, Einführung übergreifender Pflege- und Versorgungsmodelle, wie z. B. das Trajectory-Work-Modell von Corbin und Strauss, Implementation alternativer Wohn- und Lebensformen, Hospize und Sterbebegleitung, Erhöhung der Lebensqualität alter Menschen)

- konkrete Kooperationen mit Städten oder Gemeinden, z. B. in Gesundheitsberatungs- und -förderungsprojekten mit Frauen.

9.7 Die Bedeutung des Gender-Konzeptes für das Pflegemanagement

Es ist allgemein bekannt, dass die Stellen im Pflegemanagement trotz überproportional großem Frauenanteil im Beruf vielfach von Männern besetzt sind. Da geht es den Pflegenden ähnlich wie vielen Frauen in anderen Berufen und Wirtschaftszweigen. Doch das ist «nicht wirklich» tröstlich, wenn man bedenkt, dass die geschlechtsspezifisch geprägte Kultur in den Organisationen des Gesundheitswesens wesentlich dazu beiträgt, dass das Pflegemanagement kaum eine Rolle spielt (Miers, 2001).

Die nötigen Umstrukturierungen im deutschen Gesundheitswesen könnten eine Chance sein, dass weibliche Pflegende ihre Managementkompetenz unter Beweis stellen. So könnten sie von ihrer weiblichen Sozialisation und der besonderen Berufssozialisation der Pflegenden profitieren und Strukturen schaffen, die eine geschlechtsspezifische Pflege ermöglichen.

Macha et al. interviewten in den Jahren 1993 bis 1997 beruflich erfolgreiche Frauen in Führungspositionen und befragten diese zur beruflichen und personalen Sozialisation. Dabei lag das Hauptaugenmerk dieser Studie auf den im Laufe des Lebens erworbenen Kompetenzen und Verhaltensmustern. Dabei kamen sie zu dem Ergebnis, dass Frauen «größeren Wert auf partnerschaftliche soziale Beziehungen am Arbeitsplatz legen als auf die Einhaltung von Hierarchien», [...] «Frauen Macht als Verantwortung und nicht als Herrschaft sehen», [...] «Frauen kreative Potenziale zur Lösung und Nutzung von Konflikten besitzen», [...]

«Frauen unkonventionelle Wege gehen und innovative Fähigkeiten zeigen», [...] «Frauen über flexible Strategien des persönlichen Stressmanagements verfügen» [...] und «Frauen die Trennung zwischen Familie und Beruf aufheben sowie zukunftsweisende Muster der Vereinbarkeit zeigen» (zit. n. Schaufler, 2000).

Mit diesen Kompetenzen, die Frauen in ihrer sonst häufig von Feministinnen als nachteilig betrachteten Sozialisation erwerben, bringen sie die «idealen» Voraussetzungen für die gewandelten Anforderungen an ManagerInnen mit. Das soll nicht heißen, dass offene und strukturelle Diskriminierungen von Frauen hingenommen werden sollten. Auch die Frauen, die immer noch die «Bürde» klassischer Sozialisation tragen, verfügen über wesentliche Potenziale zur Strukturveränderung. Denn neben Intelligenz, Einsatzbereitschaft und Loyalität werden heute von Managern und Managerinnen außerdem soziale Offenheit, kommunikative Kompetenz, teamfähiges Verhalten, vernetztes Denken sowie kreatives Handeln und Problemlösen gefordert, um Umstrukturierungsprozesse, auch im Gesundheitswesen, erfolgreich zu bewältigen (Schaufler, 2001).

Viele Pflegende scheuen sich, Aufgaben im Pflegemanagement zu übernehmen. Miers (2001) zufolge basieren diese Schwierigkeiten auf den dominanten Konstruktionen von Feminität, die den Beruf prägten und sich auch heute noch auswirken, nämlich ein Konstrukt aus Fürsorglichkeit, Unterordnung und Opferbereitschaft. Dieses in viktorianischer Zeit geprägte Bild wirkt bis heute, indem sich die Pflege nach wie vor tendenziell eher der Medizin im Rahmen der klassischen Hierarchie unterordnet. Besonders stark geschieht dies in Kliniken der Akutversorgung, aber auch in allen anderen Arbeitsfeldern der Pflege.

> Geschickter bzw. ungeschickter Umgang mit geschlechtsspezifisch geprägten Interaktionsmustern kann für die Entwicklung der Kultur einer Organisation von ausschlaggebender Bedeutung sein. Die bisherige männliche Führungskultur mit maskulin tradierten Karrieren ermöglicht es, dass Maskulinität als Norm in der Organisation erhalten bleibt. (Miers, 2001)

Aus diesem Grund wäre es ganz besonders nötig, dass sich Frauen im Pflegemanagement engagieren, damit dieser Kreislauf und die damit verbundenen Automatismen unterbrochen werden können. Sollte es gelingen, Organisationskulturen in Richtung Feminität zu modifizieren, indem zum Beispiel Unternehmensphilosophien entwickelt werden, die weibliche Werte und Haltungen spiegeln, wie Empowerment, Vertrauen, Betonung der Teamarbeit, können neue Berufsrollen gestaltet werden, die eine besondere Berücksichtigung geschlechtsspezifischer Pflege ermöglichen.

9.8 Literatur

Bartholomeyczik, S.: Professionelle Kompetenz in der Pflege. Teil 1. Pflege Aktuell, 5 (2001) 285 ff.

Bartholomeyczik, S.: Professionelle Kompetenz in der Pflege. Teil 3. Pflege Aktuell, 7–8 (2001) 412 ff.

Bedenbecker-Busch, M.; Wohlfahrt U.: Mein Gesundheitshandeln als Frau und als Mann. In: GesundheitsAkademie Landesinstitut für Schule und Weiterbildung, NRW (Hrsg.): Die Gesundheit der Männer ist das Glück der Frauen? Mabuse, Frankfurt 1998.

Bepko, C.; Krestan, J.: Das Superfrauensyndrom. Fischer, Frankfurt 1997.

BMFJFSF: Kurzfassung: Bericht zur gesundheitlichen Situation von Frauen in Deutschland, 2002.

Hollstein, W.: Die Männer – Vorwärts oder zurück? Knaur, München 1992.

Hollstein, W.: Potent werden – Das Handbuch für Männer. Huber, Bern, Göttingen, Toronto, Seattle 2001.

Klesse, R. et al.: Gesundheitshandeln von Frauen. Leben zwischen Selbst-Losigkeit und Selbst-Bewußtsein. Campus, Frankfurt, New York 1992.

Lorenz-Krause, R.: Pflegewissenschaft und Frauengesundheit in den USA. Nursing Sciences and Women's Health Issues USA 2000. Robert Bosch, Stuttgart 2000.

Macha, H. et al.: Erfolgreiche Frauen. Wie sie wurden, was sie sind. Campus, Frankfurt, New York 1997.

Maschewsky-Schneider, U.: Frauen sind anders krank. Juventa, München, 1997.

Miers, M.: Sexus und Pflege. Huber, Bern 2001.

Schaufler, B.: Frauen in Führung! Huber, Bern 2000.

Schneider, U.: Was macht Frauen krank? Ansätze zu einer frauenspezifischen Gesundheitsforschung. Campus, Frankfurt, New York 1981.

Schulze, Ch.; Welters, L.: Geschlechts- und altersspezifisches Gesundheitsverständnis. In: Flick, U. (Hrsg.): Alltagswissen über Gesundheit und Krankheit. Heidelberg, 1991.

Sonntag, U.; Blättner, B.: Gesundheitshandeln von Frauen und Männern. Eine Literaturrecherche. In: GesundheitsAkademie Landesinstitut für Schule und Weiterbildung, NRW (Hrsg.): Die Gesundheit der Männer ist das Glück der Frauen? Mabuse, Frankfurt 1998.

Internetseiten

Fachhochschule Münster: www.fh-muenster.de

Lehrstuhl Frauengesundheit, Wilhelms-Universität, Münster: http://www.womenshealth.de

10 Ausblick und Visionen

Regina Lorenz-Krause

10.1 Einleitung

Die Frage nach den Transfermöglichkeiten aus dem USA-Health-System in das deutsche Gesundheitsversorgungssystem stellt sich nicht so sehr hinsichtlich der konkreten Inhalte von «Women's Health Issues» – hier sind die gleichen Gesundheitsthemen brisant wie in den USA –, sondern sie stellt sich hier eher auf der Ebene der realen Versorgungsbedingungen und Realisierungsebenen. So müssen sich die professionellen Pflegenden in gesundheits- und bildungspolitischen Schlüsselpositionen sowie in Health-Management-Funktionen ihrer Verantwortung für «Frauengesundheit» bewusst werden. Aus diesen Gründen sind Themen wie zum Beispiel die Kostenexplosion im Gesundheitswesen nicht in erster Linie aus ökonomischer Sicht hinsichtlich der Kostenentstehung und -reduzierung abgehandelt, sondern an den Versorgungsdefiziten von Frauen ausgerichtet diskutiert worden. Schließlich geht es um die Befriedigung von Gesundheitsbedürfnissen von Frauen in konkreten Pflege-, Versorgungs- und Lebenssituationen. Schlüsselpositionen und Multiplikatorinnenfunktionen nehmen an dieser Stelle zum Beispiel Frauen im Bildungs- und Pflegemanagement, aber auch im Bereich der Gesundheitspädagogik und -politik ein.

Ein Rückblick auf die Kapitel dieses Buches zeigt, wie wichtig es ist, auf die Komplexität der Frauengesundheitsthemen einzugehen: von gesundheitspolitischen Diskussionen über Frauengesundheitsberichterstattung, neuen methodologischen Ansätzen für die Frauengesundheitsforschung, über die Anwendung von Pflegemodellen zur Befriedigung und Berücksichtigung von Frauengesundheitsbedürfnissen bis hin zur notwendigen Diskussion über gezielte Professionalisierungsbemühungen der Pflegeberufe durch die Frauen- und Gesundheitsbewegung und die Akademisierung der Pflegeberufe.

Eine Zusammenführung der gesellschaftlichen, gesundheits- und frauenpolitischen Dimensionen mit den bedürfnis- und ressourcenorientierten sowie lebensweltlichen Ansätzen der Pflegemodelle (hier: Corbin/Strauss zur Pflege chronisch kranker Frauen; Orem zur Erkennung und Therapie der Selbstpflegepotenziale von Frauen oder Levine zur Integration des Energieerhaltungsmodells) entspricht der Komplexität von «Frauengesundheiten». Darüber hinaus sollten diese Dimensionen in konkrete berufspolitische Forderungen und Implikationen für den praktischen Beruf selbst einfließen. So könnten z. B. Gesundheitsprobleme der Pflegenden vermieden und die eigene Professionalität gefördert werden.

Durch dieses Buch soll verdeutlicht werden, dass alle genannten Dimensionen für die Realisierung einer besseren Gesundheitsversorgung von Frauen in unserer Gesellschaft zusammengehören und somit die Basis für die Entwicklung von «systemischen Ansätzen» darstellen (Abb. 10-1).

An dieser Stelle sollen abschließend mir überreichte Ratschläge einer amerikanischen Kollegin hinsichtlich eines wissenschaftlich fundierten und praktischen, innovativen Umgangs mit Frauengesundheit genannt werden, da sie einen aufmunternden und auffordernden Charakter haben und Anregungen liefern, Brücken zwischen Theorie und Praxis, z. B. bei der Einrichtung und Evaluation von Frauengesundheitsberatungsstellen und -selbsthilfegruppen, zu konstruieren (Schaefer, 1995). Sie richten sich vor allem an die betroffenen Frauen (hier: Fibromyalgie-Patientinnen) selbst:

Women in Health Care How to Be Taken Seriously

- **Come together and share.** Women can begin by spinning the metaphorical healing web that is used in nursing. It is assumed in the healing web that coming together and sharing allows light to come in, awakens creativity and allows for change.
- **Support our «sisters».** We need to value their voices and our own voices and listen to the whispers and place a value on what each of us has said.
- **Accept diversity.** Women need to expand their understanding of who a woman is and include all without regard to race, color, creed, religion, culture or age.
- **Learn to listen.** Women need to actively listen and become a part of the experience of conversation.
- **Keep journals.** A journal can be uplifting and capture those moments that many tend to forget.
- **Validate** the experiences of other women.
- **Enlighten the «others».** This includes family and friends.
- **Share resources.**
- **Find empowering** health care.
- **Seek self-help** clinics, attend self-help groups or take courses about women.
- **Interview physicians.** Inquire about their philosophy of health care.
- **Seek second opinions.** Beware when a doctor says, «Oh, it's nothing,» also be prepared to ask, «Why?»
- **«Look»** at the office. Take a look at the colors, pictures, amount of people in the waiting room. Are you comfortable here?
- **Let out** what you feel.

Diese Anmerkungen und Ratschläge stammen von Karen M. Schaefer von der Temple University of Philadelphia aus dem Department of Health Studies, die Nursing Sciences lehrt und Forschungsprojekte zur Fibromyalgie bei chronisch kranken Frauen durchführt, an denen u. a. auch PflegestudentInnen beteiligt werden. Karen Moore Schaefer habe ich im Sommer 2000 dort besucht und interviewt.

Abschließend sollen einige Visionen für die Weiterentwicklung und Integration von Frauengesundheitsforschung entwickelt werden.

10.2 Visionen für die professionelle Pflege

Für die Eröffnung neuer Horizonte für die professionelle Pflege und Pflegewissenschaft möchte ich hier eine Vision auf der Basis von Margret Miers (2000, dt. Ausgabe 2001) in Richtung einer Integration des Gender-Konzeptes in die Pflegewissenschaft und -forschung sowie für die Berücksichtigung einer geschlechtersensiblen Pflege in der Praxis entwickeln.

10.2.1 Berücksichtigung des Gender-Konzeptes im Pflegemanagement

Wie die Ausführungen von Elisabeth Uhländer-Masiak in diesem Buch (Kap. 9) gezeigt haben, ist es besonders wichtig, sowohl in der Ausübung der praktischen Pflege («bedside») als auch in der Gestaltung des Pflegemanagements Gender-Konzepte geltend zu machen, damit auch frauenspezifische Gesundheits- und Versorgungsbedürfnisse sowie die Erfahrungen als Frau in unserem Gesundheitsversorgungssystem Berücksichtigung finden können. Womöglich liegt gerade darin eine Chance in der Realisierung femininer Organisationsentwicklung im Sinne von «New Wave Management» (Miers, 2000: 156–158).

Neben der Fähigkeit, intuitiv und «powerful» zu organisieren, klientenorientiert das Serviceangebot im Gesundheitswesen zu gestalten, können Frauen auch gerade im Gesundheitswesen professionelle Gefühlsarbeit leisten. So hebt auch James die Bedeutung der Gefühlsarbeit von Krankenschwestern, wie diese bereits in «Social Organization of Medical Work» von Strauss et al. (1985) im Rahmen der Entwicklung von Sozial- und Managementstrukturen analysiert worden ist, besonders hervor:

Emotional labour also needs a form of organisation and management different to the rigidity of work ethic where principles of predictability and control dominate. «Care» as emotional labour requires the flexibility to respond to different circumstances as they arise in ways that cannot be strictly timetabled, but nevertheless, have an internally coherent form of organization. (James, 1992b: 106, zit. n. Miers, 2000: 158)

Abschließend sollen hier nur exemplarisch einige offene Forschungsfragestellungen aufgezählt werden.

10.2.2 Offene Fragen der Frauengesundheitsforschung

Frauengesundheitsforschung in Kombination mit Biografieforschung

Die Möglichkeiten der Umsetzung einer geschlechtersensiblen Pflege verdichten sich mit Blick auf das Anliegen unseres Buches «Verbesserung der Lebensqualität von Frauen» durch frauenspezifische Pflege, die auf die realen individuellen und gesellschaftlichen Gesundheitsbedürfnisse von Frauen eingeht. Hierfür sind konkrete Ansatzpunkte denkbar, z. B. für die Institutionalisierung einer Biografieforschung im Kontext mit Gesundheitsfragestellungen. So könnten vor dem theoretischen Rahmen des Trajectory-Work-Modells von Corbin und Strauss und mit der Methodologie der Grounded Theory folgende Analysekriterien für Frauenbiografien (z. B. zur Analyse von Frauen mit rheumatischen Erkrankungen oder von aidskranken jungen Frauen) herangezogen werden: Verläufe, Wendepunkte etc., sozialer und familiärer Kontext, Entstehungsursachen von Erkrankungen aus der Sicht der Frauen, Beurteilung des Verlaufs aus der Sicht der Frauen, Entwicklung von Coping-Strategien, wie einzelne Bewältigungsstrategien etc., Integration der Erkrankung bzw. der Gesundheitsprobleme in den Alltag.

Social Arenas, Case- und Care-Management und integrierte Gesundheitsversorgung

Vor dem Hintergrund des Konzeptes der Social Arenas (Konzept der Sozialen Welt) nach Strauss (vgl. Strauss, 1991 a, b) und neuerer Gesundheitsversorgungsmodelle aus den USA ginge es perspektivisch darum, systemische Ansätze zu entwickeln. Da das Konzept der Sozialen Welt vorrangig der Analyse sozialer Ordnungen dient, die Menschen überall antreffen, aufbauen und aufrecht erhalten, kann es bezogen auf die lebensweltlichen Kontexte von Frauen und auf Organisationsstrukturen des Gesundheitsversorgungssystems, auf die sie treffen, gut angewendet werden. So kann es hier im übertragenen Sinne um die Perspektive der betroffnen Frauen mit Gesundheits- und Zugangsproblemen und um die Perspektive der Akteure (z. B. der Pflegenden und Health Professionals) sowie um deren Beziehungen zueinander, um Ressourcen und um die Sinnhaftigkeit ihres gesundheitlichen Handelns gehen (Haller, 2000: 18–22).

Hierdurch wäre auch eine Vernetzung des Case- und Care-Management-Ansatzes zur Deckung der individuellen Bedürfnisse (z. B. durch Case-Management) und der kollektiven und gemeindenahen und regionalen Gesundheitsbedarfe (durch vernetzte Versorgung bzw. Care-Management) möglich, sodass eine frauenspezifische Gesundheitsversorgung mit Beratungsstellen etc. auch realisiert werden könnte.

Adele Clarke arbeitet in ihrem Forschungssemester aktuell an der Weiterentwicklung qualitativer Methoden, die sich insbesondere für die Exploration von «Frauenwelten im Gesundheitswesen» und hier vor allem um die Erhebung und Analyse von Veränderungen durch den struktur- und technikinduzierten Wandel mit seinen Auswirkungen auf die Klienten bemüht. Sie entwickelt auf der Grundlage von Anselm Strauss einen neuen Ansatz der Grounded Theory und zwar «Grounded Theorizing After the Postmodern Turn: Situated Mapping of Historical Data, Visual Images, and Social Worlds». So geht es auch in ihrem neuen Projekt um «Technoscience and the New Biomedicalization – Western Roots, Global Rhizomes» (Clarke et al., 2000).

In diesen forschungsrelevanten inhaltlichen Kontexten sind in Deutschland noch viele Forschungswege für eine Frauengesundheitsforschung zu eröffnen und zu beschreiten.

10.2.3 Weiterentwicklung von Frauengesundheit als wissenschaftliche Disziplin

Entwicklung neuer Beratungs- und Handlungsfelder
Es ergeben sich folgende neue Forschungsschwerpunkte, welche sich auch für eine Integration in die deutschen Pflege- und Gesundheitswissenschaften eignen und vom aktuellen Frauengesundheitsbericht bestätigt werden:

- Gesundheitswissenschaftliche und -pädagogische Ansätze im Sinne von Patientenschulung/-anleitung («patient education»)

- Entwicklung von Beratungsnetzen im Sinne systemischer Ansätze der Gesundheitsversorgung («networking for women's health»)

- Integration von neuen Ansätzen des Case- und Care-Management zur interdisziplinären und vernetzten Gesundheitsversorgung für Frauen

- Implementation und Evaluation der Effizienz von Frauengesundheitsselbsthilfegruppen.

10.3 Weiterentwicklung von Forschungs- und Arbeitsschwerpunkten

10.3.1 Vernetzte frauenspezifische Gesundheitsversorgung

Eine umfassende soziologische und frauenspezifische Betrachtungsweise für die Netzwerkentwicklung eines frauenspezifischen Gesundheitswesen liefert Barbara K. Redman in **Tabelle 10-1**. Hier werden sowohl der inhaltliche Zusammenhang von Frauengesundheitsthemen, wie z. B. Gewalt gegen Frauen und soziale Einflussfaktoren, als auch frauenspezifische Gesundheitsbedürfnisse in Abhängigkeit vom Zugang zum Gesundheitssystem und den Versorgungseinrichtungen illustriert.

Tabelle 10-1: Themen für die Frauengesundheitsforschung (Quelle: Redman, 1999: 2)

Reproduktive Gesundheit	• Hormonersatztherapien • sexuelle Funktionen • Unfruchtbarkeit
Erkrankungen, die bei Frauen häufiger als bei Männern auftreten	• Brustkrebs • Depressionen • Essstörungen
Haupttodesursachen für Frauen	• koronare Herzerkrankungen • Lungenkrebs • Aids
geschlechtsbedingte Einflüsse/ Risiken auf die Gesundheit	• Rauchen • Alkohol • Bewegungsmangel
soziale Einflüsse auf Frauengesundheit	• Normen • Rollen • Macht
Gewalt gegen Frauen	• physische Gewalt • sexuelle Gewalt • Totschlag/Mord
Frauen und die Politik der Gesundheitsversorgung	• Teilnahme an Forschung • differenzierte Gesundheitsversorgung • Zugang zur Gesundheitsversorgung

Eine Zusammenführung fallbezogener Frauengesundheitsversorgung und vernetzter, integrierter Angebote für die frauengerechten Lösung von Gesundheitsproblemen lässt sich grundsätzlich an einem Schaubild aufzeigen (Abb. 10-1).

So müssten unserer Ansicht nach Case- und Care-Management-Ansätze für eine interdisziplinäre Gesundheitsversorgung von Frauen im ambulanten Sektor bzw. in der Vernetzung entwickelt werden. Hierdurch kann zum einen der Frauenberuf Pflege einer weiteren Professionalisierung im Sinne von Public Health Versorgungsbedarfen zugeführt werden, zum anderen können Lücken im Versorgungssystem zu Gunsten einer Kontinuität der Versorgung «gestopft» werden. Bislang hat sich noch kaum ein unmittelbarer Nutzen für die ambulante Betreuungspraxis – und hier insbesondere für die konkrete Situation und Versorgungs- bzw. Pflegebedarfe betroffener Frauen, ihrer Angehörigen und Familien abgezeichnet. In bestimmten Versorgungssegmenten können darüber hinaus weitere Chronifizierungen von z. B. Alterserkrankungen mit ihren Folgen für psychische und mentale Veränderungsprozesse verhindert bzw. reduziert werden, um schnellere Genesungs- bzw. stabilere Versorgungserfolge in der Altenpflege sowie Entlastungen der Angehörigen erreichen zu können.

Somit kann es zu einer sinnvollen Verknüpfung zwischen den Pflege- und Gesundheitswissenschaften und den Sozialwissenschaften, d. h. zu einem interdisziplinären Versorgungsansatz kommen, der sich insbesondere in der konkreten Verknüpfung der Instrumente des Case- und Care-Managements in ihrer Anwendung darlegt. Als theoretischer Rahmen hierfür könnten systemische Gesundheitsmodelle (Betty Neumann), aber auch ein übergreifendes Versorgungs- und Pflegemodell, wie das *Pflegemodell von Corbin und Strauss zur Begleitung chronisch Kranker* (Woog, 1998), favorisiert werden, da in dessen Mittelpunkt die Lebensqualität der betroffenen chronisch kranken Frauen, eine professionelle Begleitung und Beratung ihrer chronischen Krankheitsprozesse und die Beurteilung der entsprechenden Pflegeverläufe im biografischen Kontext sowie Probleme der so genannten Multimorbidität insbesondere älterer Frauen stehen.

Das Corbin-Strauss-Pflegemodell setzt bei der Lebenssituation der betroffenen Frauen an. Das Modell zur Versorgung chronisch kranker Frauen lässt sich u. a. mit Ansätzen der *systemischen Gesundheitsversorgung und -beratung* (z. B. nach B. Neumann in Kombination mit dem Trajectory-Work-Modell nach Corbin und Strauss) oder mit *Ansätzen der Energieerhaltung* (nach Levine, Kap. 5) kombinieren.

Perspektivisch kann sowohl von den professionellen Pflege- und Frauengesundheitsberaterinnen als auch von SozialarbeiterInnen verlangt werden, beispielsweise angemessene fallbezogene Arbeit und Begleitung anzubieten, sozialpädagogische und pflegerische Interventionen auszuwählen und die entsprechenden erforderlichen Therapien (z. B. Krankengymnastik, Ernährungsberatung, Entspannungsübungen) – im Sinne von Managed Care (Arnold et al., 1997) – zu koordinieren.

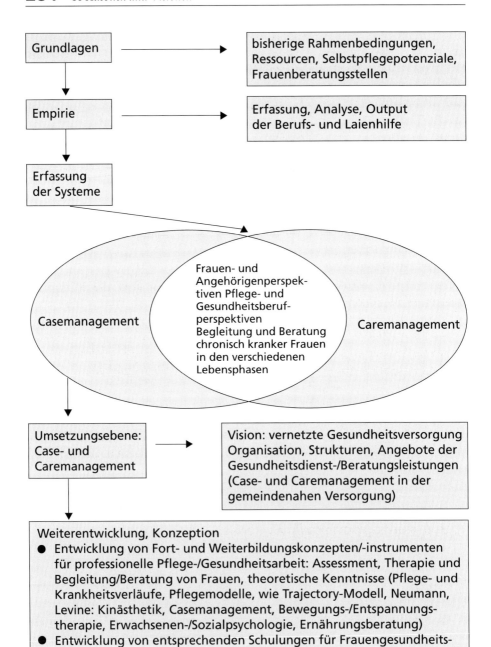

Abbildung 10-1: Neue Versorgungsmodelle für Frauengesundheit (Quelle: Lorenz-Krause)

Durch den Einsatz einer Case-Managerin – kombiniert mit vernetzter Versorgung – kann z.B. die Versorgungsqualität vor Ort steigen, und weitere Chronifizierungen sowie eine enorme Kostenexplosion (z. B. durch Doppel- und Mehrfachbehandlungen bzw. -diagnostik) können vermieden werden, was auch den Anforderungen an ein wirtschaftlich effizientes Care-Management entspricht.

Auf der Ebene der Umsetzung stehen Fragen nach Organisationsstrukturen der häuslichen Pflegearbeit, der Sozialdienste, der Angebote der Gesundheitsdienstleistungen (Qualität der ambulanten Versorgung alter und kranker Menschen, Pflegekurse für Angehörige) sowie die Herausbildung konkreter Ansatzpunkte zur Gesundheitsförderung und -beratung der betroffenen Frauen und ggf. ihrer Familien im Mittelpunkt des Interesses. Frauenspezifische Beratungsangebote müssen hierfür noch geschaffen werden, nur wenige Kommunen in Deutschland, wie z. B. Berlin, Frankfurt und Hamburg, bieten gesundheitsspezifische Frauenberatung an.

Die Vision, die mit **Abbildung 10-1** einhergeht, ist die der Behauptung und Integration der Methode «Grounded Theory», die besonders in den letzten Jahren in systemanalytische Betrachtungsweisen einfließt und auch hier Verbesserungsvorschläge für ein neu gestaltetes Gesundheitswesen anbietet, wie es Anselm Strauss mit der Entwicklung der Methode G. T. und der Analyse der «Social Organization of Medical Work» (1985) mit S. Fagerhaugh, C. Wiener und B. Suczek realisiert hat.

Die Frauengesundheitsforschung wird bereichert durch die Betroffenenperspektive, die Gewichtung der Lebensqualität, die ganzheitlichen Ansätze, etwa in Bezug auf chronische Erkrankungen, und die «Vogelflugperspektive», die im Verlaufskurvenkonzept sowie in einer «rekonstruktiven Pflege- und Gesundheitsforschung» einzunehmen ist.

10.3.2 Konzeption sozialwissenschaftlicher und lebensweltorientierter Biografieforschungsstudien

In Bezug auf alle Alters- und Gesellschaftsklassen sowie auf unterschiedliche Arbeits- und Lebensbedingungen, sozioökonomische Verhältnisse sowie unterschiedliche Ethnien (unter Einbeziehung von Migrantinnen aus anderen Ländern mit kulturell bedingt anderen Gesundheitsbedürfnissen, z. B. beim Gebären, Stillen von Kindern etc.) steht in Deutschland die Konzeption sozialwissenschaftlicher, lebensweltorientierter sowie Biografieforschungsstudien (s. o. zur Konzeption offener Fragen: Frauengesundheitsforschung in Kombination mit Biografieforschung) an.

10.3.3 Implementation biomedizinischer Frauen-gesundheitsforschung

Da wir am Anfang unseres Buches erfahren haben, dass es hauptsächlich eine männerspezifische biomedizinische Forschung gibt, sind hier insbesondere auch hormonelle Lagen und Besonderheiten im organisch-physiologischen Bereich der Frauen zu berücksichtigen. Neben diesen zu entwickelnden neuen Forschungs-ansätzen, die grundsätzlich auf ein ganzheitliches Verständnis von Frauengesund-heit («body, mind, soul, social and psychological needs») zurückgreifen sollten, muss unbedingt auch biomedizinische Frauengesundheitsforschung im Sinne von Gender-Vergleichsstudien und einer Systematisierung im Vergleich zu Män-nern mit gleichen Krankheitsbildern und Gesundheitsproblemen (wie z. B. Herz-erkrankungen) initiiert werden. Auch bestätigt der Frauengesundheitsbericht, dass Herz-Kreislauf-Erkrankungen von Frauen kaum erforscht worden sind (BMfJFSF, 2001: 4).

Insgesamt zeigt der erste Frauengesundheitsbericht ein erhebliches Defizit an frauenspezifischen Daten in der Gesundheitsforschung (BMfJFSF, 2001: 17). Dies trifft vor allem die Lebenswelt von Frauen und ihre Auswirkungen auf deren ge-sundheitliche Situation und Versorgung. Deshalb scheinen Biografieforschungs-ansätze, gekoppelt mit gesundheitswissenschaflichen Fragestellungen sowie den eben skizzierten Versorgungsforschungsansätzen ein geeigneter Weg zu sein, um die komplexen Gesundheitsbedürfnisse von Frauen auch von Seiten der For-schung zu treffen.

10.3.4 Visionen aus der Agenda für Frauengesundheits-forschung

Weiterhin sollen hier abschließend Visionen und empfohlene Forschungsgebiete sowie Anwendungsfelder aus der «Agenda for Research on Women's Health for the 21st Century», die durch stetige Forschungsarbeiten des National Institutes of Health, Office of Research on Women's Health und das Bemühen vieler Frauen-gesundheitsforscherinnen in den USA seit 1991 erstellt werden konnte, für die Formulierung forschungsrelevanter Fragestellungen und deren Bearbeitung in deutschen und europäischen Ministerien und Instituten auf Landes- und Bundes-ebene (Gesundheitsministerien, Pflege- und Gesundheitsforschungsinstitute) aufgegriffen werden:

- **multidiziplinäre Forschungsprojekte** (z. B. Naturwissenschaften, Medizin, Pflege, Sozial- und Geisteswissenschaften, nicht als Ersatz der monodisziplinären Forschung, sondern als Ergänzung)

- **multidisziplinäre Kompetenzplattformen** (zur Entwicklung von Forschungs-fragen/-designs und entsprechenden Forschungs- sowie Gesundheitsversorgungskompetenzen zur Verbindung von Theorie und Praxis)

- **Berücksichtigung von Geschlechtsspezifika bei Therapieangeboten** (z. B. Marktplatzkonzepte, Berücksichtigung von Verbraucherperspektiven in Bezug auf die Gesundheitsnachfrage, Effizienzstudien hinsichtlich des Nutzens bestimmter Gesundheitsversorgungsangebote)

- **Kommunikation und Erreichbarkeit** (z. B. interdisziplinäre und vernetzte Gesundheitsversorgung sowie Erhöhung der Zugangsmöglichkeiten zu Gesundheitsangeboten für die betroffenen Frauen)

- **Netzwerke mit privaten und akademischen Institutionen** (z. B. Studien zu Zulassungsmodi von Medikamenten, Studien über Nebenwirkungen u. a., Förderung des Austausches zwischen Ärzten, NaturwisschaftlerInnen, PatientenvertreterInnen, Gesundheitsanbietern, Versicherern u. a., um eine umfassende Kommunikation zu Themen wie Verbrauchersicherheit, Risiko-Nutzen-Abwägungen und Auswirkungen auf den Einzelnen und die Gesellschaft zu diskutieren.

Gedanken zur politischen Stimmung 6 Monate nach den Anschlägen vom 11. September 2001 in Bezug auf Frauengesundheit und -politik

Auf einem internationalen Women's Health Congress (wie z. B. in San Francisco, 2000) ist nichts von einer Erschütterung der demokratischen und liberalen Werte und einem Fremdenhass oder einer Barriere zwischen den Kulturen zu spüren, im Gegenteil. Um den Maximen der Women's Health Agenda für das 21. Jahrhundert nachkommen zu können, kann von einer breiten internationalen Solidarität von Frauen und Frauengesundheitswissenschaftlerinnen, von Krankenschwestern, Sozialarbeiterinnen, Entwicklungshelferinnen, Frauenrechtlerinnen etc. im Sinne einer «internationalen Task Force» ausgegangen werden.

Auch wir in Deutschland (man denke allein an die nur teilweise gelungene Integrationsleistung bei der Zusammenführung beider Gesundheitssysteme der alten und neuen Bundesländer seit über zehn Jahren) müssen in diesem Kontext vermehrt Anstrengungen unternehmen, um zum einen ausländische Mitbürgerinnen mit ihren spezifischen Gesundheitsbedürfnissen zu berücksichtigen oder gar von einer interkulturell fundierten Pflege lernen zu können. Zum anderen können wir in Transferprojekten lernen, die positiven, wenn auch oftmals in Frage gestellten Effekte der international angestrebten Globalisierung beispielsweise in der Entwicklung neuer und geschlechtsspezifischer Versorgungskonzepte zu nutzen.

10.4 Neue Horizonte

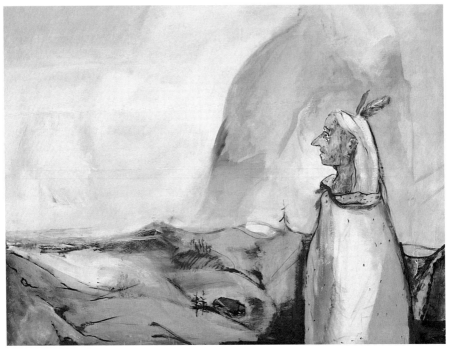

Abbildung 10-2: Seherin – über Land, Ulrike Zilly 1987, fotografiert von Thomas Hendrich. Wir danken Frau Zilly und Herrn Hendrich für die freundliche Abdruckgenehmigung der «Seherin».

Wie die Indianerin und «Seherin» selbstbewusst über ein imaginäres Tal schaut und sich neue Wege erträumt, so hoffen auch wir, Ihnen neue Ideen mit auf den Weg für die Gestaltung eines frauenfreundlichen Gesundheitswesen gegeben zu haben.

10.5 Literatur

Arnold, M.; Lauterbach, K.; Preuß, K.-J. (Hrsg.): Managed Care. Ursachen, Prinzipien, Formen und Effekte. Schattauer, Stuttgart, 1997.

Bundesministerium für Frauen, Gesundheit, Jugend (Pressestelle): Frauengesundheitsbericht 2001, Kurzfassung. Quelle: www.bmfjfsf.de/dokumente

Clarke, A.; Shim, J.; Fosket, J.: Technoscience and the New Biomedicalization – Western Roots, Global Rhizomes. Sciences Sociales et Santé, 18 (2000) 2: 11–42.

Haller, D. (Hrsg.): Grounded Theory in der Pflegeforschung, Professionelles Handeln unter der Lupe. Huber, Bern, Göttingen, Toronto, Seattle 2000.

Miers, M.: Gender Issues and Nursing Practice. Porter, Wilkonson 2000.

Miers, M.: Sexus und Pflege (dt. Hrsg.: Lorenz-Krause, R.). Huber, Bern, Göttingen, Toronto, Seattle 2001.

National Institutes of Health Office of the Director (E. D.): Agenda for research on women's health for the 21st century. A report of the task force on the NIH women's health research agenda for the 21st century. NIH Publication, Bethesda 1999.

Redman, B.: Women's Health Needs in Patient Education. Springer, New York 1999.

Schaefer, K. M.: Struggling to maintain balance: A study of women with fibromyalgia. Journal of Advanced Nursing, 21 (1995) 2: 95–102.

Strauss, A.: Grundlagen qualitativer Sozialforschung. Datenanalyse und Theoriebildung in der empirischen und soziologischen Forschung, München 1991 a.

Strauss, A.: Creating sociological Awarness. New Brunswick 1991 b.

Strauss, A. et al.: Social Organization of Medical Work. Chicago, 1985.

Woog, P.: Chronisch Kranke pflegen. Das Corbin-Strauss-Pflegemodell. Ullstein Medical, Wiesbaden 1998.

Sachwortverzeichnis

Wilfried Schnepp (Hrsg.)

Angehörige pflegen

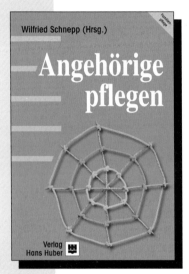

2002. 374 S., 16 Abb., 2 Tab., Kt
€ 29.95 / CHF 49.80
(ISBN 3-456-83677-5)

In der deutschsprachigen pflegewissenschaftlichen Forschung ist
das Konzept der Angehörigenpflege
höchst diffus. Angehörigenpflege ist
nicht «unprofessionelle» Pflege,
sondern eine spezifische Art fami-
lialer Sorge, die auf Krankheit und
Hilfsbedürftigkeit eines Familien-
mitglieds reagiert und die Bedürfnisse des Familiensystems verän-
dert. In diesem Buch sind die Ergebnisse qualitativer
Forschungen zum Erleben und Handeln pflegender
Angehöriger zusammengefasst.

**Ergebnisse qualitativer Forschungen zum Erleben und Handeln
pflegender Angehöriger.**

http://Verlag.HansHuber.com

Verlag Hans Huber
Bern Göttingen Toronto Seattle

Wilfried Schnepp

Familiale Sorge in der Gruppe der russland-deutschen Spätaussiedler

Funktion und Gestaltung

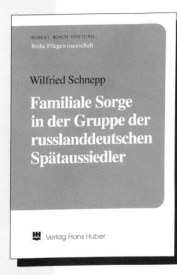

Robert Bosch Stiftung (Hrsg.).
Reihe Pflegewissenschaft.
2002. 252 S., 11 Tab., Kt
€ 24.95 / CHF 41.80
(ISBN 3-456-83823-9)

Beschreibung der Angehörigenpflege in der Gruppe russlanddeutscher Spätaussiedler, die bislang für professionelle Angebote weitgehend unzugänglich war.

 Verlag Hans Huber
Bern Göttingen Toronto Seattle

http://Verlag.HansHuber.com

Gehring / Susanne Kean / Mathilde
n / Andreas Büscher (Hrsg.)

ilienbezogene Pflege

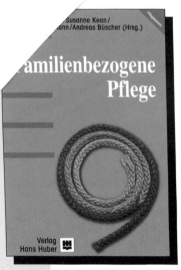

Unter Mitarbeit von Sarah Baggaley,
Maureen Leahey, Paula
McCormack, Wilfried Schnepp,
Carol Walford, Dorothy Whyte,
Lorraine M. Wright.

2001. 260 S., 7 Abb., 3 Tab., Kt
€ 26.95 / CHF 44.80
(ISBN 3-456-83590-6)

We are family. Familienbezogene Pflege – Ein fundiertes
und praxisorientiertes Fachbuch, das erstmalig Familien
in den Mittelpunkt pflegerischen Handelns stellt.

http://Verlag.HansHuber.com

Verlag Hans Huber
Bern Göttingen Toronto Seattle